三大主要生育力体征

基础体温

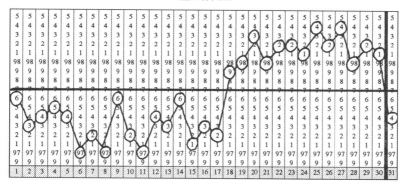

宫颈液

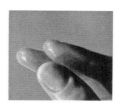 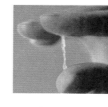 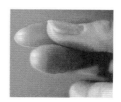

宫颈位置

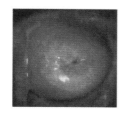 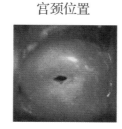 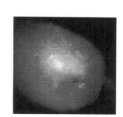

上面的图表和照片反映了女性在一个月经周期约30天中的三大主要生育力体征。这些照片分别拍摄于第12天、第17天和第20天。

由于她大约在第17天排卵，升高的雌激素水平令体温下降，令宫颈液变得越来越湿，宫颈变软、变高、打开。但在排卵后，新释放的孕酮让体温升高，宫颈液干燥，宫颈回到紧实、低位和闭合的状态。

你可以看到在宫颈的中间那张图，宫颈液被移除，以免妨碍宫颈口的观察。同样要注意照片无法反映宫颈的高度，但能够看到排卵后角度出现了明显的变化。

健康的宫颈液变化

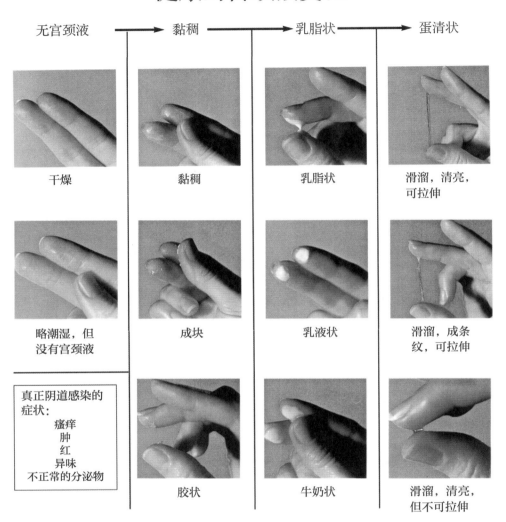

无宫颈液 →	黏稠 →	乳脂状 →	蛋清状
干燥	黏稠	乳脂状	滑溜，清亮，可拉伸
略潮湿，但没有宫颈液	成块	乳液状	滑溜，成条纹，可拉伸
真正阴道感染的症状： 瘙痒 肿 红 异味 不正常的分泌物	胶状	牛奶状	滑溜，清亮，但不可拉伸

大多数女性会在月经后干燥几天，但她们接近排卵的时候，她们的宫颈液会变得越来越湿，越来越多。随着排卵临近，宫颈液的质量是从干燥较不可育到更湿更可育的一个持续过程。

每个女性都有她自己独特的模式。上面的照片只是展示了一些女性可能会遇到的示例。女性生育力的高峰日是她遇到蛋清样宫颈液（可拉伸，清亮或润滑）或润滑阴道感觉的最后一天。

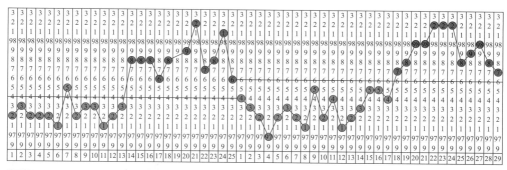

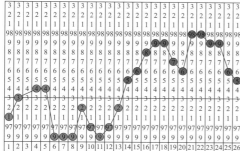

观一木而见森林

在作者的图表中，顺序排列的第三张图，注意体温升高的明显模式，表明排卵的发生。即便有些体温偏离了或者丢失了，你还是可以清楚地看出排卵前低体温（蓝色）和排卵后高体温（粉色）的模式。

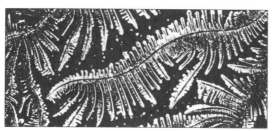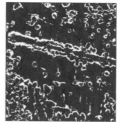

宫颈液蕨样变

如上左图所示，在显微镜下观察可拉伸的蛋清状分泌物，看起来像美丽的蕨类植物，允许精子在其中活动。右图中更干更黏的宫颈液模式就没有这种魔幻的表现。

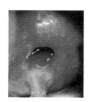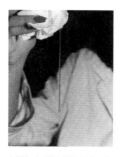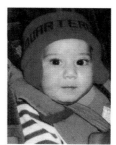

最具可育宫颈液

排卵后，可育质的蛋清状宫颈液，从女性打开的宫颈口中排出。

延伸完美择期的概念

上面的宫颈液是如何令人怀上这个小家伙的，参见第16页的故事。

生殖生理之美

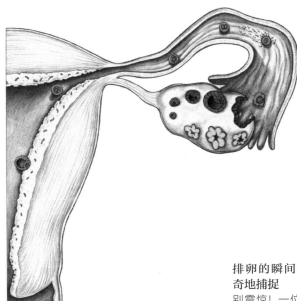

输卵管的精致纤毛
与你想象的不同，输卵管开口处称为纤毛的结构，有特别多的褶皱，这方便它们把小小的卵子扫进狭窄的输卵管内。

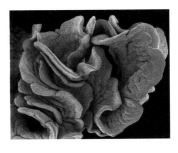

排卵的瞬间被摄像头神奇地捕捉
别震惊！一位医生在给患者做手术的时候，正好捕捉到了排卵的瞬间。你可以看到，卵子正从卵巢表面的卵泡中慢慢排出。

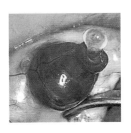

卵子的一生
在上图中，卵巢中一粒小小的卵子慢慢发育它自己的卵泡（红色）。完全成熟后，它从卵泡中排出，卵泡依然留在卵巢壁上，这就是月经周期中最重要的事件：排卵。在大多数情况下，刚刚排出的卵子（蓝色）会踏上它的征途，被输卵管外侧的纤毛扫进输卵管里。

留在卵巢的卵泡物质很快会形成黄体（黄色），排出孕酮。如果没有发生受精，它会在12～16天消亡，令孕酮水平暴跌，月经随之产生。

然而，如果在排卵前后短暂的可育期发生了性交，精子在输卵管与刚刚排出的卵子相遇，受精发生了。如果是这样，受精后的卵子，现在称为合子，会继续旅途，大约在一周后着床到子宫内膜，成为囊胚。

继续旅途
不，这可不是在阴唇上休息的卵子。这是卵细胞被扫进了输卵管，等待被精子受精，或者，没受孕的情况下，被身体吸收。

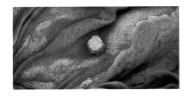

4

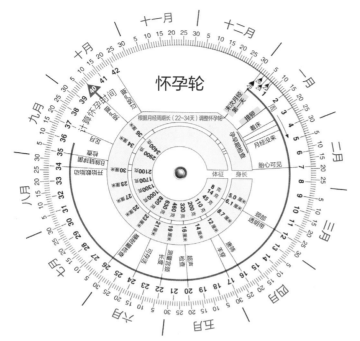

经典怀孕轮

这是数十种计算设备中的一种，几乎每个生育诊所都在使用。它被用于计算女性的预产期，被认为是不可或缺的。然而，它经常不准，因为它假设女性在第14天排卵，而罔顾真实情况。

这个特别的轮只适用于末次月经在1月1日的女性，从而假设排卵在1月14日发生。在现实中，她的排卵很可能在几天前或几周后发生，正如第92~93页的图表所示。

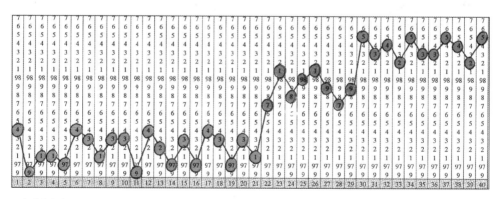

三相怀孕表

女性怀孕后，她的体温模式可能发展为三个阶段，如上图表用三种颜色表示。第二阶段是排卵后孕酮释放的结果，第三阶段则是妊娠激素HCG的结果，这是在着床后释放到血液循环的。注意这位女性在大约第21天排卵，而并非第14天，可以看到她的体温到第22天才升高。

排卵前后

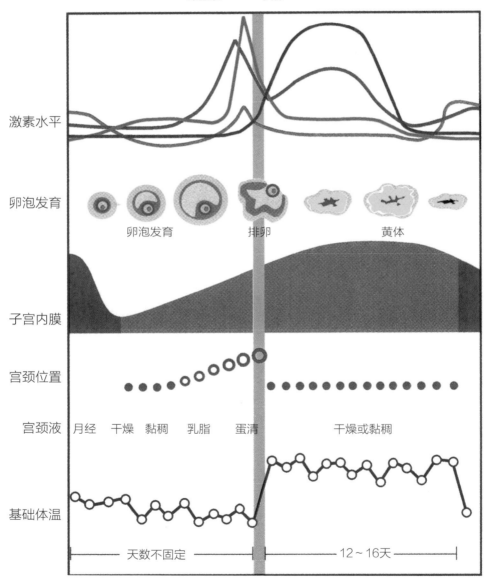

FSH　LH
雌激素　孕酮

激素水平

卵泡发育

卵泡发育　　排卵　　黄体

子宫内膜

宫颈位置

宫颈液　月经　干燥　黏稠　乳脂　蛋清　　干燥或黏稠

基础体温

天数不固定　　12～16天

注意：周期中排卵前的天数可能差别很大，如上图底部所示。但排卵后的天数基本总是12～16天。对于每位女性，排卵后期总是恒定的，差别不超过一天左右。

生育觉知法如何帮你追踪排卵

想要精准确定排卵日，唯一方法是通过一系列超声检查，连续监测女性的卵巢情况。现实中，这对大多数人都既不实际也负担不起。但是通过对你身体和月经相匹配的不同观察方法，也就没必要做超声检查了。下图标亮了与排卵有关的一些平均天数，你可能会用得上。

排卵 ↓

	-6	-5	-4	-3	-2	-1	0	1	2	3	4	5	6	7	8	9	10	11	12	13	14	15	16	17	18
高峰日				■																					
体温升高							■	■	■																
根据生育觉知法的BC原则确定的"可育期"	■	■	■	■	■	■	■	■	■	■															
排卵预测套装（OPK）				■	■																				
生育力监测	■	■	■	■	■	■																			
着床点滴出血															■	■	■	■	■						
开始三相体温模式																			■						
怀孕检测：血液和尿液							■										■	■	■	■	■	■	■	■	
可根据体温判断怀孕																									■

高峰日（最可育日）
每个周期内可以受精的机会局限在大约6天，其中最可育的那天就是高峰日，这是清亮或可拉伸宫颈液或润滑阴道感觉的最后一天。

体温升高
基础体温升高最常见于排卵后的几天内，通常能确定有卵子排出。

"可育日"包含自然避孕的缓冲期
生育觉知法有效的原则就是在可育期两侧都加上几天缓冲期。

排卵预测套装（OPK）
这些尿液检查套装用于确认LH激增，这应该能在24～36小时内激发卵子排出。

生育力监测
这类检查不仅监测你的LH，也监测在LH激增之后的雌激素增加，所以它能够反映生育力的提升，比OPK提前4天。

着床点滴出血
当受精卵着床到子宫内膜时，会引起少量出血。

开始三相体温模式
受精卵着床到子宫内膜时，会引起体温的第三次略升高。

怀孕检测
所有的怀孕检测都是检查HCG（受精卵着床到子宫后释放出的一种激素）。有两种类型的怀孕检测。

血液定量检测能够更敏感地反映出你产生了多少HCG，应该在48～72小时翻倍。

尿液定量检测则只能回答一个问题：你怀孕了吗？

可根据体温判断怀孕
如果你有18次连续高于基准线的体温，这通常是你已经怀孕的征象。

子宫内膜异位症

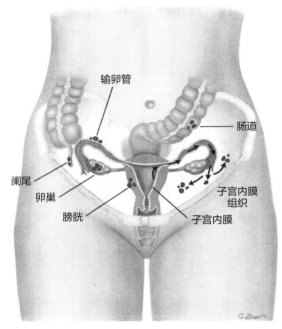

输卵管

肠道

阑尾

卵巢

膀胱

子宫内膜组织

子宫内膜

这是一种神秘的疾病，应该位于子宫内的细胞却植入到了盆腔的其他位置。轻症女性可能只是有一些烦人的症状，有些遍布盆腔的也可能完全没有任何感觉。本图展示了一些子宫内膜异位在盆腔里可能发生的位置。

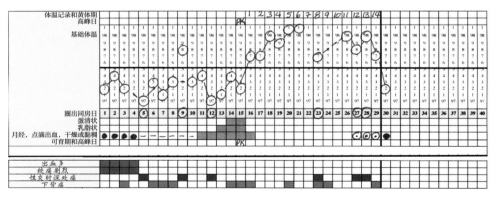

通过绘制图表确定子宫内膜异位症

这一疾病最常见的三种症状是出血多、剧烈痛经、性交时深处痛。通过追踪这些和其他症状，你可以更好地帮助医生决定还要做哪些检查来确诊。

多囊卵巢综合征（PCOS）

这是一种严重的代谢基础病，主要是由激素不平衡引起，包括过量的胰岛素。PCOS其实很常见，主要特征是月经不规律或无排卵周期，伴有其他一些严重的病况。一个经典的诊断征象就是右图的"珍珠征"，这是卵巢周围环绕的囊泡，可以通过超声检查看到。

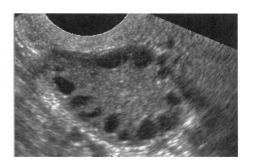

最近12个月经周期：最短 <u>38</u>　最长 <u>143</u>　黄体期长度 <u>11</u>　本次周期长度 <u>39</u>

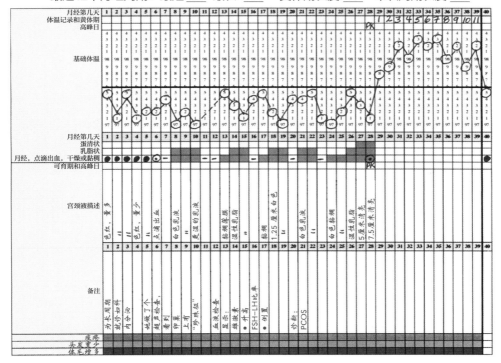

通过绘制图表确定多囊卵巢综合征

注意这位女性的周期长度从38天到143天不等，如此图表最上所示。本次周期为39天，她最终在第28天排卵，在这之前有数次散发的湿性宫颈液斑块。你可以看到她那天还有排卵期点滴出血，这在长周期女性当中是比较常见的一个现象。

9

子宫肌瘤

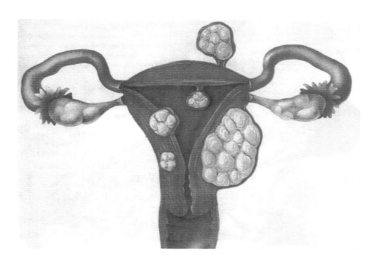

在女性40岁之前，她的子宫上某处很有可能已经长了一个肌瘤。如上图所示，它们是一种良性增生，大小从鹅卵石到甜瓜不等。可能会长一个大的，或者一堆小的。有些由茎状结构连接到子宫的不同部位，有些长在子宫的里面或外面，有些深深地长在肌肉里面。

大多数女性从不知道自己身上长了这么个东西，有些人则可能因为这个周期长、出血多，或产生尿路或肠道问题，盆腔疼痛，腹部膨隆，或其他一些症状。

子宫肌瘤曾是子宫切除术最常见的病因之一，但如今，即便是症状严重的女性，根据他们是否还想要孩子也有许多治疗方法的选择。

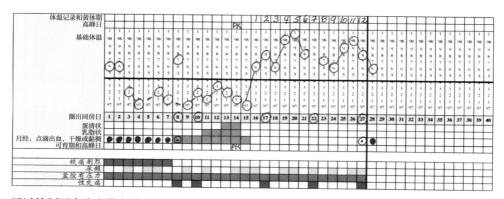

通过绘制图表确定潜在的子宫肌瘤症状
患有子宫肌瘤的女性会有一些症状，如影响生活的痛经，子宫肌瘤压迫膀胱造成的尿频，盆腔弥漫性疼痛，以及性交痛。任何单独一项症状都不足以让你想到子宫肌瘤，但如果一起发生，这能帮你的医生确诊。

确定异常出血的来源

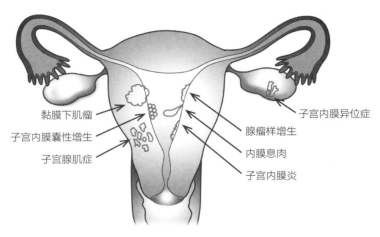

在一生中某个时候，你很有可能会遇到异常出血。异常出血就是除了月经以外的出血，而月经是排卵后12～16天的出血。通常有两种类型的异常出血：器质性出血，如上图所示；或子宫功能性出血（DUB），是由激素不平衡引起的。器质性出血包括各种子宫肌瘤和息肉，因为它们的生理特性更容易诊断。然而，子宫内膜异位症引起的出血可能很难诊断，因为它们是散布在子宫外的微小细胞。子宫功能性出血，从定义上来说，这是由激素失衡引起的，因此更容易引起月经不规律，如特别短或特别长的月经周期，还有无排卵周期。引起子宫功能性出血的一些基础病包括多囊卵巢综合征和甲状腺问题。无论如何，月经出血过多或引起影响生活的不适都是不正常的，应该由医生做出诊断。

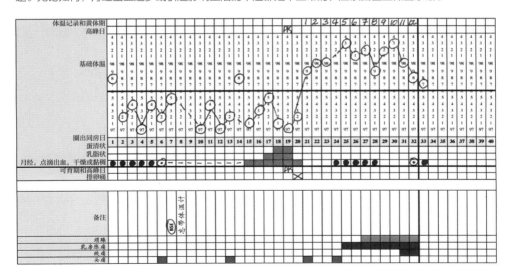

用颜色编码需要备注的问题如异常出血和次要生育体征

如你所见，你可以记录任何异常出血，以及次要生育体征如排卵痛。经前期综合征的体征，包括烦躁或水肿，可以用颜色标记，让你的图表更富条理性。另外，你可能想记录下你的运动，或者进行了乳房自检（应该在月经周期第7天进行）。只需要在BSE上打个圈。

11

找到难以企及的G点

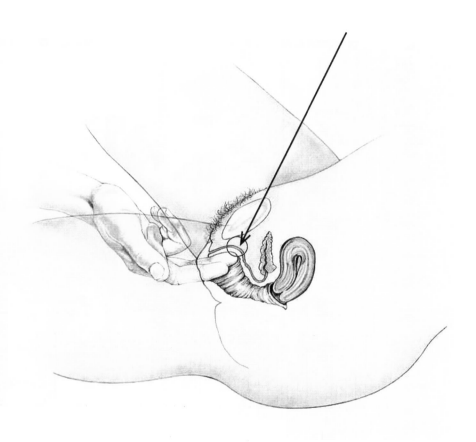

人类性爱中最激烈讨论的话题之一就是，是不是真的有G点。自相矛盾的是，对于它在哪里倒没什么争议。如果它真的有，应该在阴道内侧2.5~5厘米接近耻骨的上壁。

也许它的神秘部分来自女性在多大程度上会觉得这一区域愉悦。一些人根本毫无感觉，另一些人只要摩擦就能像男性射精一样射出液体。

上图显示用两根手指以"来吧"动作轻抚G点，当然这在常规性交动作中是很难实现的。

生活的多样化：女性解剖的差异

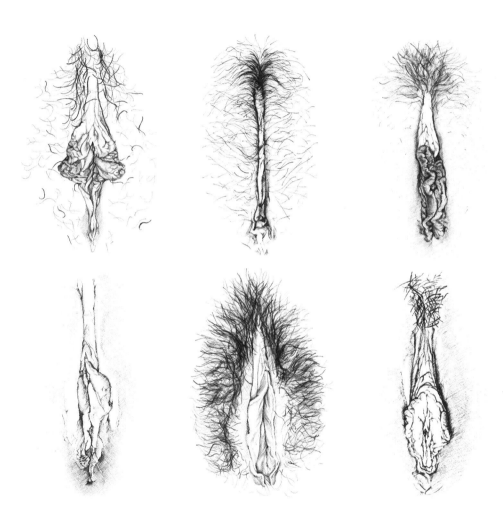

正如你所见，阴唇的形状、大小和饱满程度有无穷的差异。毛发的分布也不一样，而且很多女性选择部分或全部脱毛。不用说，这些绘图应该能消除一些女性可能对于她们自己的阴唇形状不够正常的担忧！所有的阴唇都是独特的。

避孕图表

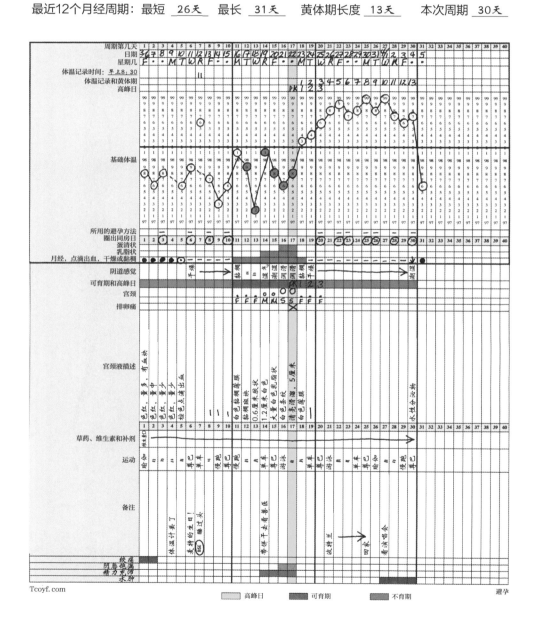

月份 __3-4月__   年份 __2015年__   年龄 __24岁__   可育周期 __9天__

最近12个月经周期：最短 __26天__ 最长 __31天__   黄体期长度 __13天__   本次周期 __30天__

Tcoyf.com

避孕

高峰日 可育期 不育期

14

怀孕图表

月份 ___7-8月___ 年份 ___2015年___ 年龄 __31岁__ 可育周期 __5天__

最近12个月经周期：最短 __27天__ 最长 __32天__ 黄体期长度 __—__ 本次周期 __！__

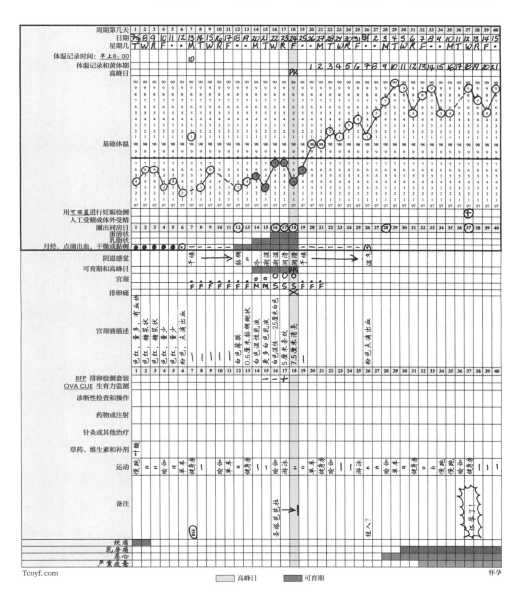

Tcoyf.com

□ 高峰日 ■ 可育期

怀孕

15

我是从哪儿来的？

关于无尽问题的新视角

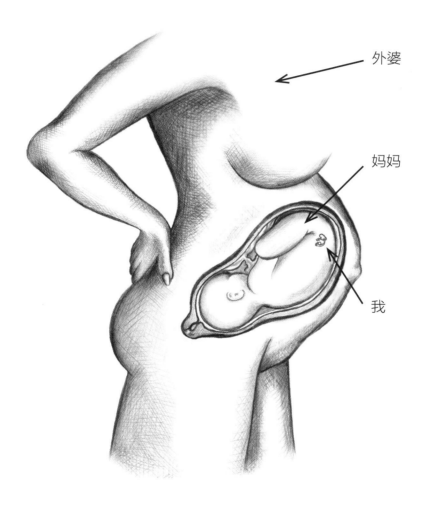

外婆

妈妈

我

我们每个人的生命起源都是我们生物学外婆的子宫，甚至我们的妈妈还没出生的时候就已经在那儿了！怎么能这样呢？因为每个女性胎儿，包括你的妈妈，还在她妈妈的肚子里的时候，就已经生产了她一生中所有的卵子。当然了，这些卵子中的一个，最后成了你！

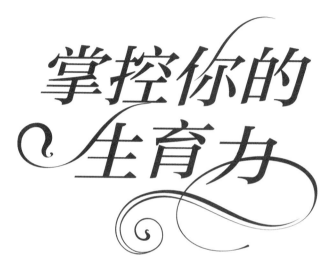

掌控你的生育力

Taking Charge of Your Fertility,
20th Anniversary Edition

— 20周年版 —

〔美〕托妮·韦斯莱（Toni Weschler） 著

徐蕴芸 译

北京科学技术出版社

TAKING CHARGE OF YOUR FERTILITY: 20TH ANNIVERSARY EDITION: THE DEFINITIVE
GUIDE TO NATURAL BIRTH CONTROL, PREGNANCY ACHIEVEMENT, AND REPRODUCTIVE
HEALTH (FULLY REVISED AND UPDATED) By TONI WESCHLER

Copyright: © 2015 BY TONI WESCHLER

This edition arranged with THE JOY HARRIS LITERARY AGENCY, INC.

Through BIG APPLE AGENCY, INC., LABUAN, MALAYSIA.

Simplified Chinese edition copyright:

2021Beijing Science and Technology Publishing Co., Ltd.

All rights reserved.

著作权合同登记号 图字：01-2019-2054

图书在版编目（CIP）数据

掌控你的生育力 /（美）托妮·韦斯莱（Toni Weschler）著；

徐蕴芸译. — 北京：北京科学技术出版社，2022.4

书名原文：Taking Charge of Your Fertility

ISBN 978-7-5714-1608-9

Ⅰ.①掌… Ⅱ.①托… ②徐… Ⅲ.①女生殖器—疾

病—诊疗—手册 Ⅳ.①R711.7-62

中国版本图书馆CIP数据核字（2021）第113610号

责任编辑：赵美蓉
责任校对：贾　荣
图文制作：北京锋尚制版有限公司
责任印制：吕　越
出 版 人：曾庆宇
出版发行：北京科学技术出版社
社　　址：北京西直门南大街16号
邮政编码：100035
电　　话：0086-10-66135495（总编室）　0086-10-66113227（发行部）
网　　址：www.bkydw.cn
印　　刷：三河市华骏印务包装有限公司
开　　本：710 mm×1000 mm　1/16
字　　数：480 千字
印　　张：30
彩　　插：16
版　　次：2022年4月第1版
印　　次：2022年4月第1次印刷
ISBN 978-7-5714-1608-9

定　价：118.00元

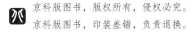

纪念我深爱的母亲

弗朗兹 · 托赫 · 韦斯莱

您拥有迷人的力量

目　录

专业人士对本书的评价………………………………………… I

读者对本书的评价…………………………………………… III

致　　谢…………………………………………………… I

20周年版前言 …………………………………………… I

简　　介…………………………………………………… I

第一部分
开垦生育沃土：
开创新思维

第一章　生育觉知：你应该知道什么，以及为什么可能

　　　　不知道………………………………………… 002

第二章　掌控你的生殖健康………………………………… 009

第二部分
重新探索你的
周期和身体

第三章　你的生殖系统可不仅仅是阴道………………… 030

第四章　最终了解你的月经周期………………………… 041

第五章　生育力的三个主要体征………………………… 049

第六章　如何观察和绘制你的生育力体征……………… 068

第三部分

主动掌控健康

第七章　无排卵和月经不规律……………………………… 108

第八章　所有女性都要留意的三大相关基础病：

　　　　卵巢囊肿、子宫内膜异位症、多囊卵巢综合征…… 119

第九章　平衡激素的天然方法……………………………… 137

第十章　现在你该知道了：保持未来的生育力…………… 145

第四部分

自然避孕法

第十一章　不需要化学物质或工具的自然避孕法………… 152

第十二章　捷径：最少的图表，最大的可靠……………… 168

第五部分

怀孕达成

第十三章　将受孕的机会最大化…………………………… 174

第十四章　生育觉知以外的实用技巧……………………… 199

第十五章　接下来要做什么？怀孕可能需要的测试和治疗… 213

第十六章　应对流产………………………………………… 242

第十七章　特发性不育：不确定中的一些可能…………… 250

第六部分

超越生育力：

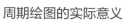

周期绘图的实际意义

第十八章　保持你的生殖健康……………………………… 260

第十九章　异常出血的原因……………………………… 274

第二十章　感恩你的性爱，你的滋养，你的伴侣关系……… 282

第二十一章　经前期综合征：你说，这不是我幻想出来的吗… 294

第二十二章　揭开绝经的神秘面纱……………………… 303

第二十三章　掌握身体知识，提升自我肯定……………… 320

附录

附录A　月经问题疑难解答………………………………… 324

附录B　常见问题………………………………………… 354

附录C　月经周期：用众所周知的28天模型进行活动总结 … 365

附录D　自然避孕方法之间的差异……………………… 372

附录E　只绘制一个生育力体征的避孕原则…………… 374

附录F　排卵前检查内部宫颈液………………………… 377

附录G　棘手的基准线…………………………………… 380

附录H　哺乳期使用生育觉知法………………………… 390

附录I　在长周期和无排卵期使用生育觉知法 ………… 398

术语表…………………………………………………… 411

参考文献………………………………………………… 434

主图表选择……………………………………………… 456

书中的图表按华氏度绘制，华氏度与摄氏度换算公式如下。

华氏度（℉）=32+摄氏度×1.8

摄氏度（℃）=（华氏度-32）/1.8

1℉= −17.2℃

2℉= −16.67℃

3℉= −16.11℃

华氏每变化1℉，摄氏变化0.5556℃

华氏每变化0.1℉，摄氏变化0.05556℃

水的冰点到沸点两个标准点之间，摄氏温度分成100等份，华氏温度分成180等份。读者可粗略理解为每1华氏度变化相当于0.55摄氏度变化。

——编辑注

专业人士对本书的评价

《掌控你的生育力》是一本很棒的书，里面的信息很实用，这些信息将增强每位女性的生育力。我向所有年龄段的女性推荐这本书。

——克里斯蒂安·诺斯鲁普，医学博士，
《女性身体、女性智慧和绝经智慧》的作者

这本关于女性生育力体征的实用指南，充满了知识、智慧和幽默感，是你书架上的必备读物。

——《我们的身体，我们自己：新时代，新版本》的合著者

通过有趣、可靠和最新的解释，托妮·韦斯莱揭示了所有我们应该了解的有关生育力和性的知识，同时又深入浅出地解释了生殖的奇妙本质。她以富有同情心和授人以渔的方式，介绍了有关生育觉知的实用方法。无论你想怀孕还是避孕，或者只是想更了解女性的生育力，这本书都适合你。

——潘妮·辛金，《怀孕，分娩和新生儿》
《完整指南和分娩伴侣：帮助女性分娩所需的一切知识》的作者

托妮·韦斯莱的这本行之有效的书，对于所有不孕不育夫妇是必读书。这本书可以帮助他们基本了解无排卵周期、评估他们的不孕、避免不必要和昂贵的检查，并最快抓住问题的根源。这本书消除了夫妻可能存在的对使用传统的非技术方法实现怀孕的困惑。插图很棒，解释也很容易理解。我强烈建议你读这本可作为治疗不孕不育症的佳作。

——圣卢克医院圣路易斯不孕不育中心主任，谢尔曼·西尔伯，

医学博士，《如何怀孕》的作者

《掌控你的生育力》是一个宝贵资源，可以帮助女性更好地了解自己的生殖周期，并在女性的医疗保健中发挥积极作用。它是评估生育问题和监测排卵治疗的重要诊断工具，因此，我强烈建议临床医生和患者都使用它。

——佐治亚州亚特兰大生殖专家，马克·佩洛，医学博士

托妮·韦斯莱的《掌控你的生育力》为不孕不育夫妇提供了工具，使他们在感到失控的时候拥有知识和希望。不孕不育症常常使夫妻失去一生的期望，让他们的失落感越来越强。托妮通过简单而富有同情心的方法来帮助夫妻了解自己的生育力，从而重新获得对生活的控制。市场上没有其他类似的书，我强烈建议医生和患者都来阅读。

——华盛顿西雅图西北太平洋生育与试管婴儿专家，李·希克，医学博士

读者对本书的评价

昨天收到了您的书——《掌控你的生育力》，我今天读完了。太不可思议了。它信息量太大了，我可以阅读10 000次，每次都肯定会有不同的收获。感谢您写出如此丰富的书。

——俄勒冈州 辛迪·阿申布伦纳

您的书很棒，我称它为我的"圣经"。当我开始阅读它时，仿佛点亮了明灯。一切都变得有意义。它非常有用且详细，我真希望能早点遇到它。这确实改变了我对生育力的认知，我知道不久以后它将改变我的生活。谢谢您写了这么棒的书。

——佐治亚州 德比·阿沃卡托

我爱您的书《掌控你的生育力》！它让我看清了自己的身体。这个世界与我们的身体越来越不协调。您的作品至关重要。

——纽约州纽约市 丹妮丝·埃瓦兹

我今年33岁，已经结婚10多年，终于发现了解我的身体不再是猜谜游戏了！多亏了您的书！

——俄亥俄州 黛安·卡斯威尔

我是从我的《生育觉知》笔记本的一页中写信给您的，这本笔记本我很喜欢！您的书是我读过的第一本简单明了的书，这毫无疑问！这反映了您的辛勤工作。

——新泽西州　希瑟·洛维奇奥

您的书部分解释了为什么我会有现在的状态，我信任自己的身体、思想和精神。谢谢您……我最近读到"社会向守规的活人和死掉的麻烦制造者致敬"。我希望，在"先知"还活着的时候，社会会采纳重要的信息，哪怕一次！

——华盛顿州西雅图　杰基·施密特

您的书对我产生了奇妙而戏剧性的影响。我仿佛已从漫长的沉睡中醒来，进入了一个清晰而美丽的世界！我终于明白我自己的身体正在发生什么，这是令人兴奋和迷人的。我现在怀孕了。最重要的是我获得了能力！谢谢您送给我这么棒的礼物。如果我有一个女儿，我会把您的书送给她作为最珍贵的礼物。同时，任何我身边的女性都会知道您的书。

——纽约州　珍妮特·维拉尼·加拉特

这本书真是天赐之物。我向我丈夫一股脑地倾诉了我所获得的有关男人和女人的身体信息。您向我介绍生殖系统，说感谢还不足够。14年来，我身处生育周期中，却几乎不了解造成这种变化的机制。我对自己的身体感到惊奇……您的书特别有价值的是它超出了生育觉知法的基本经验。您探讨了女性在绘制图表时实际上会遇到的各种模式。对这些变量的识别很重要，因此，每个女人都应欣赏她的独特性，如果她不符合标准，也不会感到异常……我不能抑制我对生育觉知法的热情。我现在掌控着自己的身体，我感到很高兴。您应该为所有女性在分享您的知识而感到无比自豪。再次感谢您的精彩著作。

——纽约州纽约市　詹妮弗·切利斯·奥利维耶里

很棒的书……这是我已读过的最完整和最有力的一本书。您对这一主题的表达形式和涵盖范围的设定非常出色。每个女性都应该知道并理解自己的身体，您当然已经成功地传达了这一重要信息。感谢您帮助我们实现了这一奇迹。我们非常幸运地再次经历怀孕，您的书让我们获得了尽可能多的知识。

——佛罗里达州　珍妮弗·邓恩

我无法告诉您我对这本书有多满意。我已经通读了两次……我要感谢您为我提供了一种新的自尊，因为我现在可以控制自己的身体，而不必依靠任何人。

——密苏里州　金·泰勒

几年前，我翻阅了您的书《掌控你的生育力》，对您通过幽默、通俗易懂的语言讲述生育周期印象深刻，您同时使这些信息具有时效性和实用性。您的书不是生理学教科书的重述！我大力推荐您的书，因为这实际上是提供信息而不仅仅是简化评论的少数女性健康书之一。

——加拿大不列颠哥伦比亚省　路易斯·史密斯·兰利堡

我们被您的书震惊了，多么体贴、慷慨和特别的礼物！这是一部杰作，我真希望我14年前就拥有这本书。

——加利福尼亚州　陆明

很简单，您的书改变了我的生活。非常感谢您抽出宝贵的时间并做出必要的努力来从事如此有用的工作。从我打开《掌控你的生育力》的那一刻起，我着迷了。我在书店里坐了一小时，读了附录。我的很多问题都在页面上！我的许多问题都得到了解决。我把书带回家，一口气读完了。《掌控你的生育力》对我而言具有无法估量的价值！再次发自内心地感谢！

——华盛顿州西雅图　帕梅拉·M

您的书是天赐之物！……我的医生都表示我绘制的图表能够在很大程度上帮助他们诊断。确实让我感到惊讶的是并非绘制图表并检查宫颈液的妇女都有生育问题。我还学到了很多关于生育能力、女性的身体的知识。我们非常感谢您和您撰写的精彩图书。

——印第安纳州　萨莎·威尔西

我写信给您，谢谢您写了《掌控你的生育力》。我的朋友备孕两年了。绘制图表仅两个月后，她怀孕了……您已经以多种方式帮助了我，但我不知道该如何感谢您……我和我丈夫努力备孕了3年。我现在已经怀孕4个月了。我希望每个女性都能拥有一本。您通过清晰而富有同情心的方式提供信息，您为女性提供了出色的服务。

——伊利诺伊州芝加哥　莎朗·梅蒂诺

我非常感谢您写了这么一本信息丰富的书，您的语言使我也有能力向所有人介绍这本书。我真希望我在上大学时就读到这本书。我已经获得了关于身体的宝贵知识，非常感谢现在就可以使用它。谢谢！

——佐治亚州　温迪·鲍曼

致　　谢

据说，女性能够忘记分娩的痛苦，所以才能孕育更多的孩子。我常常好奇，这一原则是否也适用于创作如此专业的书籍的挑战之中。曾经有一位作家警告过我，这将是个艰巨的任务。我也不太确定自己是否疯狂到必须实现这个梦想。即便是现在，本书自初次出版以来已经修改到第三次，我依然被这个古老的问题困扰着："你当时在想什么？"

但我觉得作家就是一群自欺欺人的家伙，或者他们的记忆是从方案中"炸"出来的！无论如何，我已经经历了最初的写作和修订，体验了人类情感的全部范畴，从彻底的沮丧和倦怠到难以置信的喜悦和自豪。这一路走来，如以下所展示的，我很荣幸获得无数人的支持，我欠着很多人情。

感谢我在哈珀·柯林斯（Harper Collins）出版集团工作的杰出编辑艾米莉·克朗普，她在这个磨难的过程中一直坚守，并慷慨地守护我的利益。我希望在修订终于完成的此刻，你也能为自己参与到这极具挑战性的项目当中而自豪。还有制作部门的奇才希瑟·费因和苏珊·科斯克，你们完成了我所有的疯狂想法，确保本书仍具有吸引力，并尽可能方便读者使用。

感谢我的文学作品经纪人乔伊·哈里斯，一开始就和我在一起，那是20多年前了。还有她神奇的搭档亚当·里德，我在试图把原始手稿转换成在Mac电脑上能修改的格式时快崩溃了，是他拯救了我。每当我遇到问题的时候，他的专业技能和责任心总能再次刷新我的认知。从来没有人像他那样，似乎我的邮件还没发出去就已经得到他的回复了。

感谢无数参与完成本书的医生、健康领域执业者、教授，包括维维安·韦伯·汉森博士、琼·赫尔密斯、李·希考克博士、派翠西·卡托博士、南茜·凯尼博士、玛希安姆·拉勃克博士、克里斯·莱宁尔博士、马克·佩洛博士、莫利·派索尔护理学士、苏珊娜·波派玛博士。我还要单独感谢丽贝卡·怀赛姆自然疗法医生，她为这个项目提供了特别的帮助和宝贵的专业知识。还有汤姆斯·W.希尔勒医生，他在健康领域有无与伦比的贡献，当我在生殖健康世界探索过程中产生困惑的时候总能得到他的帮助。

感谢我的医学插画师凯特·斯威妮和克里斯汀娜·沙芙纳，她们带来了华丽的视觉效果。还有我的图表插画师罗赛·阿罗逊，她的美丽的艺术作品包括彩插中的孕妇，她的积极态度令我与她一起工作的时光十分愉悦。希拉·梅特卡夫·托宾绘制了彩插中可爱的外阴和G点，这些漂亮的插画能让女性意识到她们的身体是多么独一无二。

感谢我的医学摄影师弗兰基·柯林斯，无论何时我们的宫颈模特给她打电话说，她们的宫颈或宫颈黏液正处于适合拍摄的周期，她都能耐心地拍摄。

感谢我最终选择的可拍摄宫颈的黛安娜·霍普，她也为自己对女性启蒙运动的贡献而感到骄傲。

感谢我无与伦比的第一版修订助手克里克·卡瓦纳，她是上天赐予我的，她睿智、有创造力、关注细节，更有幽默感和充满热情。在生活中与她相遇是我的荣幸，即便她已经搬到了国家的另一边，我依然盼望有朝一日能再次拥有与她合作的欢乐。无论如何，我希望她年幼的女儿克拉拉有一天能欣赏到她独特的母亲为本书做出的贡献。

感谢我的各位大学实习生，帮助我在这一版的工作中保持了理智的外表，包括艾美·克劳林、玛迪·库宁汉、奥莉维亚·埃森、阿拉娜·玛西、安娜·罗克和丽萨·泰勒-斯瓦森。还要感谢罗比·博拉斯，帮我在第二十章里想到了一个完美的名字替代了原来蹩脚的用词。

感谢希拉·克里、罗宾·布纳特、金·阿隆森、安娜·卡罗林·华兹，屡屡在我呆若木鸡的时候拯救我。我真的呆得那么明显吗？

感谢萨拉·布莱，她给了我"生育浪潮"的念头。感谢迈克尔·肖博胡、依莱娜·理查曼、凯蒂·辛格、格拉蒂纳·玛图斯、梅格·拉隆德，他们都为把生育觉知方法带入社会主流做出了不可估量的贡献。感谢新一代完美生育觉知导师对这一领域的积极推动，包括科林·弗拉瓦斯、凯蒂·比克纳尔、汉纳·拉森。

感谢凯利·安德鲁斯、伊桑·林内特、苏珊娜·蒙森、莎拉·多曼、惠特尼·帕默顿、莱斯特·米克斯和杰克·哈索奇，与你们共事十分愉快。谢谢你们！

感谢客户和读者们的赞赏，他们持续不断地用鼓舞的文字表达感谢，因为我的书明显改变了他们的生活，这大大增加了我的"致谢"内容。感谢这些赞赏，让我偶尔为尚未完全掌握生育觉知方法的科学有效性和无尽益处而陷入沮丧时，还能很快振奋起来。感谢写给我文采过人和感动人心的来信的人，描述了这本书如何影响他们的生活、影响到怎样的程度，以至于他们更换了职业，尤其是阿丽莎·梅耶竟然获得了公共卫生的博士学位！

感谢我亲爱的朋友们，见证了我在为这一版工作的时候，从一个合群可亲的人变成了难得出门呼吸新鲜空气的隐士。你们帮我在不断自我怀疑是否能再次获得正常生活的时候保持了远见，尤其是奥德、凯西、苏珊和桑迪。

向罗杰致以最深的谢意，在我多次感到无法完成的时候，你无数次把"倒地"的我扶起；你牺牲了个人空间，在围绕的各种科学研究、各种女性健康插画和编辑手稿中挣扎，只能在厨房面包案板上吃饭，以免弄乱任何带有颜色标签的一沓沓纸。没有他月复一月，不是，应该说是年复一年的理解和支持，我永远也不可能完成这本书。

感谢我的两个哥哥，劳伦斯·韦斯莱以他非凡的文学成就给予我撰写此书的灵感，罗伯特·韦斯莱则是我专属的"挑刺人"，令我保持觉醒。

最后，也是最重要的，感谢我的弟弟雷蒙德，没有他的话，我永远不可能写出这本书。尽管我们常常懊悔20多年前怎么就决定了在这个艰巨的项目上合作，他依旧是个不可或缺的编辑、研究员和组织者，也是在这条道路上智慧和道德支持的无尽来源。实际上我们讨论过在书上并列署名，但他坚持本书来源于我的热情和经验，而非他的，最终本书也是以我的口吻撰写的。也许如此，但实话实说，雷蒙德是我的合著者。我永远感谢他所做的一切，尤其是再次同意在新版本上与我一起工作。他这么做，显示了虽然我们都给对方带来了不少麻烦，但兄弟姐妹们下定决心能做到的事情是任何家族咨询师都想象不到的。

出版方与作者无法确保本书中的避孕方法或助孕手段的效果。这一避孕方法非常有效，但前提是严格遵守相关说明。与其他有效的避孕方法一样，它并非万无一失，依然存在避孕失败的可能性。学习生育觉知的理想方法是求教于认证合格的导师或咨询师。另外，需要明确的是，自然避孕方法无法提供针对艾滋病或其他性传播疾病的任何保护。

本书并不旨在替代医疗建议和治疗。因此，采取以下内容中的任何建议措施而造成的相关风险须由读者自行承担。需要的时候请联系你的医生或生育觉知导师。我们已尽一切可能提供最准确和先进的信息，出版方与作者无法对任何可能的错误、遗漏或材料过时负责。

本书介绍的逸事是真实而准确的。然而，除非有要求，否则姓名均已更改。

20周年版前言

20年前，当我刚开始写《掌控你的生育力》一书时，女性几乎没听过要把她们的月经周期列成表格这样的概念，期望从表格中可以得到有效信息来进行自然避孕的有效操作，使受孕的机会最大化，最终保持生育健康，这些简直是天方夜谭。所以，我的目标是在缺乏身体生理知识的女性中掀起基层健康运动。正如我希望的那样，本书中的材料令成千上万的女性产生了共鸣。

从《掌控你的生育力》首次发行至今的这些年里，在女性因本书而产生的热烈反应面前，我一直感到渺小。如此众多的读者亲自写信给我，说这一信息是如何改变了她们的生活——她们感到非常兴奋和鼓舞，而令她们常常感到沮丧的是为什么没有更早地在学校或就医时就获得这一信息。

这也为理解本书提供了重要线索。通过传授关于女性月经周期的实践知识，可能让人觉得我在这一过程中贬低了医生的作用。让我来纠正一下大家的错误认识吧：考虑到医生的职责如此明确，而能花在每个患者身上的时间又如此有限，任何医生都不可能了解你的月经周期的详情，何况你自己都不一定清楚！《掌控你的生育力》在很大程度上是关于如何为自己发声，这样你就能和医生配合得更好。从本质上讲，本书的概念是知识就是力量。

《掌控你的生育力》一书是为想避孕的和想生育的女性而写的。因此，本书既可以进行整体通读，也可以在必要时阅读单个章节。因此，你会发现有些重要信息被重复提及。这是为了强调这些话题的重要性，也是为了确保读者即便只阅读部分章节也能充分获得所需知识，最终，真正获得你一生中与生殖和妇科相关的问题的理解能力。

我的愿望是即使你已读过本书的较早版本，你还是能从《掌控你的生育力》的20周年版本中获益。通常来说，女性的月经周期长期保持不变，但我们对基础生物学的理解是不断提高的。所以，已经拥有较早版本的人会发现本书的许多新增和修改之处，包括以下内容。

- 增加了16页彩插
- 更新了生育力表格
- 关于辅助生殖技术（ART）有了修改和更新，讲述了最新的进展
- 性行为讲得更为详细
- 6个新章节，包括：
  - 所有女性都要留意的三大相关基础病
  - 平衡激素的天然方法
  - 现在你该知道了：保持未来的生育力
  - 应对流产
  - 特发性不育：不确定中的一些可能
  - 异常出血的原因

女性了解自己的身体、记录月经周期图表的方式仍在不断进步，因为我们的生物学知识和生殖技术也在进步。因此，在最新版的《掌控你的生育力》中，我也希望能够保持与时俱进，这样与前辈们相比，每个新一代女性也能继续得到知识、了解自我、更好地掌控生理周期。

托妮·韦斯莱，公共卫生硕士，2015年

简　介

　　回想起我的大学时代，以及我颇具讽刺意味的探索生育力教育的起因，我依然感到难堪。数不清多少次，我跑去找妇科医生，以为自己得了阴道炎。大多数女性都会赞同，无论我们做了多少次妇科检查，这个经历依然令人厌烦，有时甚至令人受伤。我记得回家以后我的问题依然明显存在，月复一月。通常来说，"确实没什么问题"这种打发我回家的理由总让人不甚满意。我走时像个疑病症患者，而似乎有其他感染迹象的时候又得乖乖回来。

　　伴随着问题反复出现带来的沮丧，还有我尝试的各种避孕方法的不可避免的不良反应。我不是与药片导致的体重增加和头痛做斗争，就是在忍受避孕膜带来的尿道感染或海绵避孕栓引起的不适。然而，每次我向妇科医生求助，想从现有这些差劲的避孕方法中寻找一个自然、有效的替代方法，总是被嘲讽地告知唯一"自然"的方法就是周期法，而众所周知，那是不管用的。所以我又得从头开始，忍受无穷无尽的感染，而没有可用的避孕方法。

　　直至数年之后，当我参加了一个名为"生育觉知"的课程时我才意识到我一直都是健康的。被我当作感染迹象的实际上是正常的宫颈黏液，这是所有女性排卵期都会出现的表明生育力健康的体征之一。但因为关于阴道分泌物的谈话并不是典型的社交话题，我并不知道我的经历是正常、普遍的，最重要的是它是周期性的。

　　由于对健康教育知识了解不足和误解，女性很少被告知如何分辨每个月经周期都会出现的正常宫颈黏液或不正常的如阴道感染。在我们的成长和教育中出现了如此基本的遗漏会有什么后果？女性除了会付出不必要的花费、引起不便和焦虑，这种无知还造成自尊受损以及对性的困扰。

有关看病的消极经历逐渐引起了我自己对女性健康的兴趣，并逐渐发展成一种真正的热情。正是这种热情最终驱使我去应聘一个女性诊所的健康导师的职位。这是一次灾难性的经历，但在无形中为我提供了最终的催化剂，直至我决定将生育教育作为一种职业。

当我坐在候诊室等待与诊所主任会面时，我的眼睛瞥来瞥去，扫视所有女性诊所可见的一切熟悉的东西：关于性疾病传播的警示海报、比较避孕方法的图表（潜藏的不良反应用微小的字体印刷），以及女性生殖系统的塑料模型。

我仍记得突然感到徒劳无功。我在这里申请成为一家女性诊所的健康导师，但绝对没有经过该领域的培训。我在想什么？正烦躁不安的时候，我注意到一个小册子，上面写着该诊所开设有关生育觉知方法的课程。

我不敢相信这家貌似信誉良好的诊所，似乎正在传授不靠谱的周期法。我陷入了两难。我如果表达我的沮丧，就会有失去这个梦寐以求的职位的风险，如果闭上嘴巴就会得到这份工作。

如果保持缄默，我会感到自己不诚实。诊所主任喊我名字时，我心跳都好像停了一下。主任很亲切，但我几乎等不及她做自我介绍就脱口而出："我不明白你为什么在这里教周期法。每个人都知道它行不通！"

"真的吗？我们教什么？"她惊讶地问。"我注意到你这里有关于生育觉知方法的小册子。"我害羞地喃喃道。她看上去有些恼火，并说："实际上，托妮，你对女性健康如此重要的方面缺乏了解，这对我们的诊所不利。"

不用说，我没有得到这份工作。但是几年前的这一尴尬经历帮助我改变了对女性保健的看法。抛下自己无用的自尊心后，我参加了诊所关于生育觉知的课程，受益匪浅。

我学到了很多。我不仅可以控制自己的周期，而且不需要再对各种分泌物、疼痛和症状感到迷茫。我终于可以理解我每月经历的微妙变化。我可以将月经周期纳入整体健康管理，包括生理和心理。最重要的是什么？减少不必要的就诊。

每天只须花费几分钟，我就可以利用一种高效的自然节育方法，我可以靠它准确地确定自己哪几天有怀孕可能。另一方面，如果我想怀孕，我可以精确地预测同房时间，而无需进行很多夫妻的"猜谜游戏"。我还可以自己确定哪些问题可能影响我怀孕。事实是你也可以。

使用生育觉知法几年以来，其最大的优点是我对于身为女性的最基础的信息有了全面了解，也因此信心满满。我不必再猜疑下次月经是什么时候，我对此十分清楚（包括将何时结束）。我知道在月经周期中的不同阶段，身体和情绪上会出现什么。我也获得了信心，这能反映在我生活的其他领域。

月经周期不应该笼罩在神秘面纱之中。当你读完本书时，我希望你也能体会到控制身体的感觉。本书具有实用价值，能为你提供避孕或怀孕的自然工具，并让你掌控自己的生育健康。掌握你的月经周期和身体的信息，还将使你拥有丰富的自我认知能力，而这一切都是你应具有的。

第一部分

开垦生育沃土：
开创新思维

第一章

生育觉知：你应该知道什么，以及为什么可能不知道

你是否经常听说月经周期应该是28天，而排卵通常发生在第14天？这种说法被普遍接受，以至于产生一个令人意外的结果，它造成了无数的意外怀孕。此外，它还成为许多备孕夫妇的"拦路虎"。这种谬论在很大程度上要归咎于过时的周期法，它错误地假设每个女性的月经周期一直能保持不变，甚至就精确到28天。结果就是，它只不过是一种有缺陷的统计预测数学公式，依靠过去周期的平均值来预测未来的生育力。

实际上，不同女性的周期是不同的，通常每个女性自己的各个周期也不同。不过请记住，正常的周期通常为21~35天。

"第14天"对个人的影响是非常惊人的，你从下面这个故事中就可以看到，这是我的一些教徒客户（译者注：教徒没有婚前性行为）在几十年前告诉我的。

艾琳和米克至5月21日结婚时都未有过性行为。他们想在婚礼后就生育，所以他们从5月15日开始联系他们的医疗保险公司。在蜜月中，艾琳怀孕了，因为发生得如此之快，他们既惊又喜。然而保险公司拒绝支付怀孕和分娩的相关保险金。因为保险公司声称她的末次月经是4月19日开始的，所以她肯定是在婚礼前3周就怀孕了。

"这不可能，"她坚持说，"我们到婚礼当天都未有过性行为。"她试图向保险公司解释，自从她为了成为"美图新娘"而开始慢跑和节食以来，她的周期变长且不规律。

保险公司却坚持参考常用的"怀孕轮"，这也是医生用来确定产妇预产

期的一个计算装置（请参阅彩插第5页）。它基于这样的假设，即排卵总是在第14天发生。艾琳感叹道："我们没辙了。一个人怎么才能在法庭上证明自己的童贞？怎么能面对这样的问题？"

毋庸置疑，"第14天"的误解对艾琳和米克造成的后果相当严重。他们从此次经历中获得的唯一安慰是他们的儿子恰好在保险公司认为的预产期的3周之后出生了！用艾琳的话说，他"令所有麻烦变得值得"。

幸运的是，随着我们对人类生殖的了解不断深入，我们现在有了一种高度准确而有效的识别女性生育期的方法：生育觉知法。生育觉知只是理解人类生殖的一种手段，它基于被科学证明的生育体征的观察和图表，这些体征确定了女性在任意一天是否具有生育力。生育力的三大基础体征是宫颈黏液、基础体温和宫颈位置（最后一项是与前两项相符合的补充体征）。生育觉知法是自然避孕和备孕的一种有效方法，也是评估妇科问题和了解你的身体的绝佳工具。

为什么生育觉知法不是广为人知呢

正如上文所说，未能广泛接纳生育觉知法的最大障碍可能是它与周期法的疑似误关联。此外，由于自然避孕方法的使用者通常是那些反对人工方法的人，所以生育觉知法也被错误地认为只适合这些人使用。但是，事实上，世界各地的女性都会被生育觉知法吸引，因为它不需要使用激素，例如药片中的化学物质。同样重要的是它最大限度地避免了人们选择避孕方法时要面临的不愉快、不易操作或缺乏自发性。许多人倾向于在生育和繁衍方面，以及生活的方方面面都能以天然而健康的方式进行。

的确，许多宗教人士已经发现了生育觉知的好处，但他们采取的还是自然计划生育（NFP，Natural Family Planning）。生育觉知法和自然计划生育的主要区别在于，自然计划生育的使用者在女性生育期宁可选择禁欲，也不使用避孕屏障。但是，尽管将生育觉知法和自然计划生育使用者区分开来的价值观不同，但是人们都渴望有效的天然避孕方法。

医学院校不教生育觉知法

既然生育觉知法既有避孕又有助孕的好处，那为什么不为人所知呢？人们很少听说最关键、最神秘的原因之一是医生仍然很少在医学院校里全面、细致地教授这种科学方法。采用生育觉知法的女性，通常比经过女性生理学专业培训的妇科医生更了解自己的生育能力，这真是令人惊讶！*

几年前，当我在一家女性诊所任教时，全体员工参加了我关于生育觉知法避孕的研讨会，除了一名医生。一天，这个从未参加的人把我拉到一边小声说："托妮，我诚实地告诉你，我不会介绍我的患者去听你的课。""哦，真的吗？为什么呀？"我漫不经心地问，尽量不表现出惊讶。她回答说："我用你的方法避孕失败了，然后再也不信这套了。""开玩笑！你在别处上课了吗？你用的哪条原则？"我问。"什么意思？什么原则？"她问。"你懂的……你是观察了基础体温和宫颈黏液，还是只观察了其中之一？"她看着我，一脸困惑，对我的问题毫无头绪。那时，我意识到医学界对生育觉知缺少了解。我意识到，即使在许多医生中，"生育觉知"仍然代表根据过去的周期预测未来的生育。

在医学院校课程设置对生育觉知教育明显视而不见这件事情上，特别值得注意的是该方法的有效性其实是基于纯粹的生物学原理，一切都会在第四章进行详细讨论。生物学原理包括多种激素的功能，例如卵泡刺激素、雌激素、黄体生成素和孕激素，所有这些是被科学证明的。而且生育觉知法不仅对避孕和备孕有用，它对促进女性整体健康也很有用。而这一信息却不是完整医学教育的一部分，这就更令人惊讶了。

实际上，生育觉知法可以为医生对其患者进行多种基础状态的诊断提供至关重要的帮助，主要包括以下内容。

---

* 　由于这个原因，我创建了一个专门为医疗专业人员编写的有关生育觉知法的链接。你可以在我的网站tcoyf.com上找到它。

- 无排卵（缺乏排卵）
- 晚排卵
- 黄体期短（排卵之后的时期）
- 不孕宫颈黏液
- 激素失调［例如，多囊卵巢综合征（PCOS）］
- 孕激素水平不足
- 流产

记录生育力体征图表的优点是它有助于对妇科疾病的诊断。绘制图表的女性非常了解自己的正常状况，这可以帮助临床医生根据自己的周期确定异常情况。一些潜在的妇科疾病通过每日图表可以更容易诊断出来，举例如下。

- 不规则或异常出血
- 阴道感染
- 尿路感染
- 宫颈异常
- 乳房肿块
- 经前期综合征
- 受孕日期计算错误

由于没有接受生育觉知法培训，医生失去了一种本可以更好地为女性患者提供咨询的出色工具。而且，这通常会导致一个明显的月经问题的诊断需要不必要的、侵入性的且通常是昂贵的检测。当然，如果能教会女性用绘制图表来记录与生育有关的健康状况，那她们就不需要那么频繁地去看病，并且可以避免大量不必要的医疗操作。

正如之前已经明确指出的那样，绘制图表能够展示大量潜在的怀孕障碍，从女性不排卵到不产生受孕所需的宫颈黏液，甚至可能显示这名女性持续受孕但是反复流产的原因，而她和她的医生却都没有意识到。对于那些试图避孕的人来说，图表能够消除焦虑，免得她们跑去超市或医院进行昂贵又不便的妊娠测试。绘图的女性仅通过观察自己的基础体温即可知道自己是否怀孕，因此，她们可以在等待"月经推迟"时消除反复的怀疑。

政治、收益和自然避孕

这种方法不为更多人所知、未能作为避孕手段推广的原因是它使医生或制药公司（如生产药片或宫内节育器的公司）均无利可图。换言之，除了开始的时候要投资一个体温计，或许再买本书、买课程或APP，采用生育觉知法没有后续开销，相比之下，比使用药片的费用至少每年要少数百美元。

考虑到众多其他避孕方法的收益，医学界没有用更多热情来推广生育觉知法也就不奇怪了。花费大量资金推广药片来作为避孕灵药并不是什么秘密，但是经常被忽视的是各种制药公司歪曲其他避孕方法，尤其是生育觉知法。

公司文献针对公众消费总结的各种避孕方法，始终充斥着不准确性。例如，一本名为《避孕：选择在你》的小册子，声称"自然计划生育基于一个事实，即受精最可能发生在排卵期和紧挨排卵前后"。这听起来好有道理，除了一个小小的细节——没有卵子就不能进行受精。因此，如果卵子被释放之前就发生受精，那还真是个不小的壮举！

当然，比任何个人的错误陈述更重要的是，对生育觉知法和自然计划生育的整体刻画。这本特殊的小册子很典型，因为它的"自然计划生育"标题后面是括号中的假定说明，你可能会猜想这只是"周期法"。

除了避孕以外，另一个悖论是那些提供高科技生殖治疗的个人和公司被人们寄予厚望，但他们几乎没有动机去促进一种实际上是免费的知识体系，这可能会使人们不再需要他们的服务。人们对这些生殖技术的需求是显而易见的，但你会在本书中了解到为什么许多夫妇其实不需要生殖技术，而仅靠教育就可以帮助他们实现梦想。

语言如何"适口"

最后一点，人们对生育觉知法的了解还不够多，因为它遭到许多人（尤其是媒体）诟病，被称为一种"佶屈聱牙"的方法。为什么会这样？

　　我们有一位医生，每周都会为《西雅图新闻》提供许多医学故事。多年来，我曾多次与他沟通，问他是否能为生育觉知法制作一个专题。但他始终不置可否，同时还承认他完全相信该方法是有效的。我一直无法理解他为什么觉得生育觉知法不适合做新闻，直到他最终坦承他认为这个话题对普通公众来说不受欢迎。

　　也许他担心的是三大生育力体征之一的术语——"宫颈黏液"。或许它能指向一个不是那么具象的东西，他会认为适合晚间新闻。他打电话告诉我，他认为词汇的改变是使生育觉知法上新闻所必需的修改。很快我给他写了一个建议，用"宫颈液"这个词代替。几个星期后，他就发表了一个关于生育觉知的故事，内容丰富。

正是这段经历使我意识到，语言在生育觉知法的接受度方面具有强大的影响。自从几年前的这一新闻报道以来，我也发现，在使用更中性的术语"宫颈液"代替"宫颈黏液"时，人们对生育觉知法更加关注和感兴趣。可能大家觉得女性的宫颈液类似于男性的精液，对术语就没那么困惑，接受度也就提高了。人们永远不会把精液称为精子黏液，而这种液体在男性和女性身上的用途是具有可比性的：滋养精子并提供介质，使其可以传播。

　　当然，媒体是我们文化的延伸，并倾向于对人类生理过程提供"洁本"，而这是不切实际的。然而，生育觉知法的目的是使人们对自己的身体功能有清晰而强大的了解。如果创造诸如"宫颈液"之类的术语会使这项任务变得容易，那就这样吧。

为何一些熟悉生育觉知法的医生也不告知患者

　　许多医生都知道，生育觉知法是一种经过科学验证的自然方法，可以有效地避孕、备孕、了解健康情况，但是他们仍然会列出各种不推荐给患者的理由。有人说，女性不愿意学习它，因为它复杂且难以使用，需要高智商才能应用，而且要花太多的时间来学习和练习。但是对于绝大多数女性而言，我相信这些说法是完全荒唐的。

实际上，一旦你了解了生育觉知法的基本原理，它其实相当简单（大多数人将能够在本书中学习这些原理。部分人可能希望参加一堂课，课程中会有认证讲师通过多个部分进行深入讲解）。这一方法与许多生活技能没有什么不同，如学习开车。乍一看，这似乎令人生畏，稍作练习就可以为你提供必要的信心。

一些医生可能真的认为女性不够聪明，无法理解和吸收生育觉知法课程中传授的信息。尽管我认为这种观点令人沮丧，但我理解他们为何如此坚信。确实，被生育觉知法吸引的更像是受过良好教育的人。但是，我认为这更多是基于人们最初了解它的方式，而不是使用它所需的内在智慧。

我已经给1 500多位客户传授过生育觉知法，并且可以向你保证，几乎所有女性都可以在几小时内了解该方法及其生物学基础。我还认为，每天只需要几分钟，几乎没有人会觉得特别难。

为医生辩护

说上面这些并不是为了指责医学界。实际上，我认为大多数医生是真正聪敏并富有爱心的人，他们真正想要给患者传授保持健康和强壮所必需的知识。

但是，在这个科技含量越来越高的行业中，许多医生可能对生育觉知法持怀疑态度，这恰恰是因为它不是高科技。实际上，他们可能会认为，如果他们不给患者开药或执行各种操作，对患者的护理就不够积极。而且，也许最重要的是临床医生实际上没有时间在标准的门诊中彻底解释这种方法，因此很少有女性学习这种方法。

最终，一个无知的闭环形成了，即使是那些特别支持女性掌控自己生殖健康的医生，面对自己不做图表的患者，也无法采取什么有效措施。确实，除非更多的女性有能力绘制自己的周期图表，否则生育觉知法的益处无法在当下的医患关系中体现。

第二章

掌控你的生殖健康

在每个周期中，女人的身体都在为可能的怀孕做准备，这令那些不想怀孕的人非常沮丧。但是实际上，女性每个周期中只有几天有生育能力，即排卵期（卵子被排出时）。唯一具有实用性且无创地确定生育窗口的可靠方法是通过观察女性的基础体温和宫颈液，最好再加上宫颈位置。通过绘制这些主要生育力体征的图表，女性每天都知道自己当天是否有怀孕可能。而且，由于实际的排卵日可能会因周期而异，因此确定排卵日至关重要，这就是生育觉知法的价值所在。

自然避孕政策

我们希望有更好的理由来生育，而非避孕。

——多拉·罗素

为什么现在有那么多女性对避孕这件事感到沮丧？为什么绝大多数的避孕措施是专为女性设计的，明明男性每一天都有生育力？为更有生育力的性别开发避孕措施会不会更有意义？请看下表。

现有避孕方法（按创伤程度从大到小排列）

女用	男用
输卵管结扎	输精管切除术
宫内节育器	避孕套
皮下埋植	体外排精
前列腺素注射	
药物	
阴道避孕环	
贴片	
女用避孕套	
宫颈帽	
避孕海绵	
栓剂	
杀精剂	
薄膜、泡沫和凝胶	
自然方法	

　　具有讽刺意味的是，虽然女性每个周期中只有几天可以生育，她们却要为避孕承受大量副作用和身体后遗症的风险。血栓、脑卒中、乳腺癌、阴道不规则出血、严重的盆腔炎或子宫穿孔、出血增多、经期腹痛、尿路感染、宫颈发炎，以及对杀精剂和乳胶的过敏反应……这些风险都会增加。这为了什么？为了面对每小时能产生数百万枚精子的男人时保护自己！

　　想象一下大多数男性对以下消息的反应。

一种新型体内避孕工具

　　一种最新的男性避孕工具最近在美国女性手术研讨会上发布。索菲亚·默金博士宣布，对中西部一所大型大学的763名毫无戒心的男研究生进行的一项研究已有了初步发现。默金博士在她的报告中指出，新的避孕工具——一种IPD（体内装置），是男性避孕技术的突破。它将以"伞胶"（Umbrelly）为品牌商标进行销售。

这种IPD类似于一把折叠的小伞，用一把类似撬子的器械将其穿过阴茎头插入阴囊。偶尔可能出现阴囊穿孔，但这是可以忽略不计的，因为已知男性身体的这个区域几乎没有神经末梢。IPD的下方含有杀精凝胶，因此得名"伞胶"。

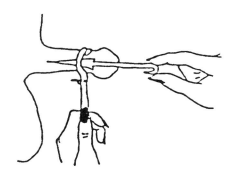

在来自大陆架的1 000只白鲸（据说其生殖器最接近男人）身上进行的实验证明，"伞胶"可以100％防止精子产生，并且令雌鲸尤为满意，因为这不会干扰雌鲸的发情乐趣。

默金博士宣布，根据统计数据，"伞胶"对于男性而言是安全的。她在报告中说，在使用该工具进行测试的763名研究生中只有2人死于阴囊感染，3人患了睾丸癌，还有13人因抑郁而无法勃起。她声称，常见的主诉从绞痛、出血到急性腹痛。她强调，这些症状仅表示身体尚未适应该工具。一般来说，症状会在一年内消失。

IPD引起的一种并发症是阴囊广泛感染，需要手术切除睾丸。默金说："但是这种情况很少见，在统计学上无足轻重。"她和外科医生女子学院的其他杰出成员一致认为，对任何一个男性来说，IPD好处远大于风险。

——©1974 年贝利塔·考恩撰写，经许可转载

插图：弗兰基·柯林斯绘制

尽管以上只是一个戏谑的模仿，但实际上，臭名昭著的达康盾IUD（宫内节育器）会导致严重的盆腔炎，使许多女性不孕。这只是许多女性遭受医疗噩梦的一个例子。在近代史上，有无数种方法使女性的身体及她们的潜在后代的身体面临危险的药物和操作。

从20世纪50年代沙利度胺（又名反应停，造成海豹胎畸形）和DES（己烯雌酚）造成的悲剧到后来有关依伴侬（依托孕烯植入剂）和得普乐（甲羟孕酮避孕针）副作用的争议，令我们对女性患者身处的安全级别产生疑问。无论是避孕还是其他方面，除了处方药普遍令人怀疑的特性之外，我们还见证了使用乳房植入物的痛苦。此外，我们最终意识到过度的医疗操作，如剖宫产和子宫切除术，也加剧了普通女性的困惑（聊以安慰的是最近的研究表明，过去10~15年中，子宫切除术的数量已显著下降，但剖宫产总数仍然处于可疑的高位）。

男性是否愿意服从所有"不便"并不是真正的问题。考虑到所有女性的经历，自然而然她们会希望通过最有效、最少创伤的方式来掌控自己的医疗和生殖需求。

为什么会发生意外怀孕

> 我记得……一位朋友描述了她第一次使用避孕工具的经历，它从浴室窗户掉到了大学院子里，她没把它找回来。我也不会。
>
> ——安娜·昆德伦

要了解自然计划生育的原则，我们必须研究计划外怀孕的概念。为什么会发生意外怀孕？

主要有四个原因：*

1. 不采取避孕措施，因为人们被"冲昏了头脑"。

---

* 这里我讨论的意外怀孕并不是指许多未婚少女出于对后果的冷漠或实际上想生孩子而故意进行无保护性行为的不幸做法。这个问题是社会学分析和公共政策辩论的主题，已经超出了本书的讨论范围（值得庆幸的是自20世纪90年代以来，美国的青少年怀孕率已大大降低）。

2. 不采取避孕措施，因为无知。

3. 不采取避孕措施，因为找不到可接受的方法。

4. 采取了避孕措施，但失败了。

生育觉知法怎么才能适用于上述情况？让我们分别研究。

不采取避孕措施，因为人们被"冲昏了头脑"

所有的屏障型方法都取决于人们所受激情的影响，而激情会使人们的判断力暂时下降。我们难免有一次会想到："哦，我确定今天不会怀上。"然而，当女性知道自己今天不会怀孕时，就会消除猜疑。倒霉不再能成为借口。

不采取避孕措施，因为无知

如果了解到在周期中的特定时间有多大可能怀孕，人们将更倾向于采取避孕措施。关于人类生育力的神话无处不在，也就难怪有这么多计划外怀孕。对于发生意外怀孕，最典型的一个原因是认为排卵发生在第14天。实际上，排卵可能发生在第14天，但也可能会在第10天、第18天或第21天发生。换句话说，排卵并不是像大家假定的那么稳定。但"第14天"的谬论如此普及，以至于即使是临床医生也在无意中这样传播。

如果一对夫妇认为女方只能在周期的第14天怀孕，那么他们可能会觉得周期的第1~13天，以及从第15天往后的日子，无保护性行为是安全的。有些夫妇甚至会觉得在第14天的前后各设置几天缓冲区就已经够保守的了。但是，如果这位女性是在第20天排卵，即便从第11天到第17天完全禁欲，也无法阻止意外怀孕！我只是用"第14天"来举一个例子，说明人们对人类生殖的认识不够准确。

再来看一个错误的假设，即女性在月经期间进行性生活是无法怀孕的，你觉得对吗？另一个普遍的看法是精子最多只能存活3天。实际上，如果存在有孕育力的宫颈液，精子最多可以存活5天。把这一看法与排卵期总是在第14天相结合，意外结果几乎是不可避免的。

这些只是人们对基本的人类生物学的一些较普遍的误解。可以说，许多意外怀孕是因为人们相信这样的谬论。显然，教育是解决这个问题的关键。

不采取避孕措施，因为找不到可接受的方法

大多数人觉得如今可选择的避孕方法远远称不上理想，这不足为奇。除了绝育手术以外，其他可选择的替代方案如下：向女性体内注入非天然的激素（药片和其他人造激素），可能会增加女性患乳腺癌或骨质疏松症的风险（得普乐）；在手臂皮下植入火柴大小的硅胶皮管（依伴依），使子宫始终保持炎症状态，有时还会引起痛经（宫内节育器）；在女性阴道中填充乳胶帽，在性生活后24小时保持黏糊糊的杀精剂泄漏（避孕膜），可能会感到不适并引起宫颈异常（宫颈帽），会引起阴道感染（避孕海绵），完全覆盖女性阴蒂（女用避孕套），或在男女之间放置一个橡胶套（男用避孕套）。

考虑到人们认为唯一的选择方法就是这些，那么发生意外怀孕也就不足为奇了。借助生育觉知法，夫妇可以在整个周期的大部分时间里享受有效避孕的自由，而无需使用任何器械、化学药品。

采取了避孕措施，但失败了

一部分人抱有的最具煽动性的观点是，如果一对夫妇意外怀孕，这是他们的错，因为他们粗心大意，不采取避孕措施。通常情况并非如此。据专注于人口研究的领先智囊机构艾伦·古特马赫研究所（Alan Guttmacher Institute）称，实际上，在意外怀孕的美国女性中大约一半人采取了避孕措施却依然怀孕了。如果夫妇们能更好地了解女性的月经周期，那么许多失败本可以避免。

这一事实特别有趣，众多屏障方法宣传"有效率"可达到令人印象深刻的95%左右，甚至更高。这些统计数据本质上具有误导性，主要是因为它们基于错误的假设，即女性可以在月经周期中的任何一天怀孕。而事实上，在一个典型的周期里，女性能怀孕的日子只占约1/4。一种避孕方法只有在女性的身体有受孕能力的短暂可育阶段才会失败。

有了这些信息，人们就能知道避孕工具在周期的哪些时候可能会失效。然后，他们可以做出明智的决定，在高风险阶段是否要禁欲或更严格地采取避孕措施，以

增强避孕的有效性。例如，如果一对夫妇通常使用避孕膜，并且知道这位女性在某一天特别有受孕可能，那么，他们也可以通过使用避孕套来提高避孕有效性。

女性、男性和避孕责任

女性的一个永恒话题是她们因要承担避孕的全部责任而沮丧。如果人们认识到女性的可受孕时间仅是男性的一小部分，就会对这一切的不平等格外震惊。因此，研究女性在周期中不成比例地暴露于副作用中的各种方式，颇有意思。例如，有许多人会承认，虽然药物最初是为女性的性解放而设计的，但它同时也产生了使女性承担避孕全部责任的效果。

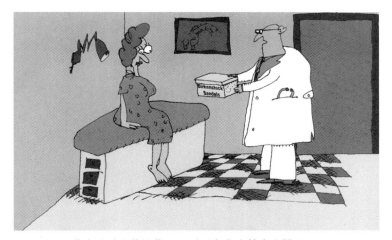

我这里避孕药没货了，要不穿上这勃肯凉鞋吧

苏珊和乔是一对非常亲密的夫妻，他们致力解决不平等问题。苏珊服药多年，经常遭受恶心和偏头痛的困扰。因此，当她建议他们参加生育觉知法课程学习时，乔非常乐意。三年后，他们开玩笑地说，即使在今天，每次闹钟响起，他都会起床把温度计放在她的嘴里，然后他刷牙，回来后取出温度计，把结果记录在她的图表上。苏珊仍然蜷在床上半睡着，她不再恶心，不再头痛。

与大多数其他方法不同，生育觉知法为男性提供机会以表达爱意并积极分担避孕责任。实际上，这一方法非常有利于男性参与，因此许多夫妇声称生育觉知法加强了他们的关系。

备孕政策

> 我永远不会忘记客户特里给我打电话的那一天。在参加我的研讨会之前，她已经备孕一年多了。课后两个星期，她给我打电话，听得出她有些许焦虑，她问我当晚她和丈夫是否应该有性生活。他们很担心，因为她认为自己患有严重的阴道感染，可能会影响受孕。她开始描述"身体往外排什么"时，我听到有人接起了分机，那是她的丈夫詹姆斯，"你无法相信特里此刻正在流出什么。"
>
> "等等，你们俩。让我问几个问题，明白吗？"
>
> "是。"
>
> "它滑吗？"
>
> "绝对。"
>
> "它有弹性吗？"
>
> "托妮，那有25厘米！"
>
> "那么，你们还跟我说什么？"我开玩笑道，"放下电话，抓住机会！"
>
> 特里和詹姆斯在那天进行性生活之前，拍了一张宫颈液照片，显示可孕。18年后，我荣幸地参加了他们儿子的成年礼。

目前还不清楚，不孕不育症的发病率在过去几十年中是否确实在增加，或者只是寻求治疗的人数增加了。很可能是两个因素都有，很大程度上是因为如今更多女性把生孩子的年龄推迟到35岁左右。当然，正如你之前无数次听到的那样，不幸的是随着年龄的增长，女性的生育能力会下降。不论原因是什么，每6对夫妻中就有1对患有不孕不育症。然而，通常被认为或称为不育症的不一定完全不孕不育。

不孕不育的标准定义是进行无保护性行为一年后仍然没有怀孕。但是，许多夫妇的问题很小，仅靠生育觉知就能促使女方怀孕。这并不能简单等同于教育就能解决生育问题。我当然不是说那些怀孕困难的人就没有受过教育或无知。但是，临床医生往往会无意间使阻止夫妇怀孕的谬论延续下去。

一个经典的误解在第一章中已经讨论过，即排卵发生在第14天。一对夫妇可能一年里都在尝试在第14天左右进行性生活，最后可能发现他们情况特殊，女方通常在第20天左右才排卵。如果这对夫妇在了解有关其特定周期的信息后顺利怀孕，你还能说在那之前他们是不孕不育的吗？显然不是。但是，他们的确为似是而非的"不孕不育"付出了大量情感和经济的代价。

为什么人们常误以为自己不孕不育

要讨论被错误地贴上"不孕不育"标签对夫妇有何影响，让我们先看看为什么人们经常被误导（对于以下大多数要点，我将以第14天的误解作为讨论的切入点）。

1. 一年之内未怀孕，则被认为不孕不育

如果一对夫妇在经过一年无保护性行为后仍无法怀孕，从诊断标准上可以假定他们存在生育问题，而实际上他们可能没有任何医学问题。

2. 月经不规律被认为是潜在的问题

正常月经周期为28天且排卵发生在第14天，这一信念在医学界已根深蒂固，以至于当女性的周期不是这么标准时，通常被认为存在问题。"不规律"的周期被认为是有问题的，部分原因是妇科医生通常需要在患者排卵时安排生育力测试和操作。但是，如果能教会女性正确识别排卵时间以安排同房，那么无论她是第14、19天还是第21天排卵就无关紧要了（当然，如果你的周期非常不规律或者超过38天，通常是真正的激素紊乱的征兆，需要医生检查。请参阅第116页）。

我的一位客户初次打电话给我时显得很沮丧，因为她和丈夫已经备孕一年多了。她认为自己没怀孕的可能原因是她的周期不够"正常"。我了

解到她大约是33天，这是正常间隔，但肯定比众所周知的28天更长。她说，丈夫对他们显而易见的不孕症感到沮丧，以至于他们只是在第14天同房，然后就停了，直到下一个周期。难怪她没有怀孕！如果一个女性的周期较长，她的排卵肯定也会延迟。在参加我的生育研讨会的一个月内，她怀孕了。

3. 许多医生忽视了最显而易见的解决方案

医生接受培训以识别疾病，通常需要依赖高科技来进行诊断和治疗，结果最显而易见的解决方案却经常被忽略。一个很好的例子是性生活频率与怀孕之间的关系。一对夫妇可能在一年内保持每周两次性生活，但女方没能怀上。医生可能会假设他们有生育力问题，从而进行生育力测试（包括侵入性检查和可能带来痛苦的检查），却没有考虑最基本的问题，即这对夫妇是否在女性周期中正确的时间同房。很有可能这一年内每周两次的性生活却错过了每个周期的生育期，特别是如果女性宫颈液具备可生育性只有一天左右，或者男性的精子数量稀少。显然这不是生育问题，而是教育问题。

这种忽略基本原理的概念可以由亚伯拉罕·卡普兰（Abraham Kaplan）的理论——"器械法则"来说明：

> 给小男孩一把锤子，
> 他会发现周遭一切
> 都需要重击。

医生对经过多年完善的工具有着浓厚的使用兴趣。因此，不孕不育症专家最初也使用行业内的高科技工具并不足为奇。这对于许多真正患有不孕不育症的夫妇非常有帮助。然而，对于许多夫妇来说，根本不需要使用这些检查和操作。在进行任何高科技检查或治疗之前，丈夫应该接受精液分析检查，而妻子应该进行女性生育力图表绘制，这既可以确定自己何时最有可能生育，又可以确定任何可能阻碍怀孕的障碍。

4. 许多临床医生倾向于关注基础体温而不是宫颈液

医生通常会将注意力集中在基础体温上，却忽略了最重要的用来有效安排同房时间的生育力指标，即宫颈液。实际上，医生可能会因为建议患者在基础体温下降或升高时同房而无意中造成了生育问题。

这个建议不仅会误导人，而且实际上真的会阻碍怀孕！简而言之，宫颈液是备孕时决定同房时间的关键标志。

最明显的例子之一是在不孕不育组织RESOLVE的一次会议上，一名医生强调了依靠过去的体温来预测未来生育力的观点。医生的演讲主旨是关于生育的所有误解。她一开始说的是正确的，即基础体温仅能在排卵后预测生育力。记得我当时坐在观众席上，想着终于听到有医生强调了这一观点，即基础体温对安排同房时间是无效的，这真是令我欣慰。然而，她继续说道："因此，要预测即将来临的生育力，你必须回顾以前的体温变化来预测下一个可生育时间。"试想一下我当时有多么惊讶！

我目瞪口呆。她强调回顾过去的周期来预测未来的生育力这一想法，而没有提到怀孕最重要的生育力指标——宫颈液。这讽刺的一刻堪称有趣，但公然提出这么坏的一个建议，而且针对如此脆弱的人群，意味就完全不同了。

基础体温无法帮助确定最佳怀孕时间的原因是随着体温上升，卵子通常已经死亡并排出了。然而，基础体温还是有用的，尤其是在确定女性周期的很多性质时，包括她究竟是否排卵；她周期的第二阶段（从排卵到月经）是否足够长，从而让卵子能植入子宫；她在这一周期中是否已经受孕。

5. 许多生育力测试的时间安排不适当（或根本不必要执行）

如果怀疑患者患有不孕不育症，医生可能会进行同房后检查，以确定男性的精子是否能在女性的宫颈液中自由游动。为了进行这项测试，夫妻进行同房，然后女方要在规定的数小时内去诊所，从她的阴道中取出几滴精液，在显微镜下检查，以确定精子是否存活并在宫颈液中活动。这样做的目的只是要确定两个事实：女性的宫颈液是否有助于精子生存，以及男方的精子是否可以在其中生存。

最常见的错误之一是不当的操作时间的安排。无论女性何时排卵，许多医生都会选择周期的第14天左右进行该操作。除非该女性的排卵日确实与这一天接近，否则这项检查通常是无效的，进而导致许多夫妇误认为自己存在生育力问题。

> 我永远不会忘记我曾做过的一次演讲，那是面对一群有丰富不孕不育治疗经验的执业护士的。正如我所解释的那样，如果在女性周期中的错误时间进行测试是没有用的（对于很多女性来说，第14天还为时过早），我感到愤怒。最后，一位护士挖苦地脱口而出："你就说说，这种同房后检查的患者，我们还能交给谁？能根据女性周期就不错了，还有根据人手安排的呢。"我当时唯一想到的是我不是要告诉她们想听的，而是要告诉她们可行的。

有一些医疗事件是我们根本无法控制的。分娩不会仅仅发生在工作日的朝九晚五之间。伤口必须及时得到治疗，而与诊所的开放时间无关。而就可能的程度来说，女性的排卵也是如此。

只有可靠且有效的检查才是值得一做的。在同房后检查的情况下，如果女性的排卵是在第20天，却在第14天对她进行检查，我们得到的唯一教训就是生育觉知也可以有效地用作避孕方法！当女性不在可生育期，精子会在同房后数小时死亡，而可生育期只是围排卵期中的几天而已。在其他任何时间进行检查都是无用的。

另一个经常犯错的检查是子宫内膜活检，该检查需要在月经周期的某个预测时间取下一小部分子宫内膜。这个检查是为了确定女性是否正在排卵，子宫内膜是否增厚而适于怀孕。但是，在这个检查中医生通常也会简单地假设排卵发生在第14天，无论这是否符合实际情况。因此，该操作的准确性和相关性值得怀疑（例如，排卵实际上发生在第21天，则子宫内膜发育和下一个月经周期都会推迟一周）。显然，接受这些操作的女性只有选择适当的时机，才能获得她们应该享有的有效信息。

最后，有些检查不应操之过急，尤其是考虑到它们带来的痛楚和创伤。例如，子宫输卵管造影术（HSG）是一种染色检查，用于确定女性的输卵管是否通畅。它的确很能说明问题，但鉴于其会引起潜在的不适感和成本，只有在排除排卵和宫颈液问题后才能进行。另外，如果确定生育问题实际上是流产问题，这个检查完全没有用。图表法将解答所有这些问题。

6. 女性常常被告知使用不必要的促排卵药，如枸橼酸氯米芬（克罗米芬柠檬酸盐）

如果一对夫妇疑似不孕或不育，则女性无论是否排卵，通常都会服用促排卵药物，其目的是刺激卵巢中的卵子发育。但是，这对夫妇通常不会被告知该药有一个副作用——使宫颈液变干，而这偏偏对精子穿过宫颈至关重要。因此，尽管使用这种药物能有效增加女性生育力，但它又起到了避孕的作用（有时，解决该问题的唯一方法是进行宫腔内人工授精，精子绕过宫颈直接注入子宫）。我有很多客户是在停用枸橼酸氯米芬后怀孕的。

但这并不意味着枸橼酸氯米芬在不孕不育治疗中无效。确实有许多女性使用该药后怀孕了，并且某些副作用确实是可以减轻的。枸橼酸氯米芬对已经排卵的女性有一个好处是延长了黄体期，即排卵后期。但是，使用枸橼酸氯米芬应该是一个经过权衡且充分告知的决定，而不是常规的第一步。女性应该问问医生，为什么这个处方适用于她们的个体情况，尤其是她们通过图表绘制已经得知自己的排卵正常。

7. 常用的排卵预测试剂盒可能会误导你

随着排卵预测试剂盒在药店随处可见，许多女性接受了一个观点：如果这些试剂盒没有显示预期的代表排卵的色带，那说明她们存在生育问题。但是，即使试剂盒显示色带，也不一定意味着使用者可生育。第177～179页讨论了试剂盒可能会误导女性的原因。

8. 有些被认为不孕的女性实际上是发生了流产

从未怀孕的女性与怀孕但随后流产的女性之间存在巨大差异。我并不是说那些持续流产的女性没有生育问题。但是，对这两类女性采取的诊断步骤应该有很大的不同。

流产可能很难诊断，因为它通常发生在女性周期的早期，很容易被误认为是月经。但是接受过生育觉知培训的女性会知道，从排卵到月经至少需要10天的时间才能发生植入，而且排卵后连续18天高基础体温，这几乎总是表明怀孕。因此，她们能够准确地了解自己在出血前是否怀孕。但是由于大多数女性没能学到如何控制自己的周期，她们也无法解释自己体内发生了什么。因此，她们可能会承受不必要的痛苦和侵入性的诊断，以排除不孕问题。

我的客户基萨认为她可能怀孕了，因为她参加了我的课程，并且知道连续18天的高基础体温很可能表明已怀孕。听到她的消息后，我建议她到诊所去验血以确认。果然，她怀孕了。实际上，她在怀孕周期的早期就怀孕了（大约第11天），以至于记录到18天高基础体温时她处于月经期的第29天，大多数女性不会把这一天与怀孕联系起来！但是她知道自己怀孕的事实可能早于大多数女性，因为她接受了生育觉知的培训。不幸的是在她检查呈阳性后的几天，她流产了。尽管发生这种情况非常遗憾，但就当时的状况而言，她的受孕对于她了解自己的生育力仍然非常有帮助。

a．她能排卵。

b．她的输卵管是通畅的。

c．她的宫颈液适合精子穿透。

d．她伴侣的精子数量还可以。

基萨从这次经历中学到的是她在备孕时肯定还发生过流产，但如果她不知道如何识别怀孕就永远无法知道。生育觉知法告诉她，她的问题可能与周期第二阶段孕酮期（黄体）缩短有关。与其进行所有机械的侵入性检查，不如从一开始就进行不孕检查，她向医生展示了图表并立即确定了问题所在。几个月后，针对她短暂的黄体期进行治疗后，她怀孕并足月分娩了一个宝贝女儿。

不孕不育症诊断：保持控制

你现在明白了，有很多原因会导致人们误以为自己不孕不育。这种误诊对身体和情感都有深远的影响，怎么预估也不夸张。大多数保险公司也不承担不孕不育症诊断和治疗的费用。许多患有不孕不育症的夫妇认为，自己多年来支付的生育医疗费用只支付其他夫妇的生育费用，而自己的不孕或不育治疗却不能涵盖，这是很不公平的。一组最基本的不孕不育检查费用可能高达数千美元，而包括治疗在内的全面检查费用可能高达数万美元，这些通常是需要自掏腰包的。尤其令人沮丧的是，这些高昂的成本常常不是必要的。

尽管男性也会在一定程度上感受到这种影响，但通常女性是整个过程中受影响较大的那一个。由于女性的生育能力与她的月经周期密不可分，因此，她每个周期都要去看几次医生，来确诊是否有潜在的生育力问题。由于医生诊室很少在晚上或周末开放，因此许多人必须多次错过工作，有些甚至要辞职，以便进行生育力诊断和治疗。

如前所述，许多为了诊断进行的检查非常令人不舒服甚至痛苦。更糟糕的是，它们经常被安排在错误的时间，或根本就不需要。但是，通过绘制三个基本生育力图表，女性可以把许多关于自己生育力的情况告诉医生，这能迅速缩小可能的诊断范围。这样做可以有助于排除那些毫无用处的操作，并有助于确定那些能揭示有价值信息的检查何时进行。

的确，想象一下，如果女性患者可以这样对医生说话，她将多自信。

嗨，史密斯博士。是的，我基本上还好，谢谢你。但是，我确实有几个问题要与你讨论。我实践了生育觉知，注意到我的黄体期有点儿短。我们计划今年春天怀孕，并希望延长黄体期，以免流产。你有什么建议？

换句话说，女性或夫妇可以主动参与到他们的医疗中来。通过绘制图表，面对生育问题的夫妇可以减少他们的无助感。最重要的是，无论是否需要医疗干预，这都能增加怀孕的机会。

了解日期：怀孕一旦发生，即可确定

有趣的是，一些临床医生可能会不经意间导致怀孕的夫妇相信并不存在的问题。再说一次，这一切都回到那个错误的假设，即女性通常有28天的周期并在第14天排卵。

> 达娜是一位25岁的女性，最近刚停用避孕药，因此她的周期尚未恢复正常。因为她和丈夫想怀孕，所以他们实践了生育觉知来确定她的生育期。她怀孕后，医生询问她最近一次月经的日期，以便在标准的怀孕轮（参见彩插第5页）上查询。达娜提到，由于怀孕轮假定第14天排卵，因此在她的个体情况下会不准确。她解释说，她实践了生育觉知法，并且知道自己直到第37天才排卵。因此，怀孕轮将不正确地把她的预产期预测提前3周。
>
> 你可以想象，医生不仅没有对她的图表给予信任，还在盆腔检查显示胎儿"根据日期测算极小"时表达了极大的担忧，当时达娜有多惊讶。如果她没实践过生育觉知，毫无疑问地，她会被告知胎儿有问题，从而极大的焦虑。而这仅仅是因为医生根据女性平均排卵日、而不是她自己的周期来估计受孕日期。似乎这还不够，医生甚至在她的图表上标记了红色的"医疗警报"标签，表明她的怀孕属于高危人群，需要仔细监视！

尽管使用超声检查可以消除这种混乱，但仍有许多女性希望避免此类操作。但是无论如何，不应将怀孕轮视为权威。确实，这种错误的预测可能或已经导致许多未足月胎儿的引产。

生育觉知用于发现妇科问题和了解身体健康

你有过多少次，由于身体感到锐痛，偶尔发现点滴出血，甚至感到乳房有肿块，导致感到恐惧？尽管这些体验可能令人困惑，但如果它们在你周期的适当时候出现，可能是正常现象。

绘制图表的好处不限于女性知道何时可以怀孕何时无法怀孕，通过观察女性的生育体征可以发现许多妇科问题。绘制图表的女性可以确定自己目前的情况是正常还是真正的妇科问题，例如阴道或泌尿道感染或宫颈异常。那些绘制图表的人非常了解自己的正常状况，也能帮助临床医生根据个体症状而不是一般女性的普遍症状来确定异常情况。

这种觉知具有巨大的优势，比如女性可能偶尔有周期中点滴出血，这通常是无害的，被称为"排卵出血"。但因为点滴出血也可能是其他潜在严重疾病的表现（如宫颈癌），临床医生常常觉得有义务进行不必要的检查，这会给患者带来不必要的麻烦和不便。而绘制图表的女性就会知道这种类型的出血对她而言是否属于正常情况，因此，她只有在真正感到自己需要的时候才会寻求医疗帮助。

当然，某些不愉快的医疗检查还是必要的。大多数女性会说，每年进行一次盆腔检查并不是她们的美好经历。一般女性可能宁愿擦洗厕所，也不愿躺在检查椅上双腿被套上固定箍，试图保持尊严。尤其是当医生走进来，微笑着进行操作，仿佛她赤裸裸地躺在薄薄一层的纸质检查服下并没什么尴尬。

当医生在检查台前坐下时，他们首先会说什么？"请往下点儿。"医生总得对患者提出这样的要求绝非偶然。毕竟，如果不是不得不为，有多少独立精神的女性会选择把臀部挂在检查桌边？

现在，理所当然的是，即便有了生育觉知，也无法让你摆脱这种不愉快的经历。但是，对自己的医疗保健负责，至少可以给你一些整体上的控制感，而这在就诊的时候会大大丧失。通过绘制月经周期，女性可以与她的保健医生一起合作，为自己的整体健康尽一份力。此外，生育觉知法让你和月经周期和谐共处，你不会像原来那样遇到问题先想到去咨询医生，这就大大减少了就诊次数。比如你肯定有去妇科医生那儿检查感染，却发现一切都好的时候，如你所知，关于女性生育力征兆的信息学校通常不教。因此，许多女孩和年轻女性成长过程中都认为自己不健康甚至肮脏。而她们仅仅只是不知情而已。

就是这样！

没什么比这更困扰了：当你坐在图书馆里为你的硕士论文奋战时，却突然有种湿滑的感觉（你知道并不是生理学让你性兴奋）。怎么了？你跑去卫生间，心想可能是月经来了，结果内裤上并没有血。实际上，毫无疑问，你遇到的是被称为"蛋清状"的宫颈液，这是特别滑腻且具有生育力的分泌物，在你接近排卵时释放。你会知道，这些分泌物是健康的，而且最重要的是，它们是可预测的。

> 芭芭拉第一次注意到有生育力的宫颈液时只是个十几岁的少女，她对此感到恐惧。小便时阴道上挂着的东西让她无法想象。她想摆脱它们，能想到的唯一办法就是卷起卫生纸球，狠狠擦掉这些陌生的污迹。芭芭拉长大后成为了一名生育觉知法讲师！

今天，许多女性拒绝保持无知状态。她们开始积极参与自己医疗保健的各个方面，在这一过程中加深了对生育力的了解。生育觉知法为女性提供了这些机会。每天花几分钟时间绘制自己的周期图表后，大多数女性都对这种控制感感到兴奋，并将对身体的最终了解视为特权。

生育觉知是基础教育

可以肯定的是，生育觉知并不是所有女性的最佳避孕方法。确实，鉴于艾滋病（AIDS）和其他性传播疾病（STIs）的现状，仅建议成熟且自律的一夫一妻正确采用生育觉知法来避孕。但是，即使女性从未将其用于避孕，本书也清楚地表述，作为生育觉知法构成部分的基础生物学原理应该成为每位女性基础教育的一部分。如果这成为现实，女性将大大减少对医生的依赖，她们想知道的问题原本就应该是她们身体基本知识和理解的一部分。

　　我的一位客户，艾丽西亚已经绘制了好几年的月经周期图表，然后她成为了某项排查异常排卵的超声研究的对照组志愿者。在5个月时间里，她接受卵巢监测，以确定她的卵子是否正在排出。每次进门时，她都会自信地宣布自己即将排卵，而技师通常会惊讶地扬起眉毛。"真的吗？"技师说，然后检查一下监视器，"哦，看来你要排卵了。""我知道，我刚刚告诉你了。"可以肯定的是，第二天，艾丽西亚确实会排卵。

　　当她第二天回来时，她会说："顺便说一句，我想你会发现我已经排卵了。""真的吗？"技师会挠挠头，然后检查监视器，说："哦，看起来你已经排卵了。""我知道，那是我刚刚告诉你的。"艾丽西亚回答，对自己解释生育力的能力充满了真正的信心。

　　就你现在已经阅读的这几页来说，你可能会开始质疑，为什么生育觉知没有早点儿进入常规教育，比如提前到高中。当你读完这本书时，毫无疑问，在学习这一重要信息时，你会和许多女性产生同样的反应："我到了这个年龄，却对关于自己身体的如此实用的信息一无所知，这怎么可能？"

　　因此，让我问你一个看似不可能的问题："有文化（literate）"的定义是什么？当然，如果你回答了类似"精通文学或创意写作"这样的内容，那你肯定没错。但是许多词典将"受教育"列为第一个定义。我个人而言，喜欢有文化，尤其是有关身体的文化——能够读懂自己的身体，告诉我有关生殖控制和整体健康所需的重要信息。

　　值得注意的是，经常被誉为"避孕药之父"的著名科学家卡尔·杰拉西博士（Carl Djerassi）承认，女性理应了解这些基础的生物学事件。"最终，"他写道，"在我们富足的社会中，许多女性可能会得出结论，了解何时以及是否在排卵应该是她有权获得的日常个人健康信息。"

第二部分

重新探索你的
周期和身体

第三章

你的生殖系统可不仅仅是阴道

哪个女人没有这种回忆：与五年级女同学一起笨拙地聚会，了解身体奥秘，探索她们很快要接触的迷人的卫生巾世界？有趣的是，明明什么都说了做了，但我们大多数人只是经历了没什么启发性的指示，对于未来要发生什么毫无线索。我们成长了，但月经周期仍处于神秘状态，是个充满误解的话题。

我们都被灌输，每个周期的主要事件是月经，而第一课是适当使用卫生棉条和卫生巾。我仍然记得与朋友们在角落里咯咯笑，我们悄声讲着一个笑话，这个笑话脱胎自史提夫·汪达（Stevie Wonder）最受欢迎的歌曲之一："什么好事，整洁又看不见？"卫生棉条，当然。我们现在都成熟了。我们五年级的时候可能会拿这些事情开玩笑——四年级学生肯定不知道。我们真酷。

因此，毫不奇怪，在药房的"女性卫生用品"通道上花了几个小时之后，我们大多数人发现我们对身体基本上可以说是一无所知，倒是可以滔滔不绝地说说迷你卫生巾、护翼卫生巾、强力胶条卫生巾、超宽超长卫生裤和强吸收卫生棉条。

这就是生育觉知该介入的时候了。它不仅仅是了解女性卫生和月经。其核心思想是关于控制的哲学，理解并揭密月经周期及其对你的所有影响。这是因为性、生育力、分娩和更年期，都是身为女性的各个方面，而绘制图表是对这些方面的具有启发性的窗口。生育觉知提供的自我知识对于各种个人决策都是宝贵的资源。也许最重要的是，它鼓励女性重视和信任自己身体提供的知识。

妇科医生是女性生理学的专家，所以，女性倾向于求助于医生而不是自己来解释自己的身体。既然医生掌握的女性周期的知识对普通公众来说是不可理解的，那么依靠医生是可以理解的。但基本生育力不是脑部手术，实际上，这些信息非常简单，并不像许多人认为的那样神秘。

　　然而，要了解你的周期，你首先要了解人体生殖系统的一些知识。接下来的内容将使你熟悉女性和男性生殖系统的解剖结构。

女性内生殖器解剖

　　你是否意识到，我们每个人的一部分，都在我们的母亲出生之前，就已经位于外祖母的子宫里？与男性胚胎不同，那是不含精子的；女性胚胎已经拥有所有卵子，出生时即在新生儿体内。实际上，这意味着，当你的母亲还是她母亲体内的胎儿时，她已经发育了所有的卵子，而其中一个最终变成了你！而且，如果有一天，你幸运地怀了一个女孩，请想象一下，你低头看着自己的肚子，并思考一下这个事实：你体内正携带着自己未来孙辈身体的一部分。（参见彩插第16页。）

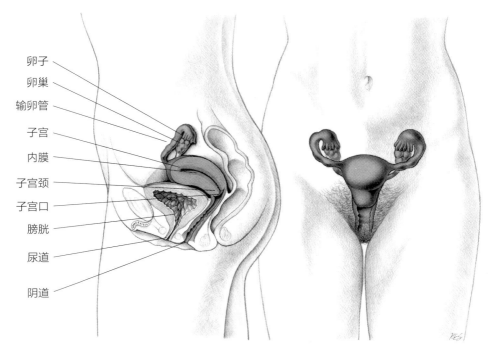

卵子
卵巢
输卵管
子宫
内膜
子宫颈
子宫口
膀胱
尿道
阴道

女性内生殖器。注意，对于大多数女性来说，子宫为前位（向前倾）

男性和女性解剖结构之间的主要差异之一是性细胞（或配子）发育的时间。如上所述，女孩出生时就拥有一生中所有的卵子。一方面，卵子在青春期开始成熟并释放，通常每个周期持续排出一个卵子，直至绝经。另一方面，男孩要直到青春期才发育出精子，但接下来会每天持续不断地产生精子直到死亡。下面的方框反映了男性和女性生育力之间的三个主要差异。

男性和女性生育力的区别

男性	女性
始终具有生育力，精子每天产生	每个月经周期中仅有数天有生育力，因为每个月经周期卵子仅释放一次
青春期前不产生任何精子	出生时即携带一生中所有卵子
生育力从青春期到死亡	生育力从青春期到绝经期（约51岁）

女性外生殖器解剖

令人惊讶的是，很少有女性真正知道自己的外生殖器是什么样。可悲的是，大多数女孩被灌输的是"下面脏"，因此甚至不愿进行检查。然而，男孩就会互相沟通，从而相信他们拥有的是值得骄傲的宝藏。

尽管第35页上的图片一目了然，但是关于外生殖器解剖结构，仍有几点值得一提。有一点是阴唇的大小和形状变化繁多，可能每位女性都不一样。彩图插页第13页上的6个样本图仅代表多样性的一小部分。女人的阴道和阴唇的变化只是增加了趣味与独特性。

除了男性和女性之间明显的外表差异之外，在性和某些潜在的身体问题方面也有所不同。例如，女性往往更容易发生尿路感染（UTI）。这是因为女性的尿道较短，因此细菌从其开口到膀胱的距离更短。此外，它的位置离肛门很近，因此更容易受到外界细菌的侵害，而它的位置又离阴道那么近，可能会在同房时造成激惹。最后，避孕膜可能压迫尿道而阻止尿流，从而为细菌生长创造了理想的培养基。

子宫的横截面

子宫: 英文写作uterus或womb,是一个中空的、肌肉组成的梨形器官(大约一个小柠檬的大小),在每个周期内都会增生并脱落富含血液的子宫内膜,并在受孕时充当胎儿发育用的"孵化器"。在大多数女性中,子宫向前弯曲

输卵管: 10～12厘米长的狭窄管道,受精在此处发生,受精卵通过该狭窄管道到达子宫。输卵管的流苏状末端称为输卵管伞

卵子: 颗粒状的卵子储存在卵巢中,通常每个周期只释放其中一个。排出的卵子在受精过程中与精子结合,最终形成胚胎

卵巢: 两个杏仁大小的重要性腺,出生时最多可容纳上百万个未成熟卵子。每个卵子都被称为卵泡的一组细胞包围。这些卵泡在育龄期产生雌激素和孕酮

子宫内膜: 子宫内膜的增生是为可能的怀孕做准备,并在每个周期以月经的形式脱落

子宫颈: 子宫的下部开口。这是在阴道上端唯一能感觉到的子宫的部分。排列着称为子宫隐窝的通道,可周期性地产生宫颈液,令精子存活

阴道: 外阴和宫颈之间的10～15厘米长的弹性肌肉通道,经血从子宫流出的通道。在性唤起过程中,阴道会扩张以便在性生活过程中容纳阴茎,并在分娩时伸展为产道

子宫口: 宫颈的开口很小,但在排卵时可以变大一些,在分娩过程中更会扩大到10厘米,以便婴儿通过

除尿路感染外，由于阴道内酸碱度的微妙平衡，女性有时还会发生阴道感染。如你所知，感染后的分泌物不应与健康的宫颈液混淆，健康的宫颈液通常会在每个周期排卵后产生。（第十八章讨论了真正的阴道感染。）

解剖结构上的差异会影响男性和女性的性体验。这乍一看很明显，但有许多微妙的区别，所以我在第二十章中专门进行了讨论。但有一个区别非常值得在本章一提：高潮。

女性达到性高潮的方式与男性不同。它们从根本上就不一样。男性最敏感的神经就位于阴茎头的下方，而这是性生活过程中受刺激最多的部分。由于性生活的生理特性，男性很容易达到性高潮就不足为奇了。

为什么女性在性生活中无法达到与男性相同的性高潮？答案很简单，女性最敏感的性神经在阴蒂内，阴蒂在阴道的外部和上方。因此，在传统的性生活中（传教士体位，夫妻是面对面的），当男性度过美好时光时，女性可能在盘算当天的晚餐所需要的购物清单。

对大多数女性而言，并不是说性生活的体验并不美好。对于幸运的25%左右能通过性生活达到性高潮的女性来说，这种体验是很棒的。

解释问题的最生动的方式是，通过绘图说明人类在子宫中的发育情况。在胎儿还未出现男孩或女孩性征之前，同样的细胞未来将成为男孩的阴茎头或女孩的阴蒂。也是同样的细胞未来将成为男孩的阴囊和女孩的外阴。帮助男人了解女性的性生活的最好方法，可能是问问他们，仅仅通过抚摸阴囊能否达到性高潮。谁知道？也许吧，也许不是。或者也许，两小时之后可以！然而，高期望值会导致女性没得到男性那样的性高潮时男女双方同样感到沮丧。

女性外生殖器

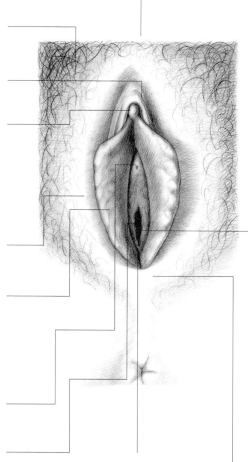

外阴：女性外生殖器

阴阜：耻骨下方柔软的肉质组织，保护内部生殖器官

阴蒂包皮：阴蒂的保护性覆盖物，是由两片阴唇的接合处形成的

阴蒂头：豌豆状器官，在性唤起时会充血，使其变得坚硬而勃起。作为大多数女性性高潮的主要部位，它的性神经末梢比身体的其他部位多。雌性的阴蒂是雄性阴茎头的同源器官

大阴唇：软垫样组织，其中含有产油腺体和少量的阴毛

小阴唇：非常柔软，光滑的皮肤形成的褶皱。通常会覆盖阴道，受到性刺激时打开，此时小阴唇往往会充血并打开，以容纳阴茎插入。它们在排卵时也会变得饱满分离

尿道外口：将膀胱中的尿液排出体外的细管

阴道口：阴道的外部入口。开口用于排出月经血和宫颈液。分娩时是婴儿头先露出的部位

阴道：10~15厘米长，是外阴和宫颈之间的弹性肌肉通道，是经血流出的通道，是性生活期间的阴茎容纳处，也是分娩时的产道

前庭大腺：阴道开口两侧的两个小腺体，在女性受到性刺激时会产生稀薄的润滑剂

会阴：阴道开口和肛门之间的膜，在分娩时会显著伸展，使婴儿的头部从阴道开口露出

女性和男性生殖器的胚胎发育

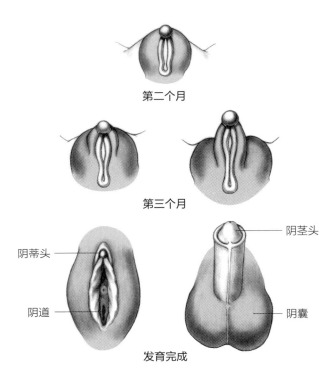

第二个月

第三个月

阴蒂头 ———

阴道 ———

——— 阴茎头

——— 阴囊

发育完成

胚胎发育如何决定性生活时的愉悦感。 阴蒂头和阴茎头从相同的敏感细胞进化而来，外阴和阴囊从敏感性较低的细胞进化而来。然而，阴道由敏感性非常低的细胞组成，并且在男性中没有同源器官。因此，在性生活过程中，男性最敏感的部位（阴茎头）会直接受到刺激，而女性的（阴蒂）则没有。

　　如果你像墙上苍蝇那样能侧耳倾听全世界的卧室，我想你会发现女性经常地抱怨伴侣"糟糕的技术"令她们无法在性生活中达到高潮。同时，男人又指责他们的伴侣反应不够积极而无法迎来高潮。不消说，这通常会导致两性之间的冲突。

　　如果双方都了解彼此的身体和需求，那么男女之间的性生活将非常感性和令人满足。让你的伴侣满意，意味着你要花时间问问题并愿意示弱。

男性内生殖器解剖

　　杰米与丈夫有一个三岁的儿子，名叫西奥，他们在乡下过着幸福的生活。可爱的小男孩喜欢在温暖的阳光下裸奔。一个美丽的春天，当我的朋友米凯拉坐在杰米的露台上啜着冰茶并与她聊天时，小西奥跑过去，朝下指着，无辜地问杰米："妈妈，我阴茎头的这个小家伙是我的脑子吗?"米凯拉告诉我，杰米脸上的反应似乎是"不，亲爱的，但是当你年纪大点儿，可能就一样了。"

　　你是否注意到秃头男性通常胸部多毛? 在我成为生育力教育者的很久以前，我就知道这一定存在某种联系。是的，这与睾酮有关，它是令男性性征发育的激素。尽管确切的机制尚不完全清楚，但较高水平的睾酮与胸部多毛和秃顶之间存在矛盾的关系。

　　当然，睾酮也与生育力有关，因为它负责精子的产生。但是，当我们想到生育力时，往往只考虑女性。毕竟，她们有月经周期并最终生育孩子。但是，如果不是因为男性精子的细微物质，女人显然就不会怀孕。此外，每对夫妇存在生育问题时，都是男性和女性共同造成的。

　　从本章最后几页中你可以看到，男性和女性的生育力和性行为之间存在显著差异。有趣的是，男性和女性生殖解剖结构之间有明显的相似之处。就像女性在卵巢中产生卵子一样，男性在睾丸中产生男性的对应细胞——精子。就像女性的卵子被吸入输卵管一样，男性的精子也穿过被称为输精管的管道。最后，女性的子宫和男性的前列腺都在大概相同的位置，分别为卵子和精子提供营养。

　　男性的睾丸位于身体外部并非巧合，因为精子发育需要低于正常体温3～4℉的条件。显然，这种设计效果很好，因为大多数男性每天都会生产1亿～3亿个精子! 为了确保睾丸保持凉爽，围绕睾丸的阴囊会根据外界温度而变厚或变薄。例如，如果一个男性跳进冷水中，阴囊会收缩，变得很厚，将睾丸拉向自己的身体。但是，如果他洗个热水澡，阴囊就会变薄，让睾丸往下掉。这样，人体在不同的温度条件下都能维持稳定的睾丸温度。

男性生殖系统解剖

膀胱： 肌肉质的储存器，在排尿之前储存尿液

前列腺： 核桃大小的腺体，产生稀薄的乳液，可滋养精子并提供一部分形成精液的物质。包围输精管和尿道的交界处

尿道球腺： 两个豌豆状腺体，产生透明的润滑液，为精子的生存提供营养。它还有助于中和尿道中尿液残留物的酸性

输精管： 一对长约40厘米的管道，将精子运输到精囊中。其内部通道像头发一样细

阴茎： 供尿液和精液排出的男性器官。在性唤起时勃起，促进性交

尿道： 狭窄的长度为20厘米的导管，可将尿液或精液穿过阴茎并排出体外

睾丸： 一对椭圆形的性腺，可产生睾酮，平均每天产生2亿个精子。左睾丸通常比右睾丸低

生精小管： 在睾丸中产生精子的显微管

阴囊： 围绕睾丸的松弛而薄的袋状皮肤结构，随着外部温度会变薄或变厚

精囊： 产生精子营养物质的囊状结构，形成约65%的精液供精子在其中传播

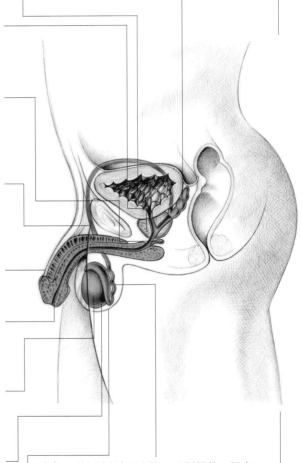

附睾： 附睾管总长6米的一系列超薄、紧密盘绕的管，可储存年轻的精子细胞并促进成熟。精子通过需要2～12天，在此期间，它们会发育"游泳"能力并获得受精能力。附睾和输精管一次可储存约7亿个精子

即便精子是每天产生的，单个精子的生产也需要约72天才能完成。它们生殖旅程从睾丸又长又细的细小管内开始，然后进入附睾中的"冷库"，这是一系列6米长的紧密盘绕的管子，充当精子的"学校"，以完善它们的"游泳"技术。它们需要2～12天的时间才能通过附睾。

射精前，尿道球腺排放出一种光滑、透明的液体，用于促进精子的存活并中和尿道中尿液残留物的酸性。人们常常将这几滴"渗漏液"混淆成男人无法控制的射精。实际上，这是完全健康和必要的性功能。但是射精前尿道可能含有活的精子，这就是为什么不建议将"体外射精"用于避孕（当然，事实上，它比完全没有保护措施的性生活还是有效得多！）。在真正射精时，前列腺和精囊会提供营养丰富的液体，让精子在其中流动。男性需要一段时间才能再次射精，原因之一是，精囊和前列腺需要时间来制造更多的精液。

当我们讨论男性在射精时会排出什么时，你可以放心，他们不会排出尿液！男性被性唤起时很难排尿的原因之一是，括约肌关闭了膀胱的开口，阻止他同时排尿和射精。因此，全世界的女性都可以松一口气。

射精时发生的是精子从附睾穿过输精管进入尿道。在途中，来自精囊的液体也进入输精管并与精子混合。精囊是两个囊状结构，它们产生一部分精液，供精子在其中传播。精液的另一来源是前列腺。*

当男性在女性体内射精时，精子存活的时间长短与女性处于周期的什么阶段直接相关。如果女性离排卵期较远，那么精子存活时间不会超过几个小时，因此无法生育。但是，如果她接近排卵，并且宫颈液湿润，则精子最多可以存活五天。稍后将对此进行详细讨论。

精液初期的明胶样稠度可防止精子过早从阴道漏出，而凝胶中的糖分可以为精子运动提供即时能量。但是，一旦达到这一目的，这种凝胶就会在随后的几个小时内液化并渗出，这无疑使无数女性感到非常恼火。

---

* 问题：附睾会对精囊说什么？ 答：我们之间有输精管。（感谢罗伯特·梅克洛斯基，纽约市最受欢迎的科学老师。）

精子仅占精液本身的一小部分。精液的组成大致如下。

来自精囊的液体：	65%
前列腺液：	30%
精子和睾丸液：	5%

以下信息阐明，那么多试图避孕的女性有充分的理由保持谨慎。

每天产生的精子数量：	1亿～3亿个
每次射精的典型精子数量（2～6毫升）：	1亿～5亿个
每毫升典型的精子数量：	0.2亿～2亿个
精子在可育宫颈液中存活的天数：	5天

好消息是，采用生育觉知法之类的方法，避孕的女性不必担心男人每小时产生一百万个还是一千万个精子。一旦女性确定了自己什么时候处于周期中不生育的阶段，那么男性产生多少精子就无关紧要了。如果没有卵子释放，就没有生理怀孕的可能性。

第四章

最终了解你的月经周期

　　辛迪和布伦特是受过教育的人如何误解正常周期长度的经典案例。他们不是我的客户，但布伦特听说我正在写一本有关生育觉知的书时，把他关于压力对女性周期影响的理论告诉了我。他说他的妻子对怀孕是如此地偏执，以至于她会一直担心自己月经推迟。辛迪的焦虑使她不断购买妊娠试验试剂，结果总是阴性，而且获得检测结果的一两天后就出现月经。根据这种模式，布伦特推断出焦虑本身是造成月经延迟的原因，妊娠试验阴性的消息令人放心，使她最终能够放松自己，开始下一段月经。

　　看起来合乎逻辑，对吧？错了。正如你将了解的那样，因为从排卵到月经的时间（黄体期）是有限的，不受外部因素如压力的影响，所以在月经开始前几天担心意外怀孕并不会推迟月经。实际上，毫无疑问的是，辛迪的周期比平均周期长，大概32天。但是由于她处于和普遍的人一样的幻想中，认为周期是28天，所以到第30或31天时，她就会开始恐慌。最终，在第32天，她进行了妊娠测试，结果呈阴性，瞧瞧，她第二天就来月经了。但这并不是阴性测试结果导致她的月经开始。几乎可以肯定的是，她的周期就是大约32天！

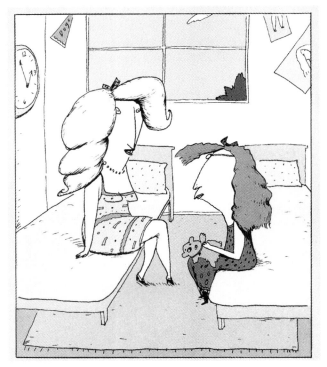

"然后，到你13岁的时候……有件神秘的事情每个月都会发生，雪莉……你会收到信用卡账单"

伟大的种族

有时候，你必须向孩子们解释他们为什么出生。如果你那时已经知道原因了，那真是一件了不起的事情。

——黑兹尔·斯科特（Hazel Scott）

哦，打个哈欠，我们又来聊——月经周期了。现在，在你开始抱怨这个部分会多么无聊之前，请相信我——这确实是你体内发生的最杰出的事情之一。月经周期就像规整的交响曲，是激素与生理反应的迷人相互作用。到本章末，我想你会同意的。

　　无论你是否想要怀孕，你的身体都会在每个周期为怀孕做好准备。从本质上讲，你的激素并不总是与你的心意有关。它们自行其是，无视你的想法。*

　　在每个周期中，在卵泡刺激素（FSH）的影响下，每个卵巢中有15～20个卵子开始成熟。每个卵子都被包裹在自己的卵泡中。卵泡产生雌激素，雌激素是排卵最终发生所需的激素。还会发生一场成为最大卵泡的竞赛。当一个卵巢从优势卵泡中释放卵子时，排卵最终发生。（其他开始成熟的卵子在一场称为闭锁的过程中分解。）哪一侧卵巢最终释放卵子是相当随意的。通常认为排卵不一定在卵巢之间交替进行。

　　尽管平均需要大约两周的时间，但这个释放卵子的竞赛可能需要8～21天甚至更长的时间来完成。决定排卵需要多长时间的因素是你的身体在多长时间内达到雌激素阈值。高水平的雌激素会触发促黄体素（LH）激增。这种促黄体素激增通常在发生后约一天之内使卵子真正通过卵巢壁。排卵后，卵子滚落到盆腔中，在那里被手指状的输卵管突起（称为输卵管伞）迅速捕获。有时，输卵管伞未能获取卵子，则该周期不可能怀孕。

　　此时，你可能在想，她在说什么？我们在这里要处理多少种激素？实际上，我可以通过FELOP表达式来记住激素的一般顺序，这是一种有序的小方法。

> 卵泡刺激素Follicle Stimulating Hormone
>
> 雌激素Estrogen
>
> 促黄体素Luteinizing Hormone
>
> 排卵Ovulation
>
> 孕酮Progesterone

　　因此，下次你参加聚会并有人问起时，你可以快速回复。当然，如果有人要求

---

* 几年前，进化生物学家玛吉·普罗菲特（Margie Profet）就为何发生月经周期提出了完全不同的理论。她认为，月经的关键功能，是消除体内由精子携带并在性生活中引入女性生殖器官的病原体。她的理论引起了学术界的广泛争论，但她对此保持了幽默感。她曾经说："他们在幼儿园告诉你的是真的，男孩真的很傻。"

你对月经周期进行更详细的说明，事情就不那么美妙。为此，你应该阅读附录C中更全面的月经周期版本。

四种主要生殖激素

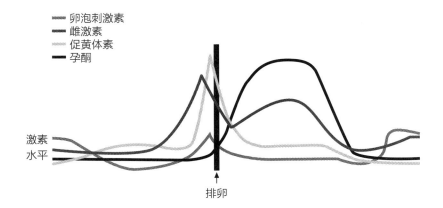

卵子从卵巢中排出后，原本含有卵子的卵泡会塌陷，成为黄体（英文称为corpus luteum或yellow body，像它的字面意思一样是黄色的）。黄体保留在卵巢内壁的后面，并开始释放孕酮。它的寿命期限为12～16天，平均为13～14天。对于每个女性而言，变化没几天，因为它依附在卵巢壁上，不受日常生活压力的影响。

因此，例如，如果艾丽卡的黄体期（排卵后期）通常为13天，则可能偶尔为12天，有时为14天。有时，黄体期可能为11天甚至10天。这些被认为是在正常范围内，但是少于10天是有问题的，特别是对于备孕夫妇而言。（我将在第六章和第九章中详细讨论短暂的黄体期。）

孕酮是黄体释放的激素，对女性的生育力极为重要，因为它有以下三点作用。

1. 在整个周期的其他时间内，防止所有其他卵子排出。
2. 引起子宫内膜增厚并维持，直到约两周后黄体分解。
3. 导致生育力的三个主要体征改变，即宫颈液、基础体温和宫颈位置的改变。

在小部分周期中，排卵过程中会排出两个或两个以上的卵子，但总是在24小时内。这种现象称为多重排卵，是异卵双胞胎的原因。不能在周期的后期释放更多的卵子，是由于前述孕酮的强大作用。孕酮能迅速停止所有其他卵子的释放，直到下一个周期。因此，一名女性不可能在排出卵子、怀孕后，然后过几周或几个月再排出卵子。她的身体通过排卵后阻止更多的卵子排出，以此来保护潜在的怀孕。*

排卵：分界线

周期的第一阶段，从月经的第一天到排卵，是卵泡期（或雌激素期）。每个女性的维持时间可能会有所不同，每名女性一生中的不同时期也可能会有变化。周期的第二阶段，从排卵到新的月经周期开始前的最后一天，是黄体期（或孕激素期）。它通常是有限的12～16天。这意味着排卵日决定你周期的长短。

例如，由于压力或其他因素，女性排卵可能会延迟得非常厉害，比如直到第30天左右才排卵。这将导致周期大约44天（30+14）。因此，一个女人在第44天还没有月经，不一定意味着她已经怀孕了。

我的弟弟雷蒙德接到居住在洛杉矶的好朋友马塞拉打来的电话时，正在编辑本书第一版的手稿。马塞拉似乎对可能怀孕感到有些惊慌，正在打

---

* 在美国，每35例活产中大约有1例双胞胎。（由于使用了生育药物，这一数字明显高于前几代人。）1/3是同卵双胞胎，这意味着一个受精卵分裂成了两个。2/3是异卵双胞胎，这意味着两个单独的卵子在相隔24小时内被排出并受孕。同卵双胞胎在自然界中往往比较罕见，因为其中没有特定的遗传成分。另一方面，异卵双胞胎的出生可能受到遗传的影响。似乎遗传下来的是高于平均水平的卵泡刺激素倾向，这又可能导致一个以上的卵子被排出。此外，年龄大一些的女性更有可能排出一个以上的卵子，因为随着女性年龄的增长，卵泡刺激素水平会增高。

研究表明，多重排卵可能占所有周期的10%，这比以前认为的要高得多。的确，只有大约1%的分娩是异卵双胞胎，但必须记住，大多数排卵不会导致受孕。此外，研究表明，实际上受孕的异卵双胞胎比分娩的双胞胎要多，只是在大多数情况下，其中一个受孕被自然流产或重新吸收了，结果只剩下单胎。科学家将其称为"双胎消失征"。无论如何，这么多周期可能会有多重排卵这一事实凸显了各种生育觉知法规则对于避孕的重要性，你将在稍后学习。

电话向他寻求建议。(雷蒙德习惯了朋友们的咨询,因为他对生育力具有一定的专长,其他几乎没人会。)

她解释说,她很担心,因为她已经42天没来月经了,而她的周期从未超过32天。雷蒙德显然很享受他能支持朋友和充当月经"侦探",因此开始记录所有相关信息。她在第5天与男友同房,记下来。"草率的体外射精"记下来。周期从未短于25天,记下来。

数据使雷蒙德确信怀孕极不可能。然后,他继续向马塞拉解释,如果她在排卵前生病、旅行或经历了很多压力,则排卵可能会延迟几天甚至几周,从而导致整个周期延长。她并不十分放心。他说:"你一定在某些方面感到压力很大。"马塞拉坚持认为,她的生活平静如水,而她所经历的唯一不寻常的焦虑感是在几天前,即她的月经已经一周没来了。

除了是一个月经"侦探",雷蒙德还是一名业余历史学家。他喜欢日期。他拿出日历,盯着看了一会儿。他委婉地说,"让我来验证一下,你的上一次月经是从1月6日开始,因此通常情况下,你会在1月20日左右排卵,前后有几天误差。"

"是的,我猜是这样。"她紧张地喃喃自语。

"所以,我就是好奇一下,1月17日,你是不是在睡梦中经历了地震还是什么?"

那边明显停顿了。

"哦,天哪,我忘记了!那是我经历过的最可怕的事情之一,里氏6.7级!太可怕了。"雷蒙德笑着告诉她放松一下,几乎可以肯定她没有怀孕。3天后,马塞拉回了电话,很高兴地通知他,她月经来了。雷蒙德建议,下次大地震发生时,市长应该在全市电视上播放。这样,他可以向洛杉矶的女性保证,如果她们的月经推迟了,那很有可能不用担心。它只是非常普通的排卵延迟。

还应注意,女性有时可能根本不排出卵子。这称为"无排卵周期"。这些周期的类型可能从非常短到非常长,在第七章中将进一步讨论。

怀孕的戏剧化

当卵子穿过卵巢壁时，通常是由输卵管伞捡拾的。卵子排出后，输卵管伞可以用不到一分钟的时间轻轻地将卵子吸进输卵管中。如果受精没有发生，卵子最多可以存活24小时，之后卵子就会分解并被人体吸收。卵子大约跟句子末尾的句号那么大，即便它在月经期被排出来，也几乎不大可能在卫生巾上被辨认出来。*

如果受精发生了，它将在排卵后数小时内在输卵管的外1/3处发生。（它不像通常认为的那样发生在子宫中。）幸运的精子可能会为了这个重要的会合点跋涉几个小时。然后，受精卵会通过振动纤毛被拉向子宫，那是排列在输卵管的毛状突起。大约一周后，它到达了最终目的地——子宫内膜，并开始挖穴的过程。（请参阅彩色插页的第4页。）

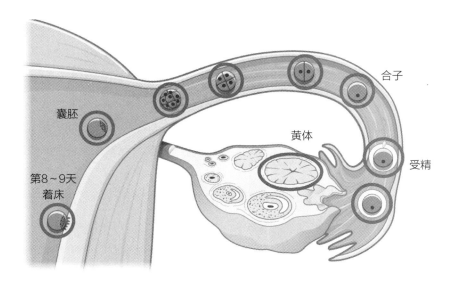

合子

囊胚

黄体

第8~9天
着床

受精

---

* 一名生育觉知法指导员曾告诉我，当她刚开始月经时，她在月经垫上搜索类似知更鸟蛋的蓝色卵子，而找不到就不断感到失望。

为了使受孕发生，必须有三个因素共同作用：卵子、精子和可以使精子进入输卵管的介质。介质就是有生育力的优质宫颈液，它可以作为引导精子通过宫颈的活性管道。在周期的第一阶段，女性在雌激素水平升高的影响下产生宫颈液。由于精子可以在可育宫颈液中存活多达5天，因此可能星期一同房，星期五怀孕。因此，我无意戳破任何人的泡沫，你可以在火炉前享受一个浪漫多雪的雪夜性爱，但直到五天后才真正受孕，而此时可能你正在慢跑，而你的甜心正坐在飞机上准备参加卡拉马祖的会议。

无论如何，人体对受孕的反应确实是惊人的。如果要怀孕，但子宫内膜崩解并以月经的形式脱落（就像月复一月的周期中发生的那样），则胚胎会丢失。因此，怀孕的身体会防止这种情况的发生。一旦受精卵钻入内膜，它开始释放一种怀孕激素HCG（人绒毛膜促性腺激素），该激素将信息传递回卵巢壁上留下的黄体。人绒毛膜促性腺激素传达信号令黄体存活超过其通常最长的16天，并持续释放孕酮，维持足够长的时间以保持有滋养作用的内膜层。几个月后，胎盘接手了子宫内膜的作用，不仅维持子宫内膜，还为胎儿提供了所需的所有氧气和营养。

出现"假阴性"妊娠检测的原因之一是，在卵子有机会植入并开始释放人绒毛膜促性腺激素之前，或人绒毛膜促性腺激素有足够的时间达到足够高的水平在尿液或血液中被检测到之前，该检测过早地进行了。当然，如果女性绘制出自己的周期图表，并能确定排卵的时间，据此确定植入时间，则可以减少此类误导性结果的发生。

我希望这几页能使你相信，月经周期虽然无聊，但实际上是生物事件的惊人和谐。它不仅仅是月经，而且是一个连续的激素合奏，朝着排出和养育健康卵子的最终目标而努力。而且，正如你将在下一章中看到的那样，你的身体会给你明显的迹象，以帮助你每天了解身体内部正在发生的事情。

第五章

生育力的三个主要体征

> 我完全不知道每个周期的这种身体变化。当我还是孩子的时候，妈妈也从未告诉过我。实际上，我是从邻居男孩那里知道了做爱和生孩子这种事情的，他声称自己看到一个男人把阴茎放进了女人的"瓷器"里。
>
> ——凯利·海尔，第一版读者

问一位成熟的女性，她是否知道自己的身体是一台行走的生物计算机，其中包含有关她生育的最令人启发的信息，但是，你可能会得到她茫然的凝视。事实是，所有育龄女性都可以轻松学习如何观察和绘制其身体产生的三个主要生育力体征。然后，这些信息可以用来告诉她们有关周期的许多事情，最明显的是在指定的任何一天是否可以怀孕。

如你所知，几乎所有排卵女性产生的三个主要生育力体征如下。

1. 宫颈液。
2. 基础体温。
3. 宫颈位置。

但是在单独了解每个体征之前，你应该先查看下一页的关键图表术语。

宫颈液

开始绘制图表时，你可能面临的第一件令人震惊的事情是，在你的整个周期中都有明显的宫颈液模式。实际上，大多数女性评论说，在学习如何绘制图表之前，她们经常注意到似乎在任意时间出现的神秘分泌物，发现它"严重"且令人困扰，但从未意识到它抱有某种目的并遵循明显的模式。

经常在本书中使用的关键图表术语

你需要查看下面的定义列表。它基本上是一张作图用的备忘单，可以帮助你对本书的其余部分进行内化。

分泌物	如无说明则指宫颈液
黏稠状	宫颈液黏稠度不够湿，类似糊状或胶状，会引起阴道感觉干燥或发黏
乳脂状	是指处于黏稠状和蛋清状之间的连续的任何类型的过渡性有生育力的湿宫颈液。它可以包括你自己体验过的多种类型，包括但不限于类似护手霜的类型
蛋清状	蛋清状的宫颈液，是可拉伸的，透明或润滑的。请注意，"蛋清"始终包含阴道的润滑感。这是最具生育力的一种
基础不孕模式	女性在月经后立即出现的干性或黏稠（不湿）的宫颈液，并在不排卵时持续更长时间
变化点	周期中的某一天，当基础不孕模式转变到更具生育力的模式，可以是干性变为黏稠（不湿），或从黏稠变为乳脂状（湿）
基础体温	基础体温（BBT），是一天刚醒时的体温，或苏醒后做其他事情之前测试的体温
体温升高	基础体温的升高，在排卵图上将排卵前的低体温与排卵后的高体温区分开
双相图	反映排卵的体温图，因为它显示两个体温水平：排卵前阶段体温较低的模式；排卵后阶段体温较高的模式，持续12～16天

而且，如果你像大多数女性一样学习如何观察自己的生育力体征，那么当你意识到自己对身体的了解不多时，可能会遇到的第二件事是感到沮丧和愤怒。不，你可能并非一直都在经历反复的阴道感染。不，你并不脏，需要消除"流液"。实际上，绘制宫颈液图表的妙处在于，你将能够一劳永逸地辨别出什么是完全正常的，什么才是真正的阴道感染导致的分泌物症状。因此，我建议你不要再使用"流液"来描述健康的宫颈液。毕竟，我们不会将男性的健康精液称为"流液"。

宫颈液对女性来说，一方面就像精液对男性一样。由于男人总是有生育力，所以他们每天都会产生精液。另一方面，女性仅在排卵后几天可以生育，因此，仅在此期间才能产生精子营养和活动所需的物质。非常直观。精子需要赖以生存、活动和繁衍的介质，否则它们将很快死亡。一旦精子从阴茎到达阴道，它们就需要类似的物质来维持生存。但是，对精子生存至关重要的唯一时间是卵子排出的时候。这就是为什么女性每个周期只有几天会产生类似于精液的物质。

最终，宫颈液具有几个关键功能。它提供了一种碱性介质来保护精子免受酸性阴道的侵害，滋养精子，起到过滤作用。最重要的是，它是精子可以在阴道中移动的介质。

简而言之，女性的宫颈液开始发展并模拟男性精液的模式是完全可预测的。当女性接近排卵时，通常会看到湿度增加。但是每个周期可能有所不同，但主要的一点是不变的，越接近排卵，分泌物变得越肥沃。因此，在排卵之后，在雌激素上升的直接影响下，她的宫颈液将发展出更具生育力的特性。第53页的表格显示了女性宫颈液如何发展。但是请记住，这只是为了帮助你识别自己的特定周期性模式。

干性

月经后不久，你可能会有阴道干燥的感觉，并且发现阴道口什么也没有。或者你可能会发现有点儿潮湿，类似于你摸了一秒脸颊内侧的感觉。你的手指上会有点儿湿，但湿气几秒钟就蒸发了。这是没有宫颈液时阴道通常会有的感觉。

干燥几天后，你会注意到出现一个变化点，因为雌激素开始升高了，表明你现在开始接近排卵期。这是你月经结束后第一次注意到宫颈液。对于一些人来说，它可能发生在第6天，对于另一些人来说可能是在第11天。每位女性都是不同的，这就是为什么了解自己身体对雌激素的反应是很重要的。

黏稠状

它的外观和感觉完全是你独有的，但重要的是你会注意到某种宫颈液。也许是黏性的，就像你在小学时使用的胶水一样。或者可能是片状的。有时，它甚至有点像干燥的橡胶片，因为它有点橡胶和"弹性"，但要点是它并不是真的很湿。而且，尽管这种特殊类型的宫颈液不太可能有助于精子的存活，但出于避孕目的，如果在排卵前发现它，必须归类为可生育的。

乳脂状

几天后你可能会注意到的另一种宫颈液是较为湿润的类型。有些人可能将其描述为乳脂状或乳液状。在阴道口可能会感觉它比较凉，就像洗手液一样，甚至可能拉伸到2厘米，但容易破裂。关于这种类型的宫颈液，最重要的一点是它是湿的，但还不是下一种也就是最具生育力的宫颈液的质量。由于它介于黏稠状接下来要描述的最具生育力与润滑的质量之间，通常被视为过渡型分泌物。

蛋清状

这一种是最具生育力的宫颈液，也是最容易识别的，因为它很像蛋清。它最明显的特征是，通常能拉伸至少2.5厘米，或者是透明的，或者造成阴道润滑感（伸展的能力称为黏液成丝现象，英文为spinnbarkeit或简称spin）。实际上，只需记住"弹力、透明或润滑"即可。

它也可能含有条纹，可能是黄色、粉红色或红色，这均表明存在排卵性出血。当你拉伸它时，它不会断裂。另外，它是水性的，以至于你实际上看不到任何东西，而只能感觉到阴道的润滑感。

最后，正如许多人已经注意到的那样，由于其含水量高，它通常会在你的内裤上留下一个相当对称的水印。无论如何，这种质地的宫颈液的关键特质是你的阴道通常会感觉湿润和润滑，无论你是否能看到。*

宫颈液从黏稠状—乳脂状—蛋清状的连续变化

类型	阴道感觉	质地持续	延展性	颜色	更多备注
无	干燥				用纸巾擦拭时感觉：干燥，瘙痒，中断感 生育力：极低
黏稠状	干燥 黏稠	黏稠，和（或）： 厚 发黏 糊状 易碎 胶/干 弹性/干燥	可能厚达0.5厘米 如果呈橡胶状，可能会拉伸得更多一些，但因为不够湿而断裂或破碎	白色和（或） 黄色 云雾状 不透明	用纸巾擦拭时感觉：干燥，瘙痒，中断感 生育力：低 但是，如果将生育觉知法用于避孕，则排卵前任何类型的宫颈液都被认为具有生育能力
乳脂状	湿润 潮湿 冷	湿的——和（或）： 乳脂状 乳液状 牛奶状 笨拙的 橡皮/湿 弹性/湿润 可能形成湿的斑块	可能拉伸到2厘米但非常容易断裂	白色和（或） 不透明	用纸巾擦拭时感觉：润滑 生育力：高 被认为是最低生育力到最高生育力的连续变化中的过渡型宫颈液
蛋清状	湿 润滑	润滑 滑 水涌或水性 薄，线状或厚	拉伸至少2.5厘米而不会断裂	清亮和（或） 云雾状 有条纹 淡红色	用纸巾擦拭时感觉：滑，润滑，滑溜 生育力：极高 最具生育力的宫颈液：有延展性，透明或润滑

---

* 20多岁的女性可能会有多达4天的滑质蛋清状宫颈液，但是到30多岁后期的时候，许多人只有一两天，也可能没有。

"乳脂状"怎么理解?

宫颈液的个人变化太多,你遇到的情况不一定符合第53页表格中的任何描述。重要的一点是,你要内化从干到湿的模式概念。如果你正在排卵,你月经期结束后的宫颈液会经历从干燥或黏稠变得越来越湿滑。关键是,几乎所有女性都经历了从干燥到湿润的转变。

因此,我选择了"乳脂状"一词来描述黏稠状和蛋清状之间的湿度类别,因为很多女性都经历过。但是你可能更喜欢使用其他术语来描述你自己观察到的内容。也许你宁愿认为它只是"淡淡的"或"过渡的"。没关系。适合你就好!

放大有精子的宫颈图,精子在生育力较弱和较强的宫颈液中

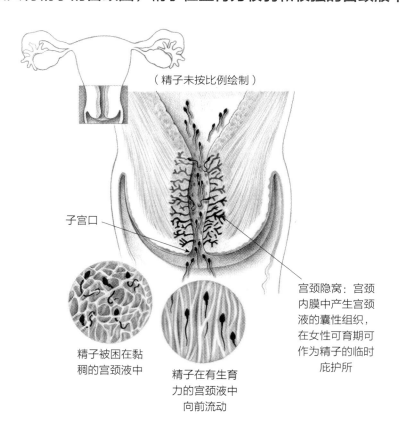

(精子未按比例绘制)

子宫口

精子被困在黏稠的宫颈液中

精子在有生育力的宫颈液中向前流动

宫颈隐窝:宫颈内膜中产生宫颈液的囊性组织,在女性可育期可作为精子的临时庇护所

内裤上的宫颈液

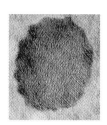

高生育力的宫颈液由于含水量高，通常会形成一个相当对称的圆形

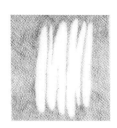

非湿性的宫颈液会在内裤上形成更多的矩形或线条

　　同样，这种极富生育力的宫颈液的最重要特征是光滑度。你甚至可能会注意到，通常伴有阴道润滑感，会比有拉伸性或透明宫颈液实际出现还提前一两天。这种感觉表明你仍然具有高生育力。当然，不应将阴道感觉与性感的润滑相混淆。阴道的感觉是你一整天都会感觉到的，或者在擦拭时会注意到，却没有观察到任何东西。最后，在评估宫颈液的生育能力时，质量比数量更重要。无论如何，所有记录的分泌物类型都可以在下表中看到。

周期第几天	1	2	3	4	5	6	7	8	9	10	11	12	13	14	15	16	17	18	19	20	21	22	23	24	25	26	27	28	29	30	31	32	33	34	35	36	37	38	39	40
蛋清状																																								
乳脂状																																								
月经,点滴出血,干燥或黏稠	●	●	●	●	●	–	–	–	–	–								–	–	–	–	–	–	–	–	–	–	–	–	–	●									
可育期和高峰日															高峰日																									
阴道感觉											干燥	黏稠	湿	湿	润滑	润滑	干燥	干燥																						
宫颈液描述					干燥						白色黏稠	湿润黏稠	更湿了, 白色乳脂	拉伸2.5厘米	5厘米, 清亮	清亮, 润滑	白色黏稠	干燥																						

上面是艾丽莎的图表。典型的宫颈液模式。通常会从干燥到黏稠状到较湿润的状态逐渐变化，这里显示各出现了2天的黏稠状，乳脂状和蛋清状。还要注意，阴道感觉通常与宫颈液表现一致（"润滑"用于表示阴道口的润滑感）。最后，观察艾丽莎如何在同一张图表上记录新的月经周期的第一天，然后在新图表上再次重复。每个周期均以垂直的闭合线清楚地标出。此周期为30天。

雌激素水平达到峰值后，宫颈液通常在几个小时内突然改变。这是由于雌激素突然下降，再加上即将排出卵子时孕酮激增。排卵后，非可育宫颈液会形成黏稠的堵塞物，阻碍精子穿透。此外，其他没有被阻塞的精子会被酸性阴道环境摧毁。

换句话说，有生育力的宫颈液可能需要长达一个星期的时间才能积聚，但随后通常会在不到一天的时间内干透。宫颈液的这种突然干燥是了解雌激素骤降和孕酮已取而代之的最好方法。典型情况下，整个周期剩下的时候都会缺乏湿性宫颈液。

最后，在月经来潮的当天或前一天，女性有时会感到非常潮湿，有水样的感觉，部分女性是感觉水样蛋清状。一般认为，这是由于孕酮的下降，并随之导致子宫内膜脱落。子宫内膜流出的第一部分通常是水，因此感觉很湿。显然，月经来临之前的这种湿润的液体并不代表生育力，因为卵子已经在约两周前分解了。

将宫颈液变化可视化的一种方法是绘制波形图，波形会越来越高，直到突然崩塌。尽管我们的激素并没有这么戏剧性，但这种比喻仍然成立。请注意下图中的宫颈液积聚和随后减少的阶段如何不对称。

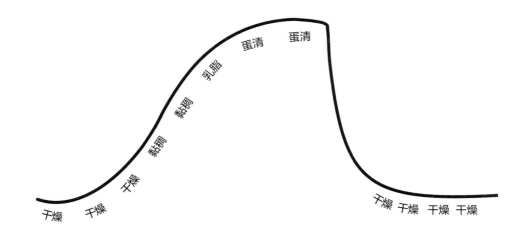

有一个小技巧可以帮助你确定宫颈液的实际质感和阴道感觉，就是注意一下纸巾穿过阴唇的感觉。是否感到干燥，有中断感？顺利吗？还是干脆滑过？当你处于干燥或黏稠状态时，纸巾不会顺滑地穿过阴唇。但是，随着排卵的临近，宫颈液的润滑性逐渐增加，纸巾也易于滑动。

认识它

我有一个可悲的例子，是几年前接待过的一位客户，没有人教给她正常宫颈液的本质。

> 布兰迪是一位年轻女子，参加我课程的时候她已经服用避孕药6年了。她经历了完全不必要的诊断检查——所有这些都是因为她从未学会如何理解她身体每个周期产生的惊人迹象。
>
> 布兰迪注意到，每隔一段时间，当她排便后使用纸巾时，她会感到有种湿滑的物质。她非常担心肠道出了毛病，因为她只有在上完洗手间才注意到，而且这种现象定期发生。医生建议她进行结肠镜检查以排除炎性肠病或息肉。但为什么要这么做呢？
>
> 布兰迪经历的只是从阴道流出的有生育力的蛋清状体液，这绝对正常，是普遍发生的。由于这一类型又滑又多，所以容易被纸巾带到直肠。当然，她时不时注意到这种湿润物质也不足为奇，因为她只在排卵前后才产生蛋清状分泌物。

这并不是说结肠镜检查是不必要的。实际上，作为掌管整体健康的一部分，从50岁开始，你应该每5～10年做一次结肠镜检查。但是我的直觉是，如果你正在阅读这本书，那么你还不到50岁。此外，如果你还记得前面说的滑质宫颈液的来龙去脉，你上厕所的时候还会寻找它的痕迹。

布兰迪这样的女性进行了不必要的检查还引起焦虑，这样的故事促使我去教育女性，告诉她们有关身体的最简单体征和她们的生殖健康。这并不是说女性不会偶尔得个感染或其他问题。关键是要简单地告诉女性什么是正常的，以便她们可以更好地发现自己身体的异常。

你还应该意识到，某些因素可能会掩盖宫颈液的表现，例如以下因素。

- 阴道冲洗
- 阴道感染

- 精液

- 性唤醒分泌液

- 杀精剂和润滑剂

- 抗组胺药（可以将宫颈液干燥）

此外，女性如果长期存在胶质、橡皮泥或湿性分泌物，持续几周或更长时间，则可能患有宫颈炎或宫颈柱状上皮异位。这两种情况都不严重，但如果没有其他原因，则应加以治疗，以便更轻松准确地观察宫颈液。

最后，女性经常想知道宫颈液与精液和性唤醒分泌液有何不同。后两者要薄得多，通常在手指上干得更快，而宫颈液往往会残留下来，直到你清洗为止。我将在下一章中对此进行详细讨论。当然，再说一次，因为你有三个生育力体征可依靠，因此你可以放心，因为你明白即便存在误差，你还可以通过交叉对比其他两个体征来解释你的生育力。

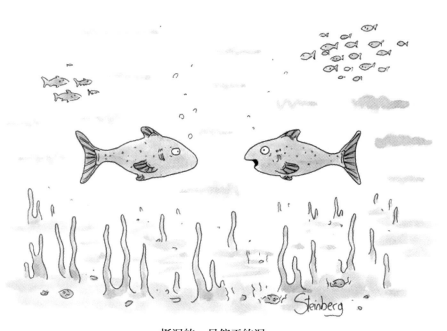

挺湿的，是偏干的湿

基础体温

　　体征当中最容易观察的大概就是基础体温了，原因很简单，基础体温通常是非常直观和客观的。许多绘制生育力图表几个月的女性发现，预测自己体温在哪天会发生变化是一个有趣的挑战。

　　女性的排卵前基础体温通常在36.1～36.5℃，而排卵后基础体温则上升至36.6℃或更高。排卵后，基础体温通常会保持高位，直到12～16天后，下一个月经期。如果她怀孕了，那么在整个怀孕期间，都会保持高水平，在分娩前几个月逐渐下降。

　　基础体温通常在排卵当天或一天后上升，是由发热激素孕酮引起的。孕酮由黄体释放（黄体是容纳排出前卵子的卵泡，如前一章所述）。因此，通常来说，基础体温的升高表明排卵已经发生。一个周期内的基础体温看起来通常像下面罗比的图表。

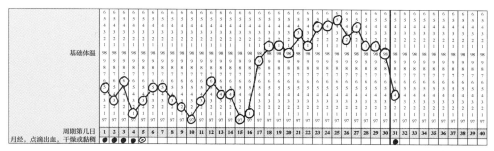

罗比的图表是一个典型的基础体温模式。注意她的体温从第17天开始升高，说明在这个周期里，排卵极有可能发生在第16天。这一周期共30天，因为第31天她的下一个周期开始了。

　　在解释基础体温时，你需要训练自己的眼睛以"见木知林"。关键是寻找低温和高温的模式。换句话说，你会发现排卵前的基础体温会在较低的范围内上下波动，而排卵后的基础体温会在较高的范围内上下波动。诀窍是要看到整体，而不是过多地关注日常变化。

　　多年前，当我第一次在一家女性诊所任教时，在第一次课程后的几周内，我总是会接到客户的电话，她们坚信自己没有排卵。但是，当她们通过电话（回到没有电子邮件的"旧石器"时代）把基础体温一天天读给我听时，这种模式却非常确定。

我不明白她们为什么看不到我所看到的事实。然后我突然领悟了。她们没有看到模式，因为她们专注于以下事实：基础体温在星期一上升，星期二下降，然后上升，循环往复。记住要退后一步，看看整个图片。如果你发现自己的体温不明显，我建议你先绘制几个周期，再依靠生育觉知法避孕。

排卵前的体温受到雌激素的抑制，而排卵后的温度因为孕酮而升高。实际上，要记住月经周期的第二阶段是"孕酮"期，有一种方法是把它视为"孕后"期。换句话说，这是月经周期中比较温暖的阶段，就好像它被设计成人类孵化器来培育可能刚刚受精的卵。

我想再次强调，基础体温的升高几乎表明已经发生了排卵。它不能像另外两个生育力体征，宫颈液和宫颈位置那样，显示即将排卵。此外，你还应该意识到，只有在少数周期里，女性会在体温曲线的最低点排卵。排卵前体温下降非常罕见，因此女性不应该依靠它来备孕。相反，可以用宫颈液和宫颈位置来预测即将发生的排卵。

你应知道某些因素可能会升高你的基础体温。

- 发热
- 前一天晚上喝酒
- 测体温前睡眠少于连续三小时
- 在与平时大不相同的时间测量
- 使用了平时不用的电热毯或加热垫

但是，正如你将在下一章中看到的那样，你不必担心偶尔会出现基础体温不稳定的情况。这是因为你可以在不影响方法准确性的情况下对它们进行适当的忽略。无论如何，生育觉知法中还有另外两个日常体征能对生育力进行交叉验证。*

---

* 实际上，有一小部分女性即使排卵，也不会反映出双相温度模式。在这种情况下，避孕者无法将基础体温作为生育力的标志，但他们可以依靠宫颈液和宫颈位置的共同表现确定安全期。无论如何，任何基础体温不能反映出变化的女性，可以开始利用其他方法确定排卵，如宫颈液模式（不是确定性的）、排卵预测试剂盒、血液检查或超声检查。

基础体温，压力和可怕的月经推迟

基础体温对预测一个周期的长度有极大帮助，因为它们可以识别你是否排卵延迟，从而导致你的周期比正常的长了。请记住，一旦温度升高，通常来说12～16天后就会出现你下一次月经。绘制多个周期的图表后，你将能够更加精确地确定你自己的排卵后阶段。（如前所述，对于大多数女性而言，排卵后阶段的变化不会超过几天。）

我自己就亲身经历过一次典型的排卵延迟，那是我搬家的时候。在那个周期中，我的生活中发生了三件事，其中任何一件都足以延迟排卵。

我当时31岁，周期通常在26～32天。那是11月，种种迹象表明我即将排卵。我的宫颈液逐渐变湿，宫颈抬升并且变得更加开放和柔软。但是，在周期的第16天，我必须完全搬出旧屋，搬进新居。这意味着我必须把公寓墙壁上的所有污垢洗去，然后将所有纸箱搬进新居。另外，我得穿过镇子去一家助产学校上课，然后在高峰期乘飞机去另一个州参加第二天早上的一次会议并讲课。所以发生了什么呢？我搬来搬去，长途旅行，感到压力很大。

我的身体基本上说："我来告诉你点儿什么。我想我要把排卵期搁置，直到你准备好为止。"最后，从下面的图表中可以看到，直到第24天，我才排卵，最后第38天这个周期才完结！如果我不做图表，大概会陷入自以为怀孕的恐慌中，因为我一生中从未经历过如此长的周期。

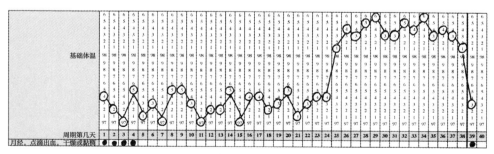

作者的图表。显示排卵延迟的体温模式。请注意，直到第25天我才出现温度变化，这证明我当时的生活压力使排卵延迟。我的周期到第38天才结束！

这一例图表说明了一个重点。不做图表的女性在月经周期似乎"迟到"时总是会感到恐惧，而不会意识到长周期通常仅仅是由于排卵推迟引起的，这种现象很容易通过基础体温来识别。（如果你真的担心自己可能怀孕，可参考第十三章，该章将对妊娠试验和反映妊娠的图表进行广泛讨论。）

我自己的经验说明，有很多事情可以延迟甚至阻止排卵，包括压力、旅行、搬家、生病、药物、剧烈运动和突然体重减轻等。但是，通过绘制体温图表，你可以准确确定何时排卵推迟。无论你是要避孕还是要备孕，了解这一信息都是无价的，可以避免不必要的焦虑和困惑。

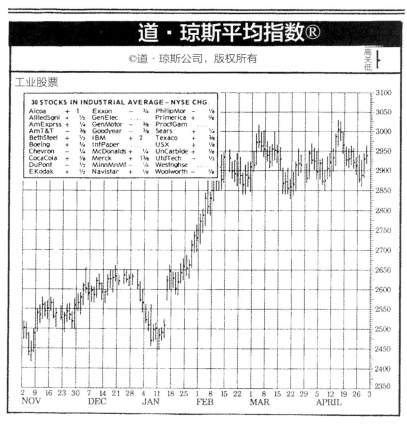

连道·琼斯指数都像温度在提升！

宫颈位置（可选体征）*

你是否曾经注意到，同房的时候偶尔会在某些体位感到不适？也许你和伴侣有一个关于慵懒周日清晨的甜蜜回忆。那天你醒来时感觉柔情似水，滑到他身上。但是一周之后，当你想重温那美好的一天时，你发现同样的美妙感觉不见了，取而代之的是深深的痛苦。发生了什么事？为什么这次不舒服？

或者，也许你已经注意到，有时候插入避孕膜或宫颈帽非常容易，但是有时似乎找不到宫颈以至于放不进去。或者，更糟糕的是，似乎没有足够的空间插入。或者你的保健医生曾经评论，你做妇科检查的时候看起来生育力很强，即便她只是插入窥器。

所有这些都与以下事实有关：宫颈（延伸到阴道的子宫下部）会在整个周期内经历一些神奇的变化，所有这些变化都可以轻易感受到。宫颈可以在触手可及的地方为你提供大量有关生育力的信息。

与宫颈液一样，宫颈每个周期都会为怀孕做准备，它会转变成一个完美的"生物门"，使精子可以上路来找到卵子。它在排卵期间会更软更开放，使精子能穿过它到达子宫和输卵管。另外，由于雌激素作用于固定子宫的韧带，宫颈会抬高。

月经过后，在雌激素的直接影响下，宫颈通常开始发生变化。如下页插图所示，要记住排卵时宫颈是什么感觉，方法之一是首字母缩写SHOW。

让我们按插图中列出的顺序进行各方面的检查。宫颈通常像你的鼻尖一样硬，它只会在接近排卵的时候变得软塌塌的，就像你的嘴唇。此外，它通常相当低位且闭合，感觉有点像酒窝，但会在排卵前后随着雌激素水平的升高而抬升并打开。最后，当卵子要排出时，宫颈本身会分泌出具有生育力的湿性宫颈液。下页图表是萝拉记录的宫颈的改变。

---

* 你会读到，本书中使用的"宫颈位置"一词，实际上不仅指宫颈在阴道中的高度。然而，使用这一术语来描述周期中发生的各种宫颈变化会更容易，特别是考虑到通常要在几秒钟内同时检查它们的情况。

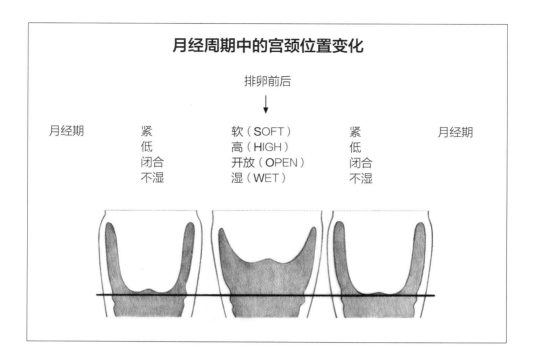

	周期第几天	1	2	3	4	5	6	7	8	9	10	11	12	13	14	15	16	17	18	19	20	21	22	23	24	25	26	27	28	29	30	31	32	33	34	35	36	37	38	39	40
月经，点滴出血，干燥或黏稠		●	●	●	●	◎																							●												
宫颈									○	○	○	○	○	○	○																										
	F	M	S						F	F	M	M	S	S	S	F	F	F																							

萝拉的图表显示了典型的宫颈位置模式。请注意，圆圈如何表示宫颈的开放程度，圆圈在方框中的位置代表宫颈的高度。圆圈下方的字母代表宫颈的硬度——坚硬F，中等M和柔软S。这一周期为27天。

次要生育力体征

　　许多女性很幸运，能够注意到其他体征，这些都有助于进一步了解自己的周期。这些被称为次要生育力体征，因为它们不一定在所有女性中出现，也不一定在某位女性的每个周期中都发生。但是，它们仍然非常有用，可以为女性提供更多信息，帮助她们识别可育和不育的阶段。

排卵的次要体征可能包括以下内容。

- 排卵期点滴出血

- 卵巢附近的疼痛

- 阴唇充血或外阴肿胀

- 淋巴结肿大

- 性欲增加

- 腹胀

- 水肿

- 精力充沛

- 视觉、嗅觉和味觉灵敏

- 乳房和皮肤的敏感性增加

- 乳房压痛

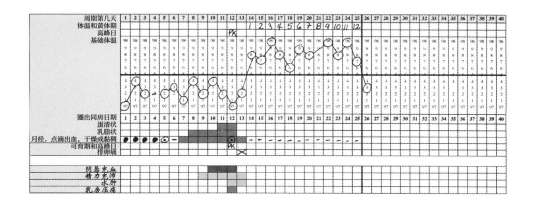

图表上的第一个体征是排卵期出血，这被认为是排卵前雌激素突然下降的结果。由于孕酮尚未分泌，子宫内膜无法维持，可能会有少量出血，直到孕酮接手。出血的颜色可能从淡淡出血到鲜红色不等，也可能混有少量润滑的可育宫颈液，通常在长周期内更为常见。

考特尼代表了一个典型的例子，说明女性并不了解不同出血原因之间的区别。她打电话说她想使用生育觉知法进行避孕，但又觉得她可能不适合，因为她的"周期很短"。当我向她询问时，她说它们"真的每两周一次，交替出现一次血量比较多，一次很少的情况"。

当然，她可能是典型的伴有排卵期出血的正常月经周期。我鼓励她参加我的生育觉知课。我不知道她是否仍然使用生育觉知法进行避孕，但是她肯定更加了解自己的身体。

至于女性经常注意到周期中的各种疼痛，它们的发生原因有多种理论。重要的是，你无法确定它们是在排卵前、排卵期或排卵后发生。

钝痛： 一般认为这是由于竞争优势卵子到最终排卵的过程中，卵巢中许多卵泡肿胀引起的。通常感觉是一般的腹痛，因为随着女性接近排卵，两个卵巢都会随着卵泡的生长而膨胀。

锐痛： 这可能是卵子穿过卵巢壁的那几分钟，通常仅在一侧感觉到。

绞痛： 这可能是由于破裂的卵泡释放出的血液或卵泡液渗漏，导致腹部内壁发炎的结果。也可能是排卵前后输卵管收缩所致。

因为可能会发生多种疼痛，所以任何一个都无法被认为是可靠的主要生育力体征。但是，排卵痛结合三个主要体征考虑，通常是不错的次要生育力体征。它被称为中期痛，许多女性在排卵前后都会感觉到这种现象，通常持续几分钟到几小时，通常在排卵的那一侧感觉到。

次要生育力体征中，最有趣的一个是排卵前的外阴肿胀。随着宫颈液变得湿滑，一些女性会注意到她们的外阴在一侧（排卵的一侧）变得更肿胀。

还有另一个特别有趣的次要生育力体征，因为它也可以帮你确定排卵是哪一侧。如果你在排卵时特别专心，你可能会感觉到一个小淋巴结肿胀到大约豌豆大小。这是淋巴结体征，如下页图所示，如果你躺下来把手放在腹股沟附近，就可以感觉到。把中指放在腿部跳动的动脉上，你的示指可能会感觉到淋巴腺的触痛和肿胀。这通常只发生在排卵的那一侧。当然，没有必要绘制图表，但多一个可观察的体征还挺有趣的。

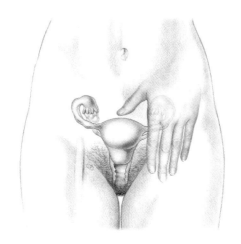

接近排卵的时候可以检查淋巴结

除了前面列出的那些体征，你还可以通过绘制图表发现自己有一些独特的次要生育力体征。我为女性提供咨询的这些年来听说过很多。

随着排卵的临近，杰西卡会打嗝。每个周期排卵前后，乔治娜拇指上的皮肤都会裂开一道伤口。但是通过学习图表，她至少能够找出造成它的原因。艾玛则会在排卵时产生强烈的嗅觉，她描述说，如果她的厨师丈夫在她的可育期在家做饭，她几天后都可以闻到那个气味，打开多少窗户都无法缓解她的恶心。同样，如果她吃了炸土豆片或任何带有芥末的食物，即使之后她实实在在对双手进行了消毒，她仍然可以闻到残留的味道！但是，如果她不在可育期了，即便是搅拌洋葱、蒜，她也不会受到影响。

当女性得知这一切是定期在体内发生的，她们通常会感到惊讶。想想看，她们五年级的时候关于月经周期都学了些什么，就是为了在月经期间选择卫生棉条还是卫生巾！

第六章

如何观察和绘制你的生育力体征

女性第一次听说观察生育力体征时，她们的反应通常是：

> "你在开玩笑吧。太麻烦了。"
>
> "不可能。每天测体温？"
>
> "真是麻烦。谁会干哪？"

当我34年前第一次听说周期图表时，我也有类似的反应。但是一旦我发现这真的很简单，我懊悔了。如今，我的态度完全不同了。

> 绘图是一种特权，而不是负担。

在我意识到这一点之前，怎么能对自己身体的这个基本方面如此健忘呢？愤世嫉俗的人可能会质疑每天要花那么多时间检查。但我想许多人都会同意，早上起床之前测个体温，要比性生活时中途停下来插入隔膜或宫颈帽合适得多，更别提使用其他方法要应对的无数副作用和不便之处了。而对于那些渴望怀孕的人来说，未接受过生育觉知法教育的人不可避免地要去医生那儿就诊并进行检查，这会花费大量时间。相比之下，我们所花费的时间简直是微不足道。

为了说明绘图实际上有多简单，请让我做一个比喻。如果有人要你描述怎么系鞋带，你可能会这么说：

> 我看看。这样，你拎起右鞋带，把它放在左鞋带上。然后拿起左鞋带

并转到右鞋带下方，把两个鞋带向两头拉开，形成一个扭转的结。然后使用右鞋带（本来是左鞋带）打一个圈。拎起左鞋带和……

我累得写不下去了。如果你要根据这样的指示来学习一些像系鞋带这么简单的知识，大概永远都学不会了。观察并绘制生育力体征实际上并没有什么不同。一旦学会了基本原理，它便成为了第二天性。在阅读本章有关如何观察和绘制生育力体征的内容时，请参考彩插第14、15页上的避孕和怀孕图表示例。相信我，它并没有一眼看上去那么复杂。

本书的最后几页印有两种版本的空白主图表：一种是专门为避孕设计的，另一种是为怀孕设计的。你可以将它们放大125%复印，或者还有个更好的办法，从tcoyf.com上下载。

生育觉知应用程序（APP）

互联网上充斥着数十种设计精美的应用程序，用于监控女性的月经周期。但是要当心！它们中的大多数仅是无效的周期法的高科技版本。因此，如果它仅仅是根据你最后一次月经的第一天来预测你何时有生育力，那就删了它！

一个可靠APP至少要让你输入宫颈液和基础体温，理想情况下还要输入其他次要体征，例如排卵痛。请记住，仅使用基础体温的APP无法显示排卵即将发生，而只能确认排卵已经发生。要每一天都知道你是否有生育力，你需要观察并记录你的宫颈液，这对避孕和备孕的人都至关重要。

无论如何，仅靠一个APP可能无法为你提供课堂指导和个人咨询，而这对于如何理解和信赖你的主要生育力体征常常是必需的。APP只是个工具，便于把图表始终随身携带，或与临床医生、或与其他人分享。但是，它们肯定不能替代对你身体、生育力和月经周期的正确教育。实际上，需要明确的是，绝不能仅仅依靠APP解释生育觉知法来避孕。

本书随附的APP可在tcoyf.com上找到。

绘图的第一天

等到下一个周期的第一天开始绘制图表会容易一些，但是你可以在任何一天开始，只要它能准确反映从最后一个周期的第一天以来已经有几天了。（请参见下面艾米莉的图表。）

只须记住，你应该在完成的上一个周期的最后一天和新周期的第一天之间绘制一条垂直线，表示图表的闭合。然后，你就可以准备在新图表的第一天开始绘制第一个完整周期的图表。

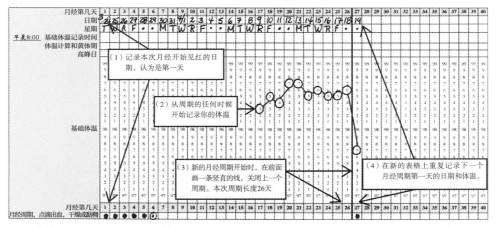

月：　3～4月　　年：　2015　　年龄：　27　　生育周期　∅

最近12个月经周期：最短 25 最长 31　　本次黄体期长度 一　　本次月经周期：26天

艾米莉的图表。在月经中期开始绘制。请注意，艾米莉直到4月9日才开始观察她的生育力体征，这是她的月经中期。因此，她首先从上一个周期的第一天开始填写"日期"栏。这样一来，她就可以在周期的第17天开始绘制图表，而不必等待新周期的第1天。她在4月19日来月经时，拿出一张新纸，并在新图表上重复了这一天（4月19日）。本次周期为26天。

> 请注意，虽然第72页和第73页上的示例图表使你可以记录的信息比上图表多得多，但实施生育觉知法时，那些表中必需的部分是上方标记的可育期。

特殊时期后应该何时开始绘制图表

服用避孕药或其他激素方法

无法预测你的周期需要多长时间才能恢复到服用激素以前的状态。有些女性会在几周内开始排卵，而另一些则需要几个月或更长的时间。理想情况下，你应该在停药出血的第一天开始绘制图表，通常在停药后的一周内出现，把它记为出血的第一天。如果你希望早点开始，则参考第70页上周期中开始绘图表的说明。在本章的最后，你将找到更多有关服用避孕药和其他激素的信息。

月经不规律

除非你已经在日历上记录了月经周期，否则绘制每个月变化很大的周期可能会很困难。如果你这样做了，请按照第70页的指示进行操作。但是，如果你还没有，请在图表的第1天开始记录观察值，并明白周期天数不能反映你真实的周期天数。一旦开始月经，那才是你第一个完整周期的第一天。

流产

流产后恢复月经所需的时间取决于许多因素，包括流产时的孕周。如果你没有任何重大并发症，你可能会很快恢复排卵，然后身体会把流产当作一次月经。这意味着你可以在几周内开始绘制图表，把流血的第一天记录为月经第一天。当然，你应在情绪上准备好时再开始绘制图表。

分娩

分娩后恢复排卵的速度取决于几个因素，最重要的是你是否母乳喂养。如果你不是，那你的月经周期可能会很快恢复，大约在你分娩后一个月。如果你是母乳喂养，则可能需要长达一年或更长时间，具体取决于你母乳喂养的频率。无论如何，在母乳喂养期间绘制图表可能有些棘手，因此我建议你仔细阅读附录I。

自然避孕图表示例

月：___4~5月___　　年：___2015___　　年龄：___27___　　　生育周期　___16___

最近12个月经周期：最短 _27_ 天　最长 _33_ 天　本次黄体期 _14_ 天　本次月经周期：_32_ 天

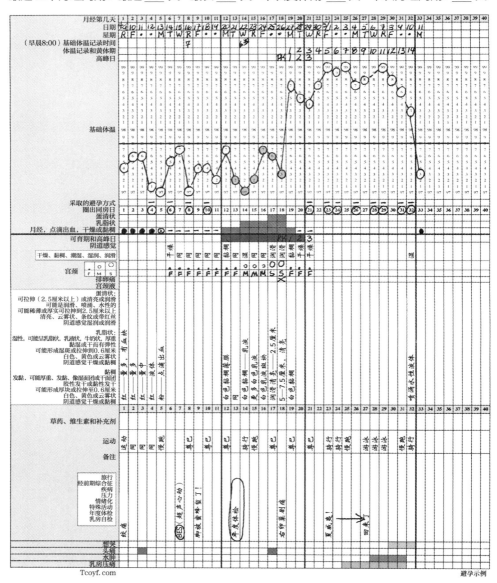

Tcoyf.com

避孕示例

███████ 可育期

怀孕图表

月： 9~10月　　　年： 2014　　　年龄： 37　　　生育周期 5

最近12个月经周期： 最短 31 天　最长 35 天　本次黄体期 ∅　本次月经周期： 9个月！

月经第几天

日期

星期

（早晨6:30）基础体温记录时间

体温记录和黄体期

高峰日

基础体温

怀孕检查方式：EPT

人工授精或体外授精

圈出同房日

蛋清状

乳脂状

月经，点滴出血，干燥或黏稠

可育期和高峰日

阴道感觉

干燥/黏稠/潮/湿/润滑

宫颈

排卵痛

宫颈液描述

蛋清状：

可拉伸（2.5厘米以上）或清亮或润滑

可能是润滑、喷涌、水性的

可能稀薄或厚实可拉伸到2.5厘米以上

清亮、云雾状、条纹或带红丝

阴道感觉湿润或润滑

乳脂状：

湿性，可能呈乳脂状、乳液状、牛奶状、厚重

黏湿或干而有弹性

可能形成湿斑或拉伸到0.6厘米

白色、黄色或云雾状

阴道感觉干燥或黏稠

黏稠

发黏，可能厚重、发黏、像湿面团或干面团

胶性发干或黏性发干

可能形成厚块或拉伸到0.6厘米

白色、黄色或云雾状

阴道感觉干燥或黏稠

排卵检测盒

生育监控盒

诊断和操作

服药或注射

针灸或其他治疗

草药、维生素和补充剂

运动

备注

旅行

经前期综合征

疾病

压力

情绪化

特殊活动

年度体检

乳房自检

绞痛

水肿

头疼

情绪化

Tcoyf.com

怀孕示例

■■■ 可育期

宫颈液

几乎所有排卵女性在整个月经周期中都有同样的体验，那就是可以观察到宫颈液按一定模式变化。一旦她们学会辨认这些细微的差异，她们就会意识到，解释这些模式非常简单且可预测。基本上，在女性月经结束后，在雌激素水平上升的影响下，她的宫颈液会随着排卵临近而逐渐变湿，在某一个时间节点又逐渐变干直到下一个月经周期。在排卵前的几天，当一位女性处于强生育状态的时候，她会感到潮湿的宫颈液。

对于那些认为自己太笨拙而无法完成观察的人，我只能说，一旦你检查了几次，你就会意识到这确实没什么大不了的。而且，如果你考虑过有朝一日要生育，我可以向你保证，尿布和婴儿反流给你带来的创伤比宫颈液要高出一千倍！

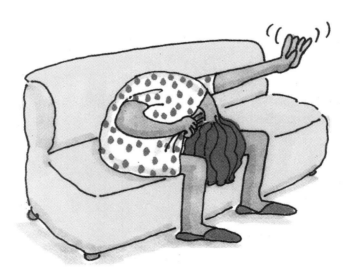

莫妮卡正在进行这个奇妙的自检课程……

快速查看你的基础不孕模式

在开始观察和绘制宫颈液的详细信息之前，你应该了解一个基本原理：每个排卵的女性在月经后都会立刻出现干性或非湿性分泌物，这是女性独有的。它是雌激素水平在升高之前处于低水平、未将宫颈液变湿之前的质量指标。

对于大多数平均周期的女性而言，在开始变湿之前，干燥会持续数日。也有人可能在开始变湿之前会立刻产生一种黏性分泌物，持续数日。还有一些人，处于生命中明显不排卵的特定阶段，例如应对慢性病、压力、母乳喂养或绝经前，她们可能长达数周甚至数月保持相同的质量不变的宫颈液。

在各种情况下，这种非湿性宫颈液被称为女性基础不孕模式（BIP）。这是身体在激素水平低时产生的特殊分泌物类型，表明你还没有临近排卵。对于备孕的人和自然避孕的人来说，这种基础不孕模式可能是挑战。然而，在本书的其余部分中，无论你的生育目标是怎样的，你都将找到有用信息来应对它们。

变化点

观察排卵前宫颈液的关键是要寻找"变化点"。换句话说，一旦月经结束，你就要仔细观察宫颈液的质量。确定基础不孕模式后，你要注意其量、颜色或阴道感觉是否有任何变化。例如，你的月经可能在第4天结束，直到第10天你都可能什么也没观察到，每天都感觉干燥。在那一天，你意识到它开始改变，现在变白发黏，你的阴唇总是粘到内裤上。你的变化点就是第10天。你体内的雌激素现在开始升高，让你开始产生宫颈液，这是为几天后的排卵做准备。

观察你的宫颈液

1. 从月经结束后的第一天开始检查宫颈液。你也可以在月经末期就开始观察，但量少的日子里要避免使用卫生棉条，否则会遮盖观察结果。另外，只有点滴出血的日子里，使用卫生棉条也不太健康，因为你在抽出棉条的时候可能会有一些残留的棉花，这简直令人无语！

2. 专注全天的阴道感觉。（是感觉干燥、黏稠、潮湿，还是润滑？感觉就像你坐在一汪蛋清里吗？）阴道感觉对于确定生育力至关重要，并且是观察宫颈液的一部分，而且无需真的看到或触摸到。

3. 每次上厕所的时候，都要检查一下宫颈液，在这期间还可以进行阴道收缩（如何收缩，请参阅第79页）。这将有助于宫颈液向下流到阴道口。全天都可以找些空闲时间进行阴道收缩，例如洗碗或等待烦人的红灯时。

4. 每天至少检查宫颈液3次，包括早晨和晚上。检查时，请记住宫颈液是连续的，从干一些低生育力的到接近排卵时的更湿润和高生育力的。

5. 由于性润滑会掩盖宫颈液，因此请务必在未受到性刺激时检查。（换句话说，如果经过一小时的前戏后，你在伴侣的耳边小声说："让我检查一下宫颈液，看看我现在是否可育。"这是不管用的。）

6. 在排尿前后，当你坐在那里不需要做其他事时，拿一张纸巾并将其折平。分开阴唇，从前向后擦拭，尤其是在最靠近会阴处的阴道口擦拭，那里是容易聚集的地方（如果你忘了那在哪儿，看看第35页！）。始终从前到后擦拭，避免细菌传播。

7. 专注于纸巾在阴唇和会阴之间滑动的难易程度。是感觉干燥、光滑，还是润滑？

8. 将分泌物从纸巾上捏起来，在真正观察之前用拇指和中指感受一下。当你用手指摩擦时，请专注于它的状态。是感觉干燥、黏稠、乳脂状、滑或润滑像蛋清一样？

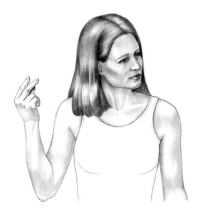

9. 然后慢慢张开手指，同时看看它是否拉伸，如果拉伸，在破裂前拉伸了多少。清亮的还是云雾状的？是否有血痕？换句话说，在临近排卵的这几天里，关注它的质量变化。

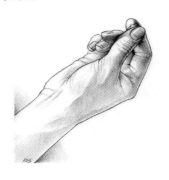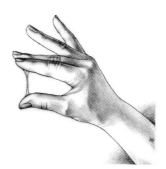

10. 全天检查内裤。请记住，高可育性的宫颈液通常会形成一个相当对称的圆圈，因为其中的含水量很高。汗水和尿液也可能在内裤上形成类似的圆形，但只有宫颈液会残留，通常能看出颜色、稠度或质地。如第55页所示，非湿性的宫颈液在内裤上会更容易形成矩形或线形。

但是请注意，如果你用了护垫，由于上面有图案，你就无法轻易分辨宫颈液的质量了。而且，如果你倾向于在两次月经之间用护垫，则可能需要在一天当中停用几小时，以便更轻松地进行观察。或者，你可以选择使用深色的棉布或有机可重复使用的垫子，以便轻松观察宫颈液。

11. 如果很难区分宫颈液和阴道基本分泌物，请记住宫颈液不溶于水。因此，有一个小技巧可以帮助你初步了解它们之间的区别，就是水试验。将样品捏在两个手指之间，然后浸入一杯水中。如果是真正的宫颈液，通常会形成一个斑点，该斑点会沉到底部或仅保留独特的分泌物。如果是阴道基本分泌物，它将溶解。

12. 注意宫颈液的质量和数量（也就是颜色、不透明度、黏稠度、厚度、可拉伸性，最重要的是滑爽性和润滑性）。

13. 可育性宫颈液流出最明显的时候是上厕所时坐下后。当然，为了防止在检查时受到感染，你应该先用一张单独的纸巾从前向后擦拭阴道口。

14. 在你最具生育力的时候，上厕所时看一下马桶里的水。你会惊讶地发现有拉伸性的宫颈液会流出得如此迅速，以至于如果不注意就可能会漏掉它。此外，有趣的是，当它碰到水时，经常会形成一个球，看起来像是云雾状的弹珠下沉到底部。尴尬的是，如果发生这种情况，你可能会在一天的余下时间感到干燥，因为它滑得太快了。因此，在排卵期间，使用卫生间时要格外注意。

15. 观察宫颈液的其他好时机是锻炼或做凯格尔运动（具体见下页）后。

16. 请注意，随着排卵时间的临近，宫颈液可能变得稀薄，很难用手指进行测试，但是非常可育的宫颈液通常会让阴道感觉润滑，无论是在一天中走动时还是去卫生间后用纸巾擦拭时。

17. 学会分辨精液和可育宫颈液的区别。精液有时以白橡胶线或光滑泡沫的形式出现。它往往更稀薄，容易折断，并且在手指上干得更快。相比之下，蛋清状宫颈液往往会变得透明、微闪，并且通常具有拉伸性。不过，由于两者相似，因此必须在表格上宫颈液那一行中用问号标记，避免任何歧义。性爱后做凯格尔运动可以消除精液，以减少潜在的混淆。

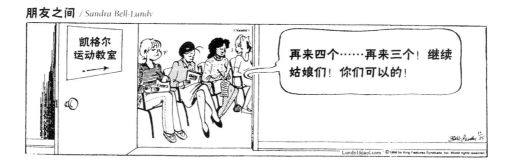

朋友之间 / Sandra Bell-Lundy

绘制宫颈液

1. 周期的第1天就是月经来潮的第1天。如果你在月经开始前一两天会出现棕色或浅色点滴，则将其归为上一个周期。

2. 第80页和第81页显示了记录在你图表上的各种宫颈液的状态。请注意，经血以●标记，而点滴出血以较小的⊙标记，表示出血少得多。为了清楚起见，两者都应在"月经、点滴出血、干燥或黏稠"那一行中标记。

凯格尔运动！

凯格尔运动会增强阴道肌肉，通常是指耻骨肌，或者叫PC肌。加强它们有许多有用的目的。

- 增加性快感
- 将宫颈液向下推至阴道口
- 将精液从阴道中推出（请参阅下面的"SET"）
- 分娩后恢复阴道肌肉张力
- 避免老年女性尿失禁

如何识别PC肌

坐在马桶上，暂停又重新开始尿流，过程中不要移动双腿。你的PC肌可以打开和关闭尿液。

练习

当你第一次学习绘制图表时，你可能也希望在设定的时间进行凯格尔练习，以便于增强阴道肌肉。但是很快它就会成为一种习惯，你会发现自己整天都在做这个练习，不需要考虑。

慢速凯格尔：像要停止尿液那样收紧PC肌，慢慢数到三，再次放出尿液并重复。放松并重复。

快速凯格尔：尽可能快速地收紧和放松PC肌肉。重复。

什么时候进行凯格尔运动

你可以在日常活动中随时进行凯格尔运动。发挥你的创造力，在一天中找到机会，例如开车，看电视或在Facebook上消磨时间时。

当你开始做凯格尔运动时，你最初可能会遇到什么

刚开始练习凯格尔运动时，你可能会注意到，肌肉在慢速练习中无法保持收缩，而快速练习又无法像你希望的那么快或稳定一致。此外，有时肌肉会开始感到有些疲倦，这不足为奇。你以前可能没怎么用过它们。花费几秒钟，然后重新开始。一两个星期后，你可能会注意到你可以很好地控制它们了。

检查自己做得好不好，一个好办法是将一根或两根手指插入阴道，并感觉自己是否能够收紧手指周围的PC肌。

精液排出术（SET）

为了确定每天的生育力而又不使精液（或杀精剂）与可育的宫颈液混淆，你需要尽快清除精液。第一次同房后小便时，尽可能多地排出尿，用纸巾吸收残留部分。接下来的几次，用凯格尔运动暂停并开始尿液流动，每次收缩后擦去精液。通常，你在排尿时就可以排净它。（想要怀孕的人应在同房后等待至少半小时，以确保在进行SET之前，有足够的时间让精子游过宫颈液。）

经血：红色血流。

月经第几天	1	2	3	4	5	6	7	8	9
蛋清状									
乳脂状									
月经、点滴出血、干燥或黏稠	●	●	●	●					

点滴出血：棕色，粉红色或脱色

月经第几天	1	2	3	4	5	6	7	8	9
蛋清状									
乳脂状									
月经、点滴出血、干燥或黏稠	●	●	●	●	⊙				

无：干燥。无宫颈液。检查阴道口，可能会感到纸巾上的潮湿感迅速消失。

月经第几天	1	2	3	4	5	6	7	8	9
蛋清状									
乳脂状									
月经、点滴出血、干燥或黏稠	●	●	●	●	⊙	—			

黏稠状：不透明，白色或黄色。可以相当厚。关键特性是其黏稠状，或缺乏真正的润湿。可能像糊状物一样易碎，也可能像橡胶粘合剂一样有粘性、有弹性。分开手指时可能会形成小的峰。

月经第几天	1	2	3	4	5	6	7	8	9
蛋清状									
乳脂状									
月经、点滴出血、干燥或黏稠	●	●	●	●	⊙	—			

乳脂状：牛奶状或云雾状，白色或黄色。乳脂状或乳液状。湿，水或稀薄。分开手指时，不会形成峰值，但会像护手乳液一样保持光滑。

月经第几天	1	2	3	4	5	6	7	8	9
蛋清状									
乳脂状									
月经、点滴出血、干燥或黏稠	●	●	●	●	⊙	—			

蛋清状：通常是透明的，但其中可能有不透明的条纹。非常湿滑，像生蛋清。通常会在阴道口造成极强的润滑感。可能会拉伸到几厘米。（令人惊讶的是，滑出后，你可能会感到完全干燥。）

月经第几天	1	2	3	4	5	6	7	8	9
蛋清状									
乳脂状									
月经、点滴出血、干燥或黏稠	●	●	●	●	⊙	—			

3. 记录一天中最具生育力或潮湿的宫颈液，即使你只观察到一次，剩余时间都是干燥的。显然，也应记录任何点滴出血。你的宫颈液那一行可能类似于阿比盖尔的图表。（如果你在宫颈液里发现点滴出血，可以在适当的方框里打一个小点。）

阿比盖尔的图表。典型的宫颈液模式。请注意，在此周期的第15天左右，随着排卵的临近，她的宫颈液逐渐变湿。另请注意，在这个特定的周期中，阿比盖尔的湿性宫颈液的最后一天与她的阴道潮湿感的最后一天相吻合。

4. 记录你在一整天当中注意到的最湿的阴道感觉，因为它是关于你生育力的非常重要的指标。如果宫颈液本身在阴道润滑感消失前一天左右消失，这毫不奇怪。

5. 把精液或残留的杀精剂的所有迹象在"宫颈液"那行中标记为问号，因为它们会掩盖宫颈液的特性。请记住，性生活后进行凯格尔运动通常能消除这两者的影响。

识别高峰日

学会绘制宫颈液图表后，你可能想使用这些信息来确定最具生育力的日子。在任何一个周期里，一般认为应该是你感觉阴道润滑或产生湿性可育性宫颈液的最后一天。这被称为高峰日，因为这是你在这个周期中最具生育力的一天。它最有可能在排卵前一两天或排卵当天发生（要确定的唯一方法是进行超声检查）。实际上，这意味着你的高峰日通常发生在你的体温升高前一两天。

你可能已经注意到，只有在高峰日第二天才能确定高峰日。这是因为只有在宫颈液和阴道感觉变干之后才能识别它。这个概念应该很快变成你的直觉。另请注意，高峰日不一定是宫颈液量最多的日子。实际上，"拉伸最长的蛋清"或者量最多的日子可能会提前一两天发生，如第83页上朱莉娅的图表所示。

1. 你的高峰日是以下任何一项的最后一天：

● 蛋清状宫颈液
● 润滑的阴道感觉

这意味着，如果你蛋清状宫颈液的最后一天是星期一，但是你在星期二还感觉到润滑的阴道感觉（或斑点），那么你的高峰日就是星期二。你的高峰日只能在第二天回顾的时候记录。

2. 如果你没有出现蛋清状的宫颈液，可以算一下你湿性宫颈液的最后一天，它可能是乳脂状或光滑的。（当然，再次提醒，如果乳脂状宫颈液的最后一天是星期一，但阴道湿性感觉的最后一天是星期二，你的高峰日是星期二。）

无排卵周期和高峰日

我鼓励你同时绘制宫颈液和基础体温图表的原因之一是，如果仅观察宫颈液，则可能会被误导，在未排卵的时候以为自己排卵了。这是因为你的身体可能试图提高雌激素水平来尝试排卵，这是表面一致的模式。但如果雌激素未能超过激素阈值，卵子并不会被排出。通过同时绘制两者的图表，你将能够观察到可育性宫颈液的增加，这表明排卵临近，而缺乏温度提升则表明你实际上尚未排卵。

帮助你确定是否排卵的一个技巧是特别注意高峰日的概念。如果你排卵了，由于孕酮的释放，宫颈液应会突然变干。在你的身体尝试排卵却失败的情况下（例如，长周期，母乳喂养或多囊卵巢综合征），你通常会观察到宫颈液逐渐变湿的情况，但并不会在孕酮的影响下完全变干，而是恢复成零星的斑块，或者只是保持某种程度的湿润状态。（下一章将进一步讨论无排卵。）

3. 有些女性在蛋清状宫颈液的最后一天之后一两天，偶尔会出现其他类型的宫颈液。高峰日仍然是蛋清状宫颈液或阴道感觉润滑的最后一天。

4. 高峰日的标志之一是，由于孕酮开始上升而引起的突发且剧烈的干燥，这是很容易识别的。

5. 确定高峰日后，请在图表的高峰日一行中写上"PK"。下面的图表显示了最常见的宫颈液类型，以及如何记录其相应的高峰日。

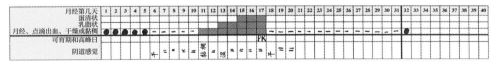

希拉的图表。 典型的宫颈液模式，润滑的蛋清状宫颈液的最后一天为高峰日。在这个图表中，她的高峰日是第17天。

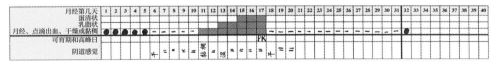

朱莉娅的图表。 与希拉一样的宫颈液基本模式，只是朱莉娅在润滑的蛋清状宫颈液的下一天仍具有润滑的阴道感觉（记录为"润滑"）。因此，她的高峰日是第18天。

月经第几天	1	2	3	4	5	6	7	8	9	10	11	12	13	14	15	16	17	18	19	20	21	22	23	24	25	26	27	28	29	30	31	32	33	34	35	36	37	38	39	40
蛋清状																																								
乳脂状																																								
月经、点滴出血、干燥或黏稠	●	●	●	◉	—	—	—	—	▨	▨	▨	▨	▨	—	—	—	—											●	●											
可育期和高峰日													PK																											
阴道感觉					干	湿	湿	湿	湿	湿	湿	湿	湿	干																										

米里亚姆的图表。 从未观察到润滑蛋清状的宫颈液模式。因此，米里亚姆的高峰日是第13天，即潮湿、乳脂状宫颈液的最后一天。

月经第几天	1	2	3	4	5	6	7	8	9	10	11	12	13	14	15	16	17	18	19	20	21	22	23	24	25	26	27	28	29	30	31	32	33	34	35	36	37	38	39	40
蛋清状																																								
乳脂状																																								
月经、点滴出血、干燥或黏稠	●	●	●	◉	▨	▨	▨	▨	▨	▨	▨	—	—	—	—	—								●																
可育期和高峰日												PK																												
阴道感觉					干	湿	湿	湿	润滑	润滑	润滑	干	湿	湿																										

阿里亚纳的图表。 这一宫颈液模式中，润滑的蛋清状宫颈液的最后一天紧接了乳脂状的一天。在这种情况下，仍将阿里亚纳的高峰日视为第11天，即蛋清状的最后一天。另请注意，由于她排卵较早，因此周期短，这不足为奇，因为在月经结束后她没有任何干燥的日子。

无论你是要正确遵守避孕还是备孕的规则，知道如何准确确定高峰日至关重要，因此，请务必仔细内化识别高峰日的准则，以及上面的示例表。

基础体温

我第一次听说生育觉知法需要每天都测量体温时，我想："你不是在说真的吧！"但是在测量了11 000次体温之后，我却意识到这没有什么大不了的。实际上，有个借口在床上依偎一分钟是件好事，感觉温暖又可爱，而不是在闹钟响的那一秒就得跳下床。

现在，为了获得准确的读数，你不能在测量前做上50次仰卧起坐。同样，即使你在前一天晚上灌了一升柠檬水，也不能一醒来就起床小便，更不应该在醒来后立即跑去另一个房间抓手机。

测量体温会为你提供有关身体的大量信息，而仅花费你一天当中一分钟的时间。为了完全理解我的意思，让我列出每天早上测量体温的好处。你将能够识别：

- 你是否正在排卵

- 什么时候可以安全愉悦地同房而没有意外怀孕的风险
- 如果你想避孕，可以知道什么时候不再有生育力；如果你在备孕，可以知道什么时候可育
- 什么时候开始月经
- 你的周期中是否存在潜在问题

测量体温

1. 苏醒后立刻测量体温，不进行其他任何活动（例如，喝水、打电话或起床去洗手间）。理想情况下，应在整个周期内进行，包括在月经期间。（如果你愿意，可以只在周期的1/3左右测量体温，如第十二章中所述。但是，如果你用生育觉知法进行避孕，我强烈建议你不要使用捷径，如果一定要使用，至少要在绘制了几个周期之后。）

2. 你应该在每天早晨大约相同的时间进行体温测量，前后不要超过1小时。但是，也不必成为温度计的奴隶。如果你在周末睡懒觉，或者出于任何原因比平时早起或晚起，只须确保在图表上记下时间，因为对于某些女性而言，基础体温测量得越晚，温度可能会越高。尽管如此，许多女性仍然发现，即使她们起身去洗手间并在走动时进行测量，对体温也没什么影响。或者，她们立即回到床上，则不久后再测量体温也没什么影响。（有关如何处理可能导致偏离体温的信息，请参见第89页的"偏离体温和经验法则"。）

3. 如果使用电子体温计，请等到它发出蜂鸣声，通常大约需要1分钟。如果使用水银体温计，请将其放置5分钟，但应在前一天把水银甩下去，否则可能有升高体温的风险。

4. 测量口腔温度。如果你没有发现清晰的模式，则可能要测量阴道温度。无论哪种方式，请注意保持一致性，并在整个周期中始终保持一致，这是很重要的，因为阴道温度往往高于口腔温度。

5. 如果你使用电子体温计，但仍然没有明显的温度升高，则可以尝试多停留1~2分钟，只要在周期内保持一致。

你测量体温的时候，身体有多敏感？

有些女性可能在测量体温之前在雪地里梦游了1小时，却还没什么影响。另一些人可能却对微小的变化也非常敏感，起床前几个小时被汽车警报器吵醒一次也可能会干扰她们的体温读数。幸运的是，对于大多数女性来说，这些变化都不会带来太大的影响。

对于那些比较敏感的人，即使你实际上并没有在同一时间起床，你仍然极有可能每天上床睡觉和早晨起床的时间是差不多的。当然，有时候生活中会出现很多困难。例如，你需要在测量体温之前至少有连续3小时的睡眠，但有时你特别想去小便，不得不先去厕所，而回到床上的时候只能再睡1个小时了。或许你时不时会在前一天晚上喝几杯酒。最后，如果你的体温足迹遍布了整个图表，那么你可能得尝试一个实验。

在睡眠量相同、睡醒时间相同的时候，用一种颜色记录你的体温。如果遇到不同的情况，就用另一种颜色记录，以显示偏离，把异常情况记录在"杂项"行中（例如，昨晚的葡萄酒，被电话吵醒）或者"体温记录时间"行（如果平时是早晨7点，那么早晨5：30就要标记出来）。

如果你发现了明显的差异，请尝试尽可能保持一致性，包括尽量在同样时间记录你的体温，并在体温测量前至少连续睡眠3小时。当然，在建立正常温度图表之前，不要依赖任何令人困惑的周期。最后，你将始终可以方便地查询第89页上讨论的"经验法则"，以帮助你准确地解释图表。

绘制体温图表

1. 你可以在当天的任何时间记录你的体温，但通常早上更有趣，这样你就可以立即获得身体情况的反馈。如果这不切实际，就等到晚上，因为大多数电子体温计和水银温度计都可以在读取或摇晃之前保持准确。（只要确保没有把温度计留在高温的窗台上烘烤一整天即可。）

2. 如果温度在水银温度计上落在两个数字之间，请始终记录低的温度。

3. 记录体温，并用笔连线。

4. 压力、疾病、旅行或搬家等异常事件，应记录在图表的"注释"行中，并在解释体温模式时予以考虑。平时更早或更晚测量的体温则记录在"体温记录时间"行。

5. 如果你的温度看起来令人困惑或不稳定,请改为测量阴道体温至少一个完整周期。你可能是阴道温度更准确的人。

6. 如果你认为温度超出正常范围了,请应用"经验法则",等到第二天再绘制连接线。在正常温度之间绘制虚线,可以省略任何异常温度。记录偏离的可能原因(请参阅第89页的凯瑟琳的图表)。

体温计指南

电子体温计

对于大多数女性来说,电子体温计是最方便的。测量通常只需要大约1分钟,完成后通常会发出哔一声。为了绘制图表,它最好能够有一定存储功能,显示最后测量的温度,直到你读取并记录为止。另外,必须精确到1/10℃以内(例如36.3℃),但不要使用显示到1/100℃的温度计(例如36.37℃),因为额外的信息是不必要的,还会造成困惑。你还得注意及时更换电池。

你可以依靠电子体温计,只要它们能清楚显示排卵引起的周期中体温升高即可。但是,如果你的温度变化令人困惑,如果它们没有显示出排卵前后明确的低点和高点模式,或者与你的其他生育力指标不能紧密联系,请在新周期开始的时候换一个电子体温计或者改用水银体温计。

你还应该了解,有几种专门设计用于与APP同步的新型电子体温计,其中有一种适用于本书随附的APP。参见tcoyf.com。

水银体温计

水银体温计被认为是用于测量基础体温(BBT)的最可靠的温度计。但是,它们几乎不再销售,并且需要整整5分钟才能记录准确的读数。温度计包装上应注明是"基础体温计",而不是"发热体温计"。水银基础体温计比水银发热体温计更容易读数,因为温度以1/10℉而不是2/10℉为增量显示。但是BBT温度计仅记录到100℉,即37.8℃,因此如果你觉得那几天可能是发热了,请确保在那几天改用水银发热温度计。

耳温枪或额温枪

遗憾的是,这些类型的温度计仍被认为不够可靠,无法用于生育觉知图表绘制。

绘制基准线

最终，我们绘制体温图表的原因是要确定在任意一个周期内的排卵时间。请记住，排卵后体温会迅速升高，脱离之前的低点范围，从而在图表上形成双相格局。这种温度提升通常非常明显，你只须扫一眼图表就可以发现。但是，为了准确解释，你需要画一条基准线，以便帮助你区分低体温（排卵前）和高体温（排卵后）。逐渐湿润的宫颈液将成为你开始关注体温的信号，因为这是你逐渐接近排卵的第一个体征。基准线绘制如下。*

1. 月经结束后，一旦你开始注意到潮湿的宫颈液，开始观察高于先前6个相似温度的温度。

2. 确定你的体温相较之前6个相似温度中的最高温度至少上升0.2℉，这一天就是第一天。

3. 回顾并标亮体温上升之前的最后6个温度。

4. 在体温升高前的6个相似温度中，找到温度最高的1个，在它上面0.1℉的位置画一条基准线，如下面凯特的图表所示。（在月经期间出现高温并不罕见，因为孕酮从上一个周期开始存在残留效应。但它们在绘制基准线时可以忽略不计。）

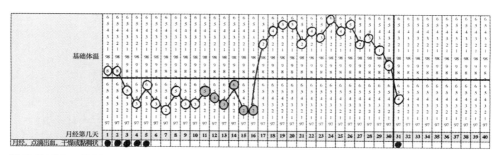

凯特的图表。 带基准线的标准体温模式。请注意，凯特注意到温度变化的第一天是第17天，因此她倒数了6天，并标亮了那组体温。然后，她在97.7℉（36.5℃）上绘制了基准线，该基准线比低温组中的最高值（第14天的97.6℉，即36.4℃）高0.1℉。该周期为30天。

---

* 如果你的体温模式要绘制的基准线比上面这个例子要难一些，参见附录G，棘手的基准线。

偏离体温和经验法则

如果你偶尔出现异常的体温升高，可能由于发热、夜间睡眠不安、前一晚饮酒或比平常测量时间晚等原因，在确定基准线时，你可以用拇指遮盖偏离的体温。像平常一样圈出其他体温，但是要在偏离体温两侧的体温之间绘制虚线，以免干扰你对图表的解释。在确定基准线时，你只需要忽略倒数6天之内的异常温度。但是，如果有两次偏离体温，则要多倒数一天。

你还要知道，对于某些女性来说，入睡时体温会略有升高，但是同样，你只需要遵循上述准则。有关如何处理特别情况的信息，请参阅第91页的贴士。

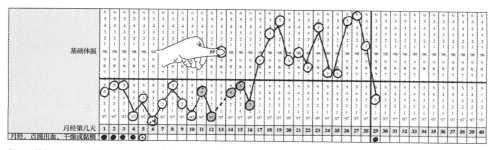

凯瑟琳的图表。使用经验法则来处理异常体温。请注意，凯瑟琳的拇指盖住了她第13天的体温，所以在两侧的体温之间画的是一条虚线。还要注意，第13天并未算在绘制基准线所需的6天之中。此周期长度为28天。

体温升高模式的类型

上方凯瑟琳的图表显示了一条基准线，带有标准的体温升高模式。这一标准模式清楚地显示了低体温的范围，紧接着是至少0.1℉的明显体温升高，再接下来是一直保持到该周期结束的稳定的高体温。标准模式最容易解释，因此基准线的绘制也是小事一桩。

尽管大多数女性在自己的周期内都有可能看到相同类型的体温升高模式，但还是可能时不时看到一些变化。标准体温升高是最常见的，但你还有可能遇到3种其他类型，都显示在下一页。

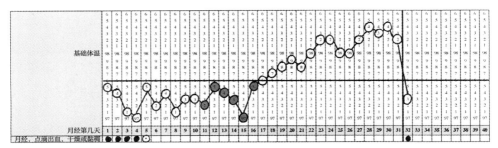

塔利亚的图表是缓慢上升型。 请注意，她的温度是一次升高0.1 ℉，从第17天开始，第一次出现比之前的6个体温高的温度。还要注意，对于这种特殊模式，不能用标准提示来绘制基准线。

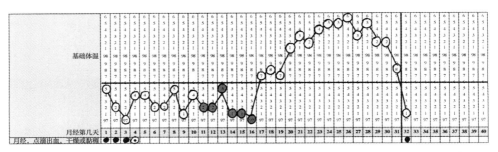

布鲁克的图表是阶梯上升型。 请注意，她的体温是3天爆发1次，先在第17天上升，然后在第20天进一步上升。

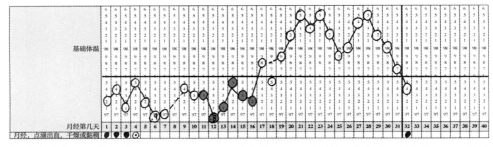

凯利的图表是回落上升型。 请注意，她的温度在第17天上升到基准线之上，但是第二天又回落了，然后在第19天再次上升。

　　尽管上述模式一开始可能会让人感到困惑，但是一旦你熟悉它们，就很容易理解。

特别情况下如何绘制体温图表

穿越时区和夏令时

有时，旅行时时区可能会发生变化，夏令时也是类似情况。如果你的身体对基础体温测量时间敏感，只需要注意当天测量到的体温可能会升高或降低，因为体温会在晚些时候升高。如果发现偏离，请应用第89页的"经验法则"将其忽略。但是，如果你是为航空公司工作，或从事其他需要你经常穿越时区的工作，则可能无法实际绘制出有效的体温图表，但你依然可以依靠其他生育力体征。

夜班工作

夜班工作往往会带来很多挑战，其中最重要的一点就是何时测量基础体温。但是请记住，基础体温的定义是苏醒时首先测量的体温，可不是工作一夜的早晨测量的体温。（当然，如果你的夜班真的很无聊并且整夜睡觉，你遇到的麻烦可能不止是何时测量体温了。）

对于夜班工作者，一般原则是依然在一醒来的时候测量体温，但区别是这次睡眠应该是你最长、最安宁的睡眠。对于你们中的许多人来说，这将是下午或傍晚。

如果你进行各种轮班，可能会发现看到清晰的低体温点和高体温点是更大的挑战。根据你的工作表安排，你仍然可以确定每个周期明显的体温变化，但如果做不到，则仍然可以依靠本章中讨论的其他生育力体征。

关于特殊情况的一般说明

尽管面临众多挑战，大多数人仍然能够识别出体温升高，但你还是要特别注意宫颈液以及宫颈位置这些其他体征，以便清楚地识别出你的生育期。而且，无论如何，除非你能在基准线以上看到明显的排卵后高体温，否则切勿将自己的体温用于避孕。如有疑问，在此期间请勿依赖生育觉知法进行避孕，除非你通过观察其他体征能清楚地确定自己的生育期。

如何用体温模式来预测周期长度

绘制体温图表的美妙之处在于，它可以让你简单地通过观察体温升高的时间来预测周期将持续多长时间。请记住，一旦体温升高，你下个周期的间隔时间在各个周期之间是保持相对稳定的。因此，如果你在周期的第一阶段发热或压力很大，你可能会遇到排卵延迟，反映在图表上就是体温升高也推迟了。在这种情况下，即使月经比通常情况延迟，你仍然可以提前确定什么时候会来月经。

下面克拉拉的图表有助于说明这一点，即排卵前期在不同女性之间，以及同一个女性不同周期之间都可能有很大不同。排卵后阶段，尽管在不同女性间有所不同，但通常对于每个女性而言都保持相当稳定（有一两天前后差别）。

25天周期

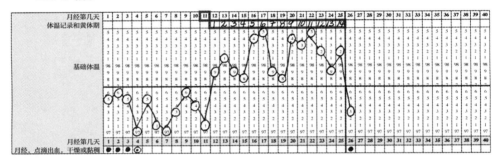

32天周期

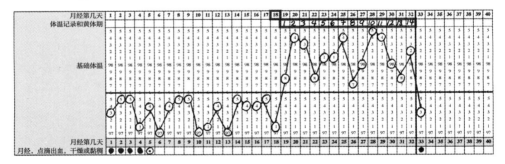

39天周期

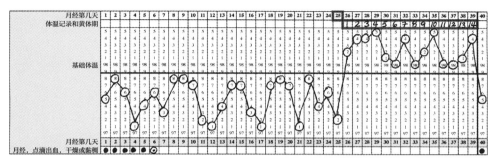

克拉拉的图表，同一名女性的体温表，周期是25天、32天或39天。请注意，克拉拉的排卵前期时长各异，但排卵后期（黄体期）仍保持一致，通常约14天。

宫颈位置（次要体征）

对大多数女性来说，生育力体征中最具挑战性的是宫颈位置。当然，这是有道理的——毕竟，你也不怎么会把手指伸进阴道去体会能探入多深。因此，可能需要花费几个周期的时间才能分辨出宫颈的柔软度、高度和张开度。

当你接近排卵时，宫颈会上升、软化和张开。它原本像鼻尖一样坚硬（无生育力时），临近排卵时会发展到像嘴唇一样柔软。当排卵后，雌激素水平下降，孕酮占优势时，宫颈会突然降低。只需插入干净的中指，你就可以发现这些细微的变化。

宫颈位置是一个次要体征，但如果其他任何主要体征在任何一个周期中令人困惑，它就特别有用。永远不要单独依赖它。观察其明显变化的最佳时间是在排卵前后，这时宫颈的位置会突然提升。

即使是想绘制自己宫颈位置的女性，最初也可能会对检查过程感到拘谨。这是可以理解的，因为人们可能不习惯这种感觉。只需缓慢呼吸，让身体放松。最终，你可能会发现，观察宫颈在整个周期中的变化情况还挺有趣的。而且，一旦你熟悉了各种变化，你在整个周期中可能只有一周左右需要检查宫颈，如第十二章所述。

如果出现以下情况，我建议你检查宫颈。

你的温度模式未完全反映出明显的体温升高。在这种情况下，你的宫颈能提供关于生育力的佐证。

你的宫颈液观察值或体温读数不容易解释。

你绝对不能冒险发生意外怀孕，并且需要第三个体征来确认不在生育期。

观察宫颈

第一次学习如何检查宫颈时，有个小技巧可能会帮助你设定基准线，就是在排卵后进行第一次检查，这时宫颈处于最低位置，最容易触到。在黄体期，它通常会感觉坚硬、低位、闭合。以此为参考，进行其余时间的宫颈检查。

1. 月经结束后每天至少检查一次宫颈。

2. 确保修剪指甲，检查之前始终先用肥皂洗手。

3. 尝试每天在同一时间进行检查。早上或晚上洗完澡可能是最方便的时间。但是，排便后不要立即检查，因为你显然有引入细菌的风险，这可能导致宫颈张开。而且不要一早首先检查它，因为它可能暂时很难触及。

4. 最有效的检查体位是下蹲，因为这会把宫颈推向最靠近阴道口的位置。但是，有些女性更喜欢坐在马桶上或将一只脚放在浴缸上检查。请保持所选体位的一致性，因为不同的体位会改变宫颈的高度。

5. 用手指作为方便的量规。插入中指，记住助记符SHOW，触摸宫颈：

Softness柔软度（坚硬/柔软）

Height阴道内高度（低/高）

Opening开口（闭合/张开）

Wetness湿度（无/黏稠状/乳脂状/蛋清状）

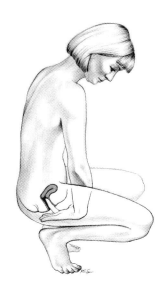

准确地说，湿度是描述宫颈液的，而不是描述宫颈的，但它包含在此处，因为在检查宫颈时，你不禁会注意到移出手指时留下的分泌物。请注意，总会有东西存在，而随着实践，你可能会开始注意到宫颈液变化，这取决于你处于周期的哪个阶段。（尽管如此，移出手指时观察到的东西并不是检查宫颈液的主要方法！）

6. 请注意，经阴道分娩的女性宫颈口始终会稍微开放。它感觉更偏椭圆，通常形状像水平的笑脸，因此在整个周期中专注于细微的变化非常重要。

未生育过的女性的宫颈　　　　　生育过（经阴道分娩）的女性的宫颈

7. 开始观察宫颈变化的最佳时间是排卵前几天，开始积聚湿性宫颈液时。你应该继续观察，至少要到排卵后宫颈液和宫颈突然恢复到无生育力状态。随着实践增加，宫颈变化将变得更容易观察。

8. 如果你发现宫颈皮下似乎有沙粒状的坚硬凸起，请不要感到惊讶。这些被称为纳氏囊肿，没什么大不了的，通常无需治疗就会消失。（请参阅第263页上的插图。）

9. 显然，如果你出现生殖器溃疡或阴道感染，则不应进行宫颈位置的检查。

10. 如前所述，一旦你了解了宫颈在不同阶段的感觉，你可能会选择减少检查次数，不再每天检查，而改为每个周期检查一个星期，从可生育宫颈液出现的第一天到体温升高为止（可参见第168页的"捷径"）。

11. 你可能会发现宫颈的一个或两个特征比较容易检查但同样有用，那就着重注意这几个特征。例如，如果你很难检测到宫颈高度，但是能注意到它是开放的或柔软的，则只须检查这两个特征即可。你甚至可以使用其他助记符来检查宫颈，例如宫颈"OS"（意思是打开opening和柔软softness）。

如何确定黄体期有多久

从技术上说，黄体期定义为从排卵到下一个月经之间的这段时间。想知道它实际持续多长时间的唯一方法是，你的卧室碰巧有一台超声波机器而且可以每天检查。但没有那个，你仍然有个好办法来知道它的时间，从体温升高的第一天开始数，但不包括下次月经的第一天。需要明确的是，你要数到月经确实发生出血的前一天，即便体温在一天或几天前已经下跌，或者几天前就出现点滴出血。

黄体期通常为12～16天。如果少于10天，那可能时间太短了。同样，理论上你可能黄体期时间正常，但产生的孕酮仍然是不足量的。如果你想怀孕，则任何一种情况都可能很麻烦，因为这两种情况都可能导致子宫内膜提前脱落，受精卵没有机会植入。

在一种情况下，你可能需要调整计算黄体期时间的方法。如果你在高峰日后连续两天以上出现体温升高，这可能意味着你的身体对诱发体温升高的排卵后孕酮释放反应缓慢。在这种情况下，将高峰后的第二天作为黄体期的第一天进行计算，可能比等待体温升高之后再开始计算更为准确。

手动记录时的一些制图窍门

从tcoyf.com下载适当的主图表（用于避孕或怀孕），或从本书的第454页或第455页放大125%复印。

除了体温之外，其他情况用细头铅笔记录。

要记录宫颈液或与颜色相关的体征，请使用粗马克笔在窄框中填写。可以拿着样品表，去一家优质的办公用品商店进行探索，以找到最佳的粗细、样式和颜色来满足你的需求，这是一种乐趣。

当你忘记观察标记时，在框里写一个问号。如果你的体温低于97°F（36.1℃），则在其下方写下测量的体温并圈出该数字（如果你的体温是96.9°F或36℃，则在97下方写个9并圈出它）。同样，如果你的体温超过99°F或37.2℃，则在其上方写下测量的体温并圈出该数字（如果你的体温是99.3°F或37.4℃，则在99上方记录3，然后把3圈起来）。你还可以从tcoyf.com下载温度低于97°F即36.1℃的主图表。

如果你的排卵前体温始终保持在96°F多或非常低的97°F多，即35.5～36℃，请从tcoyf.com下载温度低于97°F即36.1℃的主图表。

如果你的周期超出了40天，请把图表剪开并重新粘贴在一起（我知道，这很老套），让它们看起来像一个连续的长周期。

把图表放在笔记本里，最近的放在最上面，这样能轻松记录。

把第453页的年度体检表主表格复印到图表的背面，以记录检查的周期。为了将来方便地进行年度体检检查，你可能需要在右上角夹一个小金属夹。

绘制宫颈图表

1. 用一个圆圈代表宫颈开口

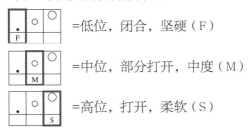

=低位，闭合，坚硬（F）

=中位，部分打开，中度（M）

=高位，打开，柔软（S）

2. 一般的宫颈模式类似下面伊丽莎白的图表

月经第几天	1	2	3	4	5	6	7	8	9	10	11	12	13	14	15	16	17	18	19	20	21	22	23	24	25	26	27	28	29	30	31	32	33	34	35	36	37	38	39	40
月经，点滴出血，干燥或黏稠状	●	●	●	●	●	○																											●							
宫颈 F M S																																								

伊丽莎白的图表是典型的宫颈位置图。注意伊丽莎白的宫颈在几天时间里变软、抬升、打开。但在第20和21天迅速闭合和降落。这是因为排卵后孕酮的强作用，在这个周期里可能发生在第20天左右。

如果你想下载电子版主图表或者在APP上记录周期，访问tcoyf.com。

摆脱药片或者其他人造激素
（包括女用避孕贴片、复方阴道避孕环、皮下埋植剂、甲孕酮避孕针或孕激素宫内避孕器）

停用激素的女性通常会感到惊讶，因为她们的周期不一定会恢复到她们习惯的方式，尤其是不像药片那样计时器般准确。但是请记住，激素的完美周期是人为诱发的。而且排卵并不一定会在停药后立即恢复，通常是因为下丘脑和垂体的反馈机制被过度抑制。

一般来说，让女性用药片来"调节周期"是适得其反的。因此，如果你因为任何原因引起的月经不调而得到了药片处方，例如多囊卵巢综合征、子宫内膜异位、卵巢囊肿或原发性卵巢功能不全，这通常只能掩盖而无法治疗根本原因。一旦停药，你的月经周期也将恢复到之前的状态。

此外，药片可能会在停药后长达几个月的时间内造成以下的某一种破坏。

体温
- 假性高温
- 体温与宫颈液完全不同步

宫颈液
- 没有典型的排卵宫颈液，即使发生排卵，也出现无变化的基础不孕模式（BIP）

- 持续看似可育的水性或乳性宫颈液
- 不同类型宫颈液导致的不规则斑块

黄体期
- 表明排卵不当的短黄体期

出血
- 出血量比服用避孕药时更多、更红
- 排卵前不规则出血和黄体期点滴出血
- 排卵后月经量少

当女性停止使用药片或其他激素时，她的月经周期通常会恢复到用药以前的状态。但是，恢复时间的长短因人而异。对于某些人来说，几乎即刻可以恢复。但是对于大多数人而言，至少要几个月的时间。而对于其他一些人，则可能要花费数月甚至数年的时间（尤其是名为得普乐的醋酸甲羟孕酮注射液，可能要长达一两年才能恢复到正常周期）。这种变化取决于所用激素的类型和剂量，以及女性的基本生理状况，女性服用该激素之前的任何基础健康状况。

那些似乎要花费更长时间从体内清除药物，在停止激素使用后需要花费几个月的时间来恢复月经周期的人，通常是年轻或消瘦的人（尤其是那些在服用激素期间还减肥了的人）。那些在使用激素之前就月经不规律的人，通常在停用激素之后也恢复到不规律的状态。此外，你应该知道，一旦女性恢复自然的月经周期，在最初的几个月中她们可能会经历黄体期变短。这反映为体温升高后高温状态通常不到10天。

一旦女性停止使用激素，但在月经周期中还没有显示出典型的可育宫颈液积聚，这段时间里她们可能会注意到宫颈液偏牛奶质。有些人宫颈液既黏又湿。另一些人可能发现宫颈液不能达到典型的可育状态，因为药片会破坏产生宫颈液的宫颈隐窝。但是，对于大多数女性而言，这种生育力体征的异常现象将逐渐消失，可以预期的是，她们会回到与服药前类似的月经周期。

很明显，当你停用避孕药后，对宫颈液的观察可能一开始会令你困惑。我想再次提醒，任何刚开始做图表或刚停用激素避孕药后再次开始做图表的女性，如果还不能够充满自信地解释自己的生育力体征，就不应将生育觉知法作为唯一的避孕方法。

对于那些在停药后想怀孕的人，我鼓励你等待几个月，以确保体内没有残留激素。或者你可以咨询医生，他们会根据你使用的药物类型和剂量来给你建议。

汇总：摘要

与你将获得的好处相比，检查所有三个体征所需要的时间实际上简直可以忽略不计。以下是如何观察和绘制三个生育力体征的摘要。你可能需要在这几页中添加书签，以便快速查找。

观察宫颈液

1. 月经结束的第一天开始检查宫颈液。

2. 全天专注于阴道感觉（例如干燥、黏稠、湿润或润滑）。

3. 每次上厕所时都试着检查一下宫颈液，顺便做凯格尔运动。

4. 每天至少检查三次宫颈液。

5. 确定检查的时候你没有受到性刺激。

6. 上厕所前后都要这么做：拿一张纸巾，将其折平。分开阴唇，从前向后擦拭。

7. 专注于纸巾在阴道唇和会阴间滑动的难易程度。感觉干燥、光滑或润滑吗？

8. 现在，将分泌物从纸巾上捏起来，用拇指和中指感觉一下。注重其质量。还是那几条：干燥？黏稠？乳脂状？像蛋清一样润滑？

9. 慢慢张开手指看一下宫颈液是否拉伸。

10. 全天检查内裤。注意是不是出现相当对称的湿的圆形痕迹。

11. 要区分宫颈液和基本的阴道分泌物，可以用一杯水来检查：真正的宫颈液通常会形成斑点，下沉至底部或在水中能保持。

12. 注意宫颈液的质量和数量（颜色，不透明度，黏稠度，厚度，拉伸性，最重要的是滑爽性和润滑性）。

13. 观察可育宫颈液的最佳时间是在上厕所坐便时它流出的时候。

14. 在你最具生育力的时候，宫颈液会流出得很快，就像在水里寻找一个沉到底部的球。

15. 其他容易观察到宫颈液的时间是在运动或做凯格尔运动之后。

16. 请注意，临近排卵时，宫颈液可能变得稀薄，以至于手指测试变得更困难，仅留下润滑感。

17. 学会分辨精液和可育性宫颈液的区别。蛋清状宫颈液趋于透明，有微光，通常具有拉伸性，而精液有时表现为橡胶状的白色丝状或光滑的泡沫。如果存在歧义，在宫颈液那一行中用问号标记。

绘制你的宫颈液图表

1. 周期的第1天是月经出现红色血流的第一天。

2. 使用下表中的符号记录宫颈液。

3. 记录一天中最具生育力或湿质的宫颈液，即使你一整天都在干燥状态下只观察到一次湿性的。

4. 记录你一整天中观察到的最湿的阴道感觉。

5. 将所有精液迹象或残留的杀精剂在宫颈液那行表格中用问号记录。

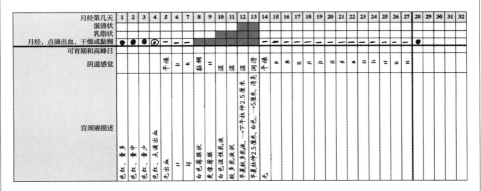

典型的宫颈液模式

确认你的高峰日

1. 你的高峰日是以下任何一项的最后一天。

- 蛋清状宫颈液
- 润滑的阴道感觉

2. 如果你没有蛋清状宫颈液，则按照最湿质的宫颈液的最后一天来计算。

3. 高峰日是蛋清状宫颈液或阴道感觉润滑的最后一天，即使你此后又出现一两天乳脂状宫颈液也不算。

4. 高峰日很容易识别，因为宫颈液会很快变干。

5. 确定高峰日后，请务必在图表的"高峰日"行中记录"PK"。

记录体温

1. 是你醒来时要做的第一件事。

2. 你应该在每天早晨大约相同的时间进行测量，前后不超过1小时。

3. 如果使用电子体温计，请等到它发出蜂鸣声，通常大约需要1分钟。如果使用水银体温计，则将其放置5分钟。

4. 测量口腔温度。（如果你没有发现清晰的模式，则可能要改用测量阴道温度——但请保持一致！）

5. 如果使用的电子体温计，但仍然看不到明显的温度升高，请尝试多停留1~2分钟。

绘制体温图表

1. 你可以在当天的任何时间记录体温。

2. 如果体温在水银温度计上落在两个数字之间，请始终记录低的那个温度。

3. 记录体温并用笔连线。

4. 遇到压力、疾病、旅行或搬家等异常事件，应记录在图表的"注释"行中。在"体温记录时间"框中记下比平时早或晚测量的体温。

5. 如果你的体温令人困惑或不稳定，请尝试测量阴道温度至少一个完整周期。

6. 如果你认为体温超出了正常范围，请应用经验法则，到下一天再绘制连接线。忽略任何异常温度，把它两侧的体温用虚线来连接。

绘制基准线

1. 在你月经结束后，当你开始注意到湿性宫颈液时，就开始注意何时出现高于之前一组连续6个温度的温度。

2. 确定你的体温比之前的一组连续6个体温升高至少0.2℉。

3. 回顾并标亮显示体温上升之前的最后6个温度。

4. 选择体温上升前6个标亮显示的体温中最高的那个，在它上方0.1℉的位置绘制基准线。

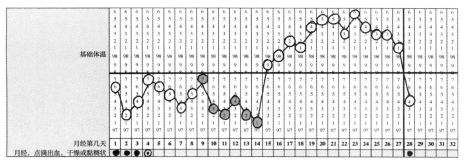

芭芭拉的图表。带基准线的标准温度模式。请注意，芭芭拉注意到温度上升的第一天是第15天，因此她倒数了6天，并标亮了这一组温度。然后，她在97.8℉（36.6℃）上绘制了基准线，这比温度组中的最高值（第9天的97.7℉，即36.5℃）高0.1℉。该周期为27天。

观察宫颈

1. 月经结束后，每天至少检查一次宫颈。

2. 确保修剪指甲，检查前先用肥皂洗手。

3. 尝试每天大约在同一时间检查。

4. 最有效的检查姿势是深蹲。

5. 插入中指，触摸宫颈，记录以下情况时使用助记符SHOW：

Softness柔软度（坚硬/柔软）

Height阴道内高度（低/高）

Opening开口（闭合/张开）

Wetness湿度（无/黏稠状/乳脂状/蛋清状）

6. 经阴道分娩的女性，宫颈始终会稍微开放。

7. 开始观察宫颈变化的最佳时间是排卵前几天开始积累湿性宫颈液时。

8. 如果你在宫颈上感觉到纳氏囊肿，别惊讶。

9. 如果你有生殖器溃疡或阴道感染，则不应检查宫颈位置。

10. 你可以只检查一周，从可育优质宫颈液出现的第一天到体温升高为止。

11. 你可能只想关注宫颈的一种或两种特征。

绘制宫颈图表

1. 用圆圈表示宫颈开口。

2. 通常，宫颈从排卵前的低位、闭合和坚硬，逐渐发展到排卵前的高位、开放和柔软，如下图所示。

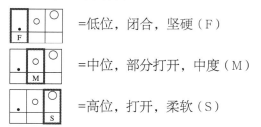

=低位，闭合，坚硬（F）

=中位，部分打开，中度（M）

=高位，打开，柔软（S）

现在你掌握了

恭喜你！如果你掌握了本章内容，可以将新发现的知识应用于自然避孕、怀孕，或只是掌控你的妇科健康。

其他掌握绘图的方法

如果你在内化本书中讲授的基本概念时，遇到任何困难，我强烈建议你参加"生育觉知法"课程或找一位合格的生育觉知顾问。

此外，还可以从tcoyf.com下载其他类型的主图表。

第三部分

主动掌控健康

第七章

无排卵和月经不规律

我们不是芭比娃娃。尽管麦迪逊大街试图说服我们所有女性都应该是1.75米高的瘦削超模，但现实是女性之间的差异很大。传统观念认为所有女性应该有28天的月经周期，而且在第14天排卵，这是不正确的。

女性月经周期的长度可能会因为女性处于生命中的不同时期而有所不同。你会发现长达几个月的间歇性排卵，比如青春期、刚停用避孕药，母乳喂养或接近绝经时。你的周期也可能会因为一些暂时的情况而发生波动，如疾病、旅行、压力或运动等。

绘制周期图表的好处在于，无论你的具体情况如何，你每一天都可以掌控并了解体内正在发生的事情。

那么，怎么才能定义月经周期不规律呢？除非你有其他烦恼的症状，否则21～35天的周期都被认为是正常的。通常，如果它们超过了这一范围或伴有不一致的出血量，你应该去看医生。排卵后月经的质量通常是相当稳定的，因此，如果你的周期不规律，出血时多时少，颜色时而鲜红时而色深，有时有血块有时又没有，这通常表明你没有正常排卵，或者根本没有排卵。

随着时间的推移，你的生育力体征的反映方式会有所不同，具体取决于你属于以下哪种情况。

典型周期：在正常周期中，你的身体以相当定时、可预测的方式做好排出卵子的准备。月经结束后，在雌激素增加的影响下，你通常会经历几天没有宫颈液或宫颈液黏稠的状态，随后几天会有越来越多湿性的可育宫颈液。卵子排出后，你的宫颈液会迅速变干，直到你在下一个周期再次开始这个模式。

无排卵期（低体重，母乳喂养，绝经前等）：这是指女性花费较长时间排出卵子的时期。在这种特殊情况下，理论上你的身体可能需要一年甚至更长的时间，才能最终积累足够高的雌激素水平以触发排卵。这几乎是一种前进两步、后退一步的情况，在这种情况下，你的身体可能会尝试多次排卵，直到最终排卵为止，如下图所示。

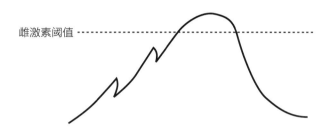

雌激素阈值

在这段时间内，你可能会注意到所谓的宫颈液"斑块"。不像典型的正常周期中的堆积，而是看到一段时间的湿性斑块散布在干燥的日子里。

本章专门介绍在不排卵或偶尔排卵的特殊情况下，你的身体会发生什么。第九章讨论了你可以尝试平衡激素以重新开始排卵的方法。附录I讨论了在这种情况下如何使用生育觉知法进行避孕。

女性生命中不同的无排卵或月经不规律阶段

青春期

美国女孩通常在12~14岁开始月经初潮。但是，月经的开始并不一定意味着每个周期都会排出一个卵子。实际上，少女月经周期的特征表现之一是由于雌激素水平波动造成的月经不规律，因此，月经无法像我们预测的那样自发开始。随着激素反馈系统的成熟，这是一个循序渐进的过程，可能需要几年的时间。然后，在这段时间里，青春期少女的月经周期可能会变化很大，散布着许多无排卵周期。

停服药片

女性了解生育觉知法的最大动力之一是因为沮丧，因为她们在服用避孕药时经常会遇到各种不良反应。除了头痛和体重增加，还有突破性出血。

但是，作为女性健康教育者，我最大的担忧缘于这样的事实，即女性经常用处方药来帮助"调节"她们的周期。这种方法的问题在于，从未解决月经不规律的真正原因，因此，当她们停药时，周期通常会恢复到以前的状态。如果某位女士在23岁时通过处方药来调节自己的周期，并决定在33岁时停药备孕，那么她可能会惊讶地发现，不仅她的周期回到了服药前的异常状态，而且在10年之后的如今，她还得面临这样的现实：她患有多囊卵巢综合征之类的基础病，但从未得到治疗，因为症状在初发时被掩盖了。

药片会掩盖潜在的生育问题，这一难题是如此令人不安，因此，我认为应该在女性最初服药前告知这种潜在缺陷。无论如何，如果你刚停用避孕药或其他激素而开始做图表，请看第98页讨论的可能会发生的情况。

怀孕和哺乳

如果你对孕妇或哺乳期女性进行调查，她们可能会告诉你，她们对现状满意的原因之一是她们现在没有月经。当然，从生理上讲，女性的身体在受孕后不能再次怀孕是有道理的。女性一旦怀孕，就不会排卵，直到婴儿出生为止。

而且，如果她是"按需"进行母乳喂养，也就是说，每次婴儿哭闹都哺乳的话，她可能在宝宝出生后的几个月甚至一年内都不会恢复排卵。这是因为婴儿每次吮乳都会刺激催乳素，这种激素会间接抑制排卵所必需的卵泡刺激素和促黄体素。但是要让哺乳有效地阻止排卵，宝宝就得不分白天和黑夜地始终吸吮。

哺乳的女性可能会在一年或更多时间内保持基础不孕状态（BIP），日复一日，无论宫颈液是干燥、黏稠还是混合。她通常看不到湿性宫颈液的原因是，催乳素间接导致雌激素水平低，这也阻止产出可育宫颈液。诀窍是哺乳女性需要注意宫颈液质量的变化点，这表明排卵将很快恢复。由于哺乳时月经可能不存在或很混乱，因此，如果你计划在这段时间内使用生育觉知法进行避孕，则应阅读附录I。

更年期

绝经是女性一生中不再排卵、不再来月经的时候。它通常发生在51岁左右。但是，迈向绝经的更年期时间可能长达10年左右，在这个过程中生育力开始显著降低，从她最后一次月经前的13年就开始了。在更年期，月经开始表现得跟以往任何时期都不一样。由于黄体期变短，整个周期长度也开始变短。最终，随着排卵变稀疏，月经周期变得越来越长。最后，月经周期完全停止。一般说来，如果一名女性整整一年都没有来月经，她就已经来到了绝经期。

与哺乳一样，更年期的月经周期可能非常棘手。因此，如果你打算在围绝经期使用生育觉知法避孕，则应仔细阅读第二十二章和附录I。

无排卵周期和无排卵的差别

"无排卵周期"在某种程度上是暂时的，在大多数女性生命中的某个时刻会不时发生。例如，你可能在准备排卵前发热了，这阻止了卵子排出。或者，你尝试了只吃棉花球的疯狂减肥法（没开玩笑，真有人试！），直到你恢复正常的时候，排卵才会发生。或者你去了符拉迪沃斯托克，旅行了7个星期，直到回来才恢复排卵。

而"无排卵"是一个较长的时期，可能持续数月之久，并且可能会也可能不会自我解决。它的原因可能是哺乳或体重过轻，也可能是患有诸如多囊卵巢综合征或甲状腺功能减退等基础病。

月经中的排卵之谜——精明的朋友

女性排卵却没来月经，与她不排卵却来月经，两者之间有什么区别？暂停一下，考虑片刻。

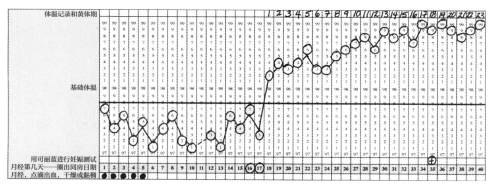

萨布莉娜的图表。怀孕的典型体温模式。请注意，从第2天早上的体温升高来看，几乎可以肯定萨布莉娜在第17天排卵了。她的图表显示了体温升高后超过18个高体温，这很可能证实她怀孕了，如第十三章所示。

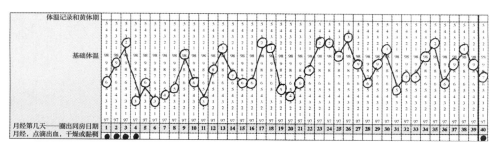

斯盖拉的图表。典型的无排卵体温模式。请注意，斯盖拉没有反映排卵的体温升高，因此，在第40天出现的"月经"实际上是无排卵性出血，确切来讲不是月经。

　　在前一种情况下，该女性基本上确定怀孕了。在后一种情况下，她经历了无排卵月经。两个图表显示了这些情况在图纸上看起来有多大区别。

绘制图表的另一个绝妙理由

　　在无排卵周期中，不绘制图表的女性可能会认为自己经历的是正常月经。那么，如果没有发生排卵，为什么她们还会继续流血呢？因为雌激素的产生令子宫内膜持续发展，但始终未能达到触发排卵所需的阈值，所以导致这种类型的出血。在这种情况下，有两种情况会导致类似月经的出血发生。

- 雌激素缓慢累积，但未到阈值，然后下降，导致"雌激素撤退性出血"。
- 更常见的情况是，子宫内膜会在很长一段时间内缓慢累积，最终其厚度无法维持自身稳定。由于没有孕激素来维持子宫内膜，因此它被排出，这就是所谓的"雌激素突破性出血"。

无论哪种情况，如果你不绘制图表，你可能会认为自己只是来月经了，尽管你可能会注意到出血类型有所不同。具体来说，出血量可能异常少或很多，当然，整个月经周期的长度也可能不一样。

暂时性无排卵或月经不规律的常见原因

下面这些是女性无排卵的常见原因，无论是暂时性的还是持续较长时间的。

疾病

生病并不一定会影响你的月经周期，但如果影响了，通常取决于你生病时正处于哪个阶段。如果你在排卵前发病，则可能会延迟甚至完全阻止排卵。如果发生于排卵之后，则几乎不会影响周期，因为黄体期通常是稳定的12~16天，通常不受疾病、旅行或运动等因素的影响。对于每位女性，黄体期趋于一致，其长度差异通常不会超过一两天。

无论如何，在这样的时候，观察宫颈和其他次要体征，可以帮助你确定发热对排卵是毫无影响还是有很大影响，是否延迟排卵或完全阻止了排卵。当然，如果你使用生育觉知法进行避孕，则在这种模棱两可的情况下需要格外小心。

卵巢囊肿

这是暂时性无排卵或月经不规律最常见的原因之一。如果它们导致你无排卵，通常是由于囊肿在周期的前半阶段出现了。如果它们导致你月经不规律，则可能是在周期的后半阶段发生的。无论哪一种情况，它们通常不严重。下一章将对其进行更详细的介绍。

旅行

旅行会影响月经周期是众所周知的事情。

假期可能会让你感到愉快，但你的身体仍然将它解释为一种压力。许多女性发现她们的周期变得非常长，这是由于排卵延迟造成的。其他人则可能停止排卵，不来月经。再次说明，绘制周期图表对确定体内正在发生的事情非常有帮助。不过请记住，在旅行时，绘制所有三个体征是特别有帮助的，以明确因生活受到干扰而产生的任何情况。特别是，要时刻注意可能会影响你体温的因素。

几年前，我的大学室友就似乎重新定义了旅行相关的无排卵。凯茜在英国读三年级。她到伦敦前刚刚结束月经，然后在那儿住的十个月里都没有月经。但回到家的那个月，她又来月经了。

运动

剧烈运动可能会延迟甚至完全阻止排卵。你可能会想以此为借口不做运动——挺有想法啊！它似乎主要影响那些体脂率非常低的竞技运动员。受影响最大的女性是从事跑步、游泳、体操的运动员，以及芭蕾舞者。但是，对这些运动员的研究并没有定论，因为她们无法将体脂率的影响与身体和情绪压力、饮食，甚至甲状腺代谢的变化区分开。而所有这些都会影响女性的周期。

体重增加或减少

为了使普通女性保持正常的排卵周期，她的BMI（体重指数）应在20~24之间，或至少拥有22%的体脂。你可以轻松地从在线图表中确定你的BMI。

极瘦的女性，特别是患有厌食症的女性，月经通常完全停止。因为她们体内的脂肪不足，因此无法产生排卵所需的激素。此外，体重下降10%~15%（或体内脂肪1/3）的女性月经也可能会停止。而且，如前所述，女运动员经常由于体脂低和比赛所引起的压力而使月经停止。

我的客户中有一对法国夫妇，他们试图怀孕5年了。他们要求与我私下会面，而不想参加小组讨论会，因为丈夫是医生，觉得上课对他们来说太基础了。当他们到达我的办公室时，我立即察觉到他们可能存在的生育问题。

女方个子很高，特别瘦。我问她是否会考虑增加体重来调整周期，她坚决反对在饮食中摄入任何脂肪。然而，他们俩都对自己为什么不怀孕感到完全困惑，因为她将自己照顾得如此周到。但是当我要求她描述一下自己的月经周期时，她说没有什么可说的——她已经有5年没来月经了！

我惊呆了。这是两个受过教育的人，其中一个还是医生，但他们却不明白为什么怀不上孩子。我问他们为什么这么多年没来月经还认为自己有生育能力。他们的回答令人惊奇。几年前，当他们试图避孕时，她的医生问她使用了哪种避孕方式。她说，他们没有使用避孕措施，因为她没有月经。当时她的医生坚持要求她无论如何还是采取一些保护措施，他指出她任何时候还是可能排卵的。基于"她任何时候还是可能排卵的"这一评价，她解释为这说明她当然是可育的。

我向他们解释，怀孕概率的判断是要根据夫妻俩的目标来以不同方式看待的。从避孕的角度来看，她的医生是对的——女性必须保护自己，这非常重要，因为排卵总是发生在月经之前。但是，如果一个女人想怀孕却没有月经，那么她显然没有排卵。他们的经历告诉我，将意外怀孕的风险与希望怀孕的可能性混为一谈是多么常见。不幸的是，我不知道他们后来发生了什么，因为在我们见面后不久他们就回法国了，但是我想他们至少会处理她的无排卵。

在人群中，更多女性则有超重的问题，她们也可能停止排卵。看到这里，你可能会想："等会儿。她刚刚说如果女性太瘦可能会出问题，现在又说如果太胖可能会出问题。"是的，女性的身体天生就是这样！过多的脂肪组织会引起雌激素过多，破坏发信号让卵泡成熟的激素反馈系统。

压力

偶尔长周期的最可能原因之一是生理和心理上的压力。如果压力贯穿整个周期，它会延迟排卵，而不会加速排卵。如你所知，排卵的时机将决定周期的长度，排卵发生的时间越晚，周期就会越长。有时，如果压力很大，它实际上可以完全阻止排卵，如第208～209页的图表所示。

引起无排卵或月经不规律的医学原因

除了上面列出的各种临时性因素之外，各种潜在的严重基础病也可能导致女性无限期不排卵。这些基础病大多数是可以治疗的，但是所有这些都需要医生诊疗，由医生来确定你无排卵或月经不规律的原因。

无论你是否在备孕，我都鼓励你尽早接受检查。高度不规律的周期反映存在疾病需要治疗，这不仅会对你的整体健康有影响，也会对你的生育力有影响。基础病可能会令生育觉知法的有效性遇到更大挑战，也可能会令你的备孕遇到困难。无论如何，你应该让医生为你检查，排除一些基础病，尤其是下面讨论的这些。

甲状腺功能减退

甲状腺的健康与女性的月经周期密切相关，因此，处理无排卵周期时首先要考虑的就是甲状腺功能减退。甲状腺是位于颈部底部的领结状腺体。由于这种基础病会直接导致激素失调，因此在第九章中将进行更全面的讨论。

多囊卵巢综合征（PCOS）

即使你从未听说过这种病，也很有可能认识某个这种患者，甚至你自己就是。多囊卵巢综合征是导致无排卵或月经不规律最常见的原因之一，影响约10%的女性。这是一种严重的激素紊乱，几乎影响着人体的每个器官。因此，我将在下一章中对此进行更广泛的讲述。但是这里要强调的是，如果你的月经很不规律，或者周期超过35天，或者你似乎根本没有排卵，则应该由医生（最好是妇科内分泌医生）诊断，尽快开始治疗。

子宫内膜异位症

患有这种基础病的女性，她们的子宫内膜组织会植入子宫以外的位置，这可能会引起许多症状。与多囊卵巢综合征一样，这是一个相当普遍的基础病。它可能会导致月经不规律，但不会达到多囊卵巢综合征的程度。同样，鉴于它如此普遍，我将在下一章对其进行深入讨论。

催乳素过多（高催乳素血症）

催乳素也被称为泌乳素，因为它在哺乳期女性血液中循环，对抑制全母乳女性的排卵有部分作用。但有时候，一个没有哺乳（甚至没有生育）的女性体内的这种激素水平过高，就会完全阻止排卵。这可能是由垂体良性肿瘤导致的。无论如何，这种病很容易治疗。

原发性卵巢功能不全（POI）

你可能偶尔听过这种基础病，称为卵巢早衰或更年期提前。的确，卵巢可能会在40岁之前停止正常运行，这种情况也是正常的，有时甚至提前到青少年时期，但"卵巢早衰"这个术语会产生误导。实际上，有时卵巢不一定完全关闭，所以女性还是会间歇地来月经，当然她们的周期肯定是不规律的，最后将完全停止。

然而，POI的症状也可能是因为雌激素分泌减少而看起来像更年期，比如月经不规律、潮热或阴道干燥。此外，女性可能会注意到同房的时候因为阴道壁变薄而产生的疼痛。

这种情况的女性可能面对两个主要问题。

1. POI是一种内分泌失调的疾病，具有严重的健康后果。患有POI的女性不能产生足够的雌激素，因此她们应该考虑至少在51岁之前接受雌激素–孕激素疗法，以帮助预防骨质疏松症和可能的心脏病。

2. POI女性不太容易怀孕。但可以感到安慰的是，她们仍然有机会通过卵子捐赠来怀上孩子，这将在第231页进行讨论。

审视无排卵

如你所见，女性不一定在每个周期都排卵。这有很多原因，有些涉及女性一生中的特定阶段，例如青春期、怀孕、哺乳或更年期。其他更多的则是暂时性因素，例如停用药片或其他激素，以及压力、疾病、运动、体重和旅行等。最后，有些是由更严重的基础病引起的。重要的一点是，我们需要在正确的背景下理解无排卵周期。有时，它们是完全正常的，甚至是可预测的。但是，如果你认为自己有严重的医疗问题，则图表可以帮助你和医生进行准确诊断。

实际上，无排卵和（或）月经不规律通常是更容易治疗的生育问题之一，因为它们通常是由激素失调引起的，可以通过自然疗法加以纠正。第九章专门介绍了你自己可以尝试的一些解决这类问题的方法。无论如何，你首先要去看医生，以排除任何严重的问题。

生育觉知和无排卵

请记住，虽然无排卵状态下不能生育，但你仍然需要每天检查，就像处于排卵前期一样。因此，如果你打算在无排卵期使用"生育觉知"进行避孕，则应注意这些规则比第十一章中要学习的正常规则更麻烦。根据你自己特定的无排卵模式，这可能难也可能不难。无论如何，我建议你先阅读常规规则，然后，如果你确定自己处于人生的无排卵状态，则应仔细阅读附录I。

第八章

所有女性都要留意的三大相关基础病：卵巢囊肿、子宫内膜异位症、多囊卵巢综合征

我的直觉告诉我，你们当中许多人都急切地想要掌握自然避孕或怀孕的细节，以至于想要跳过本章。但是，你要知道，这些基础病非常普遍，甚至你自己也可能最终通过绘制图表发现自己至少有其中之一。

我想你在读到这些基础病时有时候会"啊哈"，我希望通过绘制图表，你将更有能力为应对这些问题迈开第一步。即使你个人不受这些问题的影响，你也能够教育朋友和家人，她们有人可能已经经历过这些问题。

第一种基础病是卵巢囊肿，是最常见的，它很少引起严重的健康问题。然而，如果你发现自己有囊肿，会想知道怎么办，尤其是当它们引起疼痛或烦扰时。

第二种基础病是子宫内膜异位症，约10％的女性受它影响，你会学到，这是一种奇怪的侵入性疾病，每位女性的发病方式会有所不同。有些人可能永远不会受到它的影响，甚至在尝试怀孕之前都不知道自己有这个问题。而另一些人则可能会经历磨人的疼痛，而绘制图表会令它更容易诊断。

第三种基础病是多囊卵巢综合征（PCOS），也会影响约10％的女性。但是，与前两个不同且非常重要的是，一旦你发现自己有这个问题，要立刻着手处理它，因为它与重大的长期健康风险相关。

卵巢囊肿

大多数女性一生中都会出现至少一个卵巢囊肿，这通常不是什么大问题。实际

上，除非你绘制了月经周期图，否则你都未必会发现有什么事儿不对劲。

　　卵巢囊肿有几种类型，最常见的是功能性卵巢囊肿，它们是在月经周期的正常功能中产生的。但它们没有遵循典型途径，而是继续生长超出了正常范围。有些功能性卵巢囊肿可能会导致无排卵、月经不规律，或仅造成周期混乱。不幸的是，如何定义或治疗这种囊肿在医生之间也尚无共识。尽管如此，以下概述仍然有用。

　　简而言之，卵巢囊肿是在卵巢上充满液体的囊，通常按其与排卵的时间关系进行分类。在大多数情况下，这些囊肿的持续时间比正常的长，但完全是良性的，通常会自行消退。但是，如果由于囊肿本身的肿胀、扭转、破裂或出血而引起疼痛，则可能需要进一步治疗。

　　所有的卵巢囊肿都可以通过手术切除，但仅将其作为最后手段，因为它可能会引起粘连而损害生育能力。因此，如果你有怀孕的计划，你可能想得到一个安心的结论，你是等它们自行消退，还是有其他选择。（如果要进行卵巢手术，什么样的手术类型能减轻瘢痕风险，请参见第234页。）在任何情况下，如果你先审视以下围绕排卵发生的事件的正常顺序，就会更容易理解这三种类型的功能性囊肿。

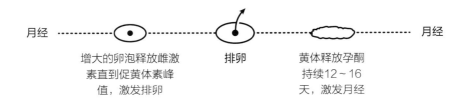

月经 ………………… 增大的卵泡释放雌激素直到促黄体素峰值，激发排卵 ………… 排卵 ………… 黄体释放孕酮持续12～16天，激发月经 ………… 月经

功能性卵巢囊肿

　　如上所述，根据定义，这些类型的囊肿是月经周期正常运作的结果，它们的诱因是激素。它们可能只发生一次，或者经常复发。

卵泡囊肿

　　这种类型的囊肿实际上是卵子周围的卵泡会随着临近排卵而继续增大，但没有像正常的那样破裂排出卵子，而是扩大成了一个内含卵子的囊肿，从而阻止了排卵。

它如何影响你的图表

你可能会连续数周持续产生可育性的、湿质或光滑的宫颈液，但是你从来不会出现表明排卵已经发生的体温升高。最终，你可能会出现突破性出血（与真实月经成因相反），从而终止一个无排卵周期。你还是会把出血视为新周期的第一天。

如何治疗

卵泡囊肿通常会自行消退，典型的是在下一个"月经周期"的第5天（再说一次，准确地说，这不是一个月经周期，因为在出血之前没有发生排卵）。但是，如果这引起了慢性骨盆疼痛，最有效和成功的治疗方法是孕酮注射。这将打破雌激素的主导，通常你会在3～5天内开始月经样出血。医生还经常开出避孕药，但不能解决根本原因！当然，你也已经知道卵巢手术会带来的潜在问题。

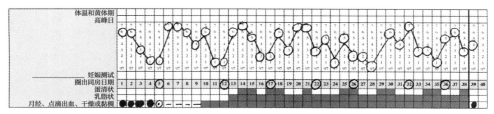

克洛伊的图表。卵泡囊肿。 克洛伊的月经似乎处于正常状态，直到第15天的高峰日。但是，一两天后并没有体温升高来确认排卵已经发生，相反，体温从未升高。此外，她继续产生看起来是可育宫颈液，直到第38天。她最终来了"月经"，准确地说是无排卵性出血。请注意，由于她在这个周期中显然没有排卵，因此没有理由进行妊娠试验。

黄素化未破裂卵泡（LUF）

在这种类型的囊肿中，成熟的卵子准备排出，将其包裹的卵泡经历了正常排卵的一系列过程，包括形成了产生孕酮的黄体。然而，卵子卡在了卵泡里，因此实际上，排卵没有发生。

它如何影响你的图表

看起来你已经排卵了，甚至受孕了，因为你会在高峰日积聚正常的可育性宫颈液，然后出现欺骗性的体温升高，体温保持高位12～16天。有时，由于孕酮的持续释放，体温还可能会在更长时间里保持高温。

由于图表的误导性以及月经可能会延迟，这种情况可能会令人特别困惑，因为你可能会错以为自己怀孕了。血液人绒毛膜促性腺激素检测将在约20天时澄清情况，而你还以为是"排卵后黄体期"。

如何治疗

与卵泡囊肿一样，黄素化未破裂卵泡通常会在下一个"月经周期"的第5天自行消退。但是，如果它们也引起疼痛，可以注射孕酮治疗，通常可在1小时内缓解不适感。与卵泡囊肿一样，医生会开避孕药，但这同样不能解决根本原因。最后，手术瘢痕风险仍然是一个问题。

对于备孕的人，可了解有关未破裂卵泡黄素化综合征的更多信息。

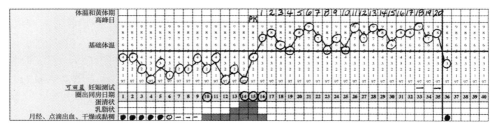

汉娜的图表。黄素化的未破裂卵泡。 汉娜这张看上去是绝对正常的怀孕图表，因为她有典型的宫颈液积聚，在第15天达到高峰日，然后在第16天出现体温升高，并且在此后20天保持高体温。但是在黄体期的第18天和第20天，她两次妊娠试验均为阴性。然后，她在第36天来了"月经"。

黄体囊肿

在这种类型中，有正常的排卵过程，卵子释放，黄体形成。但是，它没有在12～16天后消退，而是将排卵的开口封闭起来并填充了多余的体液或血液，令其长成了囊肿。生育药物会增加这一情况的风险。

它如何影响你的图表

看起来你好像怀孕了，或者你确实已经怀孕了。这是因为，再说一次，你会有正常的宫颈液积聚，有高峰日，接着是体温升高，排卵后持续高体温。可能会因为孕酮的持续释放而超过16天。（与上述黄素化未破裂卵泡一样，在黄体期第20天进行人绒毛膜促性腺激素妊娠测试会明确你是否怀孕。）最终结果是，你的月经可能会延迟，直到囊肿消失。但是，如果你确实怀孕了，囊肿通常会在孕早期的三个月内消失。

如何治疗

通常不需要治疗，因为这些无害的囊肿几乎总是在几周到几个月内自行消退。

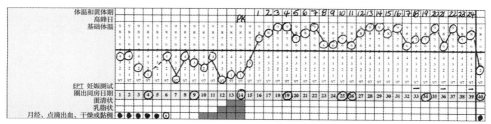

米琦的图表。黄体囊肿。米琦的图表看上去是完全正常的怀孕图表，因为她有典型的宫颈液积聚，达到顶点是在第14天的高峰日，随后的第16天出现体温升高，之后至少18天的高温。但是在黄体期的第18、21和24天，她各接受了一次妊娠测试，均为阴性。然后，她在第40天来了"月经"。

实际上，对于这种类型的囊肿，看起来似乎是一个完全正常的周期，卵子实际上排出了，但黄体在12～16天后不会崩解，而继续产生孕酮，令体温升高并延迟出血发生。但是，与黄素化未破裂卵泡不同（前一页讨论过），女性可以怀孕，这种无害的黄体囊肿会持续到怀孕的前三个月。

功能性囊肿的区别

卵巢功能性囊肿是由月经周期的激素紊乱引起的，因此，如果不解决激素功能失调，它们可能会复发。但是大多数都不需要手术，通常可以自行消退。

类型	卵泡囊肿	黄素化未破裂卵泡 （此综合征的一部分称为 LUFS）	黄体囊肿
排卵	无	无	有
体温升高	无	有	有
高峰日	无	有	有
表现像排卵发生	无	有，即便并未发生	有，并且确实发生
表现像受孕，因为黄体期可能延长	无	可能，但常常没有	有，事实上也可能是怀孕
可能症状	囊肿漏出液体或血液导致慢性盆腔痛，通常为一侧 经期异常 盆腔压力 卵巢扭转会导致剧痛和恶心	如果囊肿增大到5~6厘米会产生锐痛	经期延迟 点滴出血 一侧盆腔痛 破裂时会导致剧痛和（或）出血 卵巢扭转会导致剧痛
治疗	通常在出血5天时自行消退。可通过超声检查确认。如果出现疼痛，可进行孕酮注射来破坏雌激素优势。通常不需要手术，除非卵巢扭转	通常在出血5天时自行消退。如果出现疼痛，可进行孕酮注射，通常在1小时内疼痛就得到缓解了	通常会自行消退。如果破裂，则需要手术
频率	最常见的卵巢囊肿类型	大约15%不孕的女性有这个问题	没有卵泡囊肿那么常见。早孕期偶可见
备注	由于囊肿会导致雌激素继续释放，因此可能会日复一日产生可育宫颈液，而没有孕酮使之干燥 高峰日延迟	在（欺骗性的）黄体期的第20天进行妊娠血液检测，确认怀孕并未发生 高峰日后孕酮减少。可能会在高峰日后超过16天	在黄体期的第20天进行妊娠血液检测，确认是否怀孕，可能需要排除异位妊娠 克罗米芬可增加黄体囊肿的风险

其他类型的卵巢囊肿

皮样囊肿

如果你见过皮样囊肿的照片，你可能会认为这是一个不怎么样的恶作剧。它们在20～40岁的女性中较为常见，但通常是良性且无害的。它们是一种奇异的囊状生长物，通常包含诸如头发、皮肤和牙齿（是的，牙齿）等结构，因为它们是由产生卵子的细胞形成的。尽管它们可能在卵巢中最常见，但实际上可能在身体的任何地方生长，通常仅在常规的盆腔检查中发现。

它们通常不会引起任何症状，但是如果它们体积增大并引起卵巢扭转，会导致剧烈疼痛。它们很少致癌，通常不会影响女性的生育能力或月经周期。但是因为它们会持续生长，所以一般建议手术去除。可以通过腹腔镜或常规手术将其切除。

囊腺瘤

这些囊肿从卵巢组织发育而来，充满水样物质或黏液样物质。它们是良性肿瘤，很少变成恶性肿瘤，但会引起疼痛，因为它们会长到15～30厘米，并引起卵巢扭转。通常通过简单的影像或X射线检查就可以诊断。

它们可能在卵巢组织上引起粘连而损害排卵功能。通常可将水样物质吸出，但黏液型的需要通过手术去除。当然，你应该知道卵巢手术的相关问题。

子宫内膜异位囊肿或"巧克力囊肿"

这些囊肿在卵巢（及其他部位）上发展，是子宫内膜异位症的结果（这是接下来要讨论的一种基础病）。它们通常含有旧血，样子像巧克力糖浆，并经常黏附在周围结构上，如卵巢、输卵管和肠道。症状通常与子宫内膜异位症相关的症状相同（即盆腔疼痛、经期疼痛和性交疼痛）。

如果囊肿破裂，会发生锐痛，血液检查可能反映出白细胞计数升高，伴有低热。它们还可能因为卵巢上引起粘连而阻止排卵，从而影响生育能力。与所有其他囊肿一样，可以通过手术将其切除。

子宫内膜异位症

这是最奇怪的妇科基础病之一，并且出奇地普遍。在这种疾病中，月经期间正常脱落的一些子宫细胞会附着到身体的其他部位，最常见的是在盆腔内。它们通常是小块的表浅斑块，或较厚的穿透性结节，或成为卵巢中的囊肿。一个容易理解的方法是，子宫内的内膜是子宫内膜，同样的组织到了子宫外面就是子宫内膜异位症。

该病最令人困惑的方面是，它引起的疼痛程度与疾病的严重程度完全无关。或者它已经广泛播散，也可能完全没有任何症状；或者仅少量播散就引起难忍的疼痛。它是否会进一步播散，也是无法预测的。

子宫内膜异位症的原因

关于病因的理论很多，其中最常见的是"逆行性月经"，认为一些子宫内膜细胞通过输卵管倒流并进入盆腔，然后开始植入。但是仅凭此理论还不足以解释子宫内膜细胞如何播散到较远的位置，因此，研究人员推测它也可以通过血液或淋巴系统播散。最后，有人认为子宫内膜细胞甚至可以通过骨盆手术无意间完成移植。

无论如何，一旦这些细胞被植入其他区域，它们的行为会像在子宫里一样，在周期内变厚，在月经期脱落。但是，由于没有排出途径，免疫系统将出血视为割伤来处理，试图将其治愈，形成瘢痕组织。最终，过多的瘢痕组织会变成粘连，从而引起疼痛并导致生育能力受损，具体取决于它们的粘连部位。

子宫内膜异位症的症状

下面列出来的前三个症状是经典体征，但即使如此，并非所有患有此病的女性都会有这些症状。

- 剧烈的痛经
- 性交痛，尤其是插入较深时
- 不孕症
- 慢性盆腔痛，包括下背痛
- 大量或不规律出血
- 经前点滴出血

- 肠绞痛
- 月经期小便痛或排便痛
- 月经期间腹泻、便秘、腹胀、恶心、头晕或头痛
- 疲劳
- 低热
- 对感染的抵抗力低

子宫内膜异位症的诊断

如果你发现除了上述某些症状之外，你还具有以下生育力相关体征，则可以进一步确认你需要接受检查。

- 月经周期短（少于27天），持续时间超过8天
- 整个周期几乎没有湿性宫颈液，甚至没有干燥的日子
- 黄体期通常是正常的12～16天，但低体温徘徊在基准线附近，表明可能低于正常的孕酮水平

有个基础认知是，子宫内膜异位症很难诊断。超声检查的价值有限，除非你正好患有卵巢子宫内膜异位囊肿即"巧克力囊肿"。即便那样，也只能发现这一处的子宫内膜异位，而无法探查整个盆腔。

唯一可靠的金标准是腹腔镜检查，取到组织进行显微镜检查然后确诊。但是，手术医生必须全面了解子宫内膜异位症的各种表现形式，才能进行"近接触"腹腔镜检查，这是一种可以使诊断更加准确的特殊技术。这是因为显微镜下的子宫内膜细胞需要比正常放大几倍才能看到。即使这样，因为某些子宫内膜组织非常细小，很难检测到，就有可能完全忽视这种状况，或者低估其严重程度。

最后，诊断性腹腔镜检查最好是在排卵前期进行较为理想，腹腔镜治疗后一般不再复查。

子宫内膜异位示例图表

月经第几天	1	2	3	4	5	6	7	8	9	10	11	12	13	14	15	16	17	18	19	20	21	22	23	24	25	26	27	28	29	30	31	32	33	34	35	36	37	38	39	40
体温和黄体期																	1	2	3	4	5	6	7	8	9	10	11	12												
高峰日															PK																									

斯嘉丽的图表。**子宫内膜异位症。**在过去的大约一年中，斯嘉丽一直受月经折磨。此外，每次同房时，她都会感到发自内心的疼痛（如底栏所记录的），这显然影响了她同房的欲望。伴随着这些问题，她常常感到非常疲倦，以至于很难提高工作效率。最后，每个周期她至少有3～4天的经前点滴出血。这些症状中的单纯任何一种都不表示有任何严重的症状，但是整合起来看，表明她很有可能患有子宫内膜异位症。

子宫内膜异位症的治疗

关于这种疾病最令人沮丧的事情之一是，很少能永久缓解。它通常会在治疗停止后或手术后数月内恢复。有趣的是，怀孕本身由于停止月经，能阻止子宫内膜异位症的持续进展。当然，它的残酷讽刺面是，即使怀孕是为数不多的能帮助疾病消退的自然状况之一，但疾病本身通常会导致不育。

子宫内膜异位症可能是最容易影响生育力的基础病，需要进行个性化治疗，因为有许多变量需要考虑。你几岁？你是否有需要止痛的症状？你有生育需求吗？通常，选项如下：

● 非甾体抗炎药

　　用于止痛。它们的作用部分是通过阻止前列腺素的释放来实现的，前列腺素是造成痛经的主要化学物质之一。不幸的是，它们仅能治疗疼痛，而不会缩小或阻止新的细胞生长。这类药物包括布洛芬或萘普生。

● 激素避孕药

　　可以减少引起疼痛的出血。显然，这对于那些希望怀孕的人是不合适的。无论如何，这只是使用激素进行暂时修复的方法，无法治愈这种疾病。当然，激素避孕药也有其自身的风险和不良反应。

● 促性腺激素释放激素激动剂

　　这些药物的作用本质上是造成暂时的更年期。它们在减轻剧烈疼痛方面也格外出色，但同样，它们不能用于试图怀孕的女性。此外，这些药物具有多种不良反应，例如潮热、阴道干燥、性欲减退和失眠。服用很少量雌激素或合成孕酮的激素"补充"可以帮助缓解其中一些症状。

　　激素疗法肯定比手术的创伤小，但它仅在轻度病例中起作用，并且具有许多不良反应。此外，激素疗法通常要花至少6个月以达到最佳效果，而且很少能消除基础病。这些药物包括那非利林、亮丙瑞林、戈舍瑞林或达那唑。

● 手术

　　腹腔镜手术被认为是微创手术，通常可用于通过激光或电流排出液体并去除小斑块，但并非所有病例都能通过腹腔镜进行治疗。腹腔镜和传统手术都可以去除粘连、植入物或充血的囊肿（无论它们在身体何处）。但是同样，如果你计划怀孕，则应确保你的医生对这种手术的经验丰富技术熟练，以减少瘢痕形成的风险。如前所述，理想情况下手术应在排卵前期进行。

　　有时，如果已经存在较厚的瘢痕组织或涉及脆弱的结构时，有必要进行更广泛的手术。如果你进行手术后仍然感到疼痛，看看你的盆腔淋巴结是否需要治疗，否则疼痛可能会持续。

关于子宫内膜异位症的更多信息，参见彩插第8页。

多囊卵巢综合征（PCOS）

这个主题可能比本书中的任何其他主题都更加复杂和具有挑战。

这是育龄女性中最常见的激素紊乱，影响深远，未来可能会出现重大健康风险。因此，我想为你提供工具，以识别你现在是否有这个问题（无论你未来是否有生育计划）。这样的话，一旦到了那个时候，你已经全副武装，不必从第一步开始疑惑怎么这么长时间还没怀上。

什么是多囊卵巢综合征？简短的答案是，这是一种激素失调，主要是由于雄激素的产生过量导致无法规律排卵。不幸的是，其病因、症状和治疗方法在医学界也还存在很多混乱与分歧。因此，如果你认为自己有这个基础病，你需要好好做做功课，寻找适合你个人情况的最佳医疗建议。

多囊卵巢综合征如此复杂的主要原因是它是一种综合征而不是疾病。更具体地说，它不是一项失调，而是可能存在多项基础病。然而，它通常具有一个共同点：卵巢上的未成熟卵泡过多，很少排卵。你还将看到，它的各种症状都反映出激素失调，这可能对你的生育力和整体健康产生重要影响。

多囊卵巢综合征的明显症状

患有多囊卵巢综合征的女性会观察到不同的特征（称为表型），因此她们在身体上可能有所差异，例如瘦削或肥胖。她们也可能由不同的基因组成（称为基因型），因此她们对各种特征的倾向性不同。无论如何，在女性当中通常具有的一些经典体征（程度不同）包括：

- 长周期（超过35天）或周期不规律，很少导致排卵
- 宫颈液量少但有时能长拉丝
- 经常出现可育宫颈液的斑块，但不一定能指向排卵
- 身体或面部毛发过多（多毛症）
- 雄性脱发
- 痤疮
- 肥胖症（约50%患有多囊卵巢综合征的女性有此症状）
- 不育症

临床症状

- 卵巢增大，白色，表面上像有一串珍珠——无法成功排卵的大量未成熟卵泡（请参阅彩插第9页的图片）
- 雄激素（睾酮）和促黄体素水平升高
- 促黄体素和卵泡刺激素比率的逆转（患有多囊卵巢综合征的女性的促黄体素分泌量超过了卵泡刺激素，这与正常比率相反）
- 发生排卵时常常是异常排卵（例如，卵子和黄体发育异常）

长期健康风险

多囊卵巢综合征之所以麻烦，是因为它具有长期健康风险，具体取决于你的基因型。例如，易患肥胖症的女性也极有可能患胰岛素抵抗和代谢综合征，并在未来患上原发性高血压、糖尿病和心脏病。但是其他不同基因型的人可能没有这些风险。

患有多囊卵巢综合征的女性可能具有更高的长期风险包括以下几种。

- 胰岛素抵抗（至少一半患有多囊卵巢综合征的女性）
- 代谢综合征
- 血压升高（原发性高血压）
- 2型糖尿病
- 心脏病

● 子宫内膜癌

● 乳腺癌

● 卵巢癌

多囊卵巢综合征的原因

病因尚不完全清楚，但可能有许多因素在起作用。一开始，似乎是基因遗传的。另外，经常会产生过量的胰岛素，这又可能导致你产生过量的雄激素（男性激素）。反过来，这可能会导致多囊卵巢的产生，令你的卵泡保持在窦卵泡水平无法发育，不能成熟，也就不能排卵。这些卵泡粘在卵巢壁上，形成了特征性的珍珠串。

这些被认为是最常见的病因，但要明确的是，并非所有病例都存在这些情况，实际上，可能还有其他因素，例如肥胖和轻度炎症会加剧潜在的综合征。当然，困惑在于，多囊卵巢综合征本身又会加重这些基础病。

多囊卵巢综合征的诊断

女性通常早在十几岁就开始患此病，但通常要到20多岁或30多岁才被诊断。无论如何，要诊断多囊卵巢综合征，女性通常会出现以下三种症状中的至少两种。

● 月经不规律，周期大于35天
● 雄激素升高并伴有相关状况，例如痤疮，面部和身体多毛，以及雄性脱发
● 卵巢上的"珍珠串"

此外，你还要了解一个相对较新的测试，该测试可以检查你的抗米勒管激素（AMH）水平，它与窦卵泡过多有关。因此，高AMH水平通常被认为是多囊卵巢综合征诊断的准确标记。

最后，在诊断多囊卵巢综合征之前必须排除其他相关疾病。它们包括催乳素水平升高、甲状腺功能障碍和分泌雄激素的肿瘤。

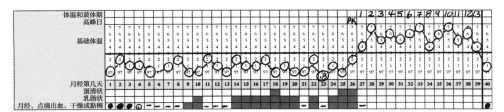

佩特拉的图表。多囊卵巢综合征。佩特拉有多囊卵巢综合征周期的经典标志之一——多日可育宫颈液积聚，排卵严重延迟且周期长。在这个周期里是39天。实际上，多囊卵巢综合征周期通常非常长且不规律，可达100天左右。在这个周期中，她最终在约第26天排卵，并在第二天出现体温升高。

关于多囊卵巢综合征的误解

×所有多囊卵巢综合征女性的症状都相同

√并非每个患有多囊卵巢综合征的女性都矮胖并具有雄激素过多的特性，例如油性皮肤、痤疮和毛皮过多。许多人的身材像模特样，没有雄激素水平高的体征。实际上，有些患有这种疾病的女性甚至没有多囊卵巢！

×患有多囊卵巢综合征的女性无法生育

√这可能很困难，但是女性仍然可以用自己的卵子怀孕。

×切除卵巢或子宫可以治愈多囊卵巢综合征

√由于它不仅仅事关卵巢，因此，去除生殖器官并不能治愈这种基础病。

×避孕药可治愈多囊卵巢综合征

√药片只能调节出血情况，但无法解决疾病的根本原因。

×不要孩子的女性不必担心多囊卵巢综合征

√由于这种疾病会影响你整体健康的许多方面，因此对生育力的影响并不是你唯一要关注的问题。

×随着时间的推移，多囊卵巢综合征情况保持不变

√随着女性年龄的增长，多囊卵巢综合征的特征和严重程度实际上会降低（这也算是关于此病的一些好消息了！）。

多种治疗途径

至关重要的是，这种疾病的治疗必须完全个体化，根据你的表型和基因型以及是否有怀孕的需求而不同。我将在第十五章中讨论多囊卵巢综合征和怀孕需求。

有几种可能的方法，但不幸的是，医生们通常坚定他们心仪的首选治疗方法，而彼此之间又互相强烈反对。每种方法都有利弊，因此，一旦被确诊，你最好能找到一名在多囊卵巢综合征治疗方面经验丰富的专家，例如生殖内分泌专家。家庭医生，甚至产科/妇科医生，可能对这种疾病的复杂性还不够熟悉。

重视多囊卵巢综合征的营养治疗

在尝试任何有创医疗方案之前，你可能希望尽量用下一章中讨论的自然方法来控制多囊卵巢综合征，因为这能让你和身边的人都更健康，而且没有任何不良反应。

直到最近，唯一清楚的事情之一就是女性锻炼身体并维持正常体重很重要。但人们还是倾向于将注意力集中在月经不规律、痤疮或多毛症等个体症状上。现在，因为发现胰岛素抵抗在大多数多囊卵巢综合征女性中起作用，人们意识到，推荐典型的低脂高碳水化合物饮食对女性的这种基础病既无效又不健康。

相反，为了控制多囊卵巢综合征症状，重要的是主要吃低碳水化合物和低升糖指数（GI）的食物（它们放缓血糖水平的波动）。此外，健康的饮食应主要包括不会引起血糖突然上升的食物或食物组合，如下框所示。

多囊卵巢综合征生活饮食

- 始终将碳水化合物与蛋白质或脂肪一起吃
- 选择低升糖指数的食物（这类食物中纤维含量较高，因此不会很快转变成血糖）
- 把碳水化合物在全天平均安排，以防止血糖突然升高
- 尽量减少摄入引起饥饿或渴望的碳水化合物，例如你可能会喜欢的面食和百吉饼
- 每天服用2~3份500毫克的钙片，在全天间隔服用
- 如果你在备孕，则每天服用含有矿物质和400微克叶酸的多种维生素

- 每天至少喝8杯不含咖啡因的液体
- 限制饱和脂肪和反式脂肪占比高的食物
- 主要选择单不饱和脂肪酸和ω-3脂肪酸

通过多种医疗方法治疗多囊卵巢综合征

医生们在运动、体重和饮食上达成了共识，但倾向于选择不同的治疗方法。他们可能为你进行的治疗选项包括以下几种。

- 避孕药

   女性经常得到药片处方，试图调节她们的月经周期，但正如你所知，它不能治疗多囊卵巢综合征本身，而多囊卵巢综合征除了月经不规律以外还有许多其他问题。此外，一旦停药，疾病会再次发作。

- d-手性肌醇

   这是一种天然物质，可增强多囊卵巢综合征患者的胰岛素作用。它已被证明可有效改善排卵功能并降低血清雄激素浓度和血压。

- 周期性孕酮疗法

   一种理论认为，不排卵的女性缺乏孕酮，最终导致卵巢失衡，雄激素过多和月经不规律。此外，排卵后持续雌激素而没有孕酮，会增加子宫内膜癌的风险。因此，周期性地用孕酮治疗，可以拮抗多囊卵巢综合征女性的雌激素。

- 二甲双胍

   这种药物通常是开给糖尿病患者治疗高血糖的，但由于多囊卵巢综合征女性也有类似的胰岛素抵抗问题，因此也经常用该药治疗。

● 卵巢钻

这一操作是使用激光纤维或电手术针刺破卵巢约10次，通常会导致几天之内雄激素急剧下降。这对于无法使用克罗米芬或二甲双胍疗法的无排卵女性特别有用。不良反应很少见，但如果手术过程中出现并发症，则可能造成包括粘连形成或卵巢衰竭等后果。

● 卵巢楔形切除

数十年前，渴望怀孕的多囊卵巢综合征女性经常接受这种看似奇怪的手术。顾名思义，它需要在扩大的囊性卵巢中切一个楔形块，以减少过多的雄激素的产生。它对于帮助怀孕成功率较高，但通常会导致粘连，因此，等现代生育药和体外受精被广泛使用，它就不再作为常见治疗方法。

但是，如今有一小群训练有素的医生对原始手术进行了改进，以至于很少再造成瘢痕。因此，这可能是你要探索的一项选择，因为操作得当的话，不仅可以帮助怀孕，还可以大大减轻多囊卵巢综合征本身的许多身体症状和风险。（请参阅第234页，哪些手术医生接受过这项操作的培训，以及在备孕时如何处理多囊卵巢综合征的更多一般信息。）

● 关于怀孕的特殊标准

如果你在备孕，请找一位在治疗多囊卵巢综合征女性方面经验丰富的医生，因为你的病情可能需要不同的处理。请参阅第234页贴士内容。

关于多囊卵巢综合征的更多信息，参见彩插第9页。

第九章

——→←

平衡激素的天然方法

阅读这一章节可以受益的女性

- 不排卵
- 月经周期不规律
- 黄体期短
- 宫颈液很少或没有
- 患有激素性基础病，例如经前期综合征、多囊卵巢综合征或子宫内膜异位症
- 备孕未成功至少6个月
- 至少有过一次流产
- 体重显著过轻或过重
- 停用避孕药片或其他激素
- 巧克力蛋糕拥趸者（这只是测试看你是否认真阅读）
- 处于30多岁或更高年龄，可能正在用辅助生殖技术尝试怀孕，但仍然希望能够保持最佳状态以维持妊娠

如果我们都生活在神秘的香格里拉，水果和蔬菜从我们原始的花园中神奇地萌芽，那里的生活无忧无虑，没有财务烦恼或家庭闹剧，我们拥有一整夜8小时的睡眠帮我们恢复生机，我们有无穷无尽的时间和精力去参加尊巴舞课，能在晴空下沿着美丽的湖泊骑行，而我们的皮肤和嘴唇从未接触过任何一种人造化学物质，我们保持着理想的体重……那么本章内容也许无关紧要。但是，可惜的是，在现实世界中，你的生育周期是一个复杂的反馈系统，受到许多外部因素的影响，会使你失去平衡。这就是为什么你的周期不仅反映出你的生育力，还反映出你的整体健

康状况。

　　因此，如果你遇到上一页方框中的任何问题，或有其他症状，例如情绪波动、失眠或更年期相关症状（潮热、盗汗和阴道干燥），表明你的激素可能失去了平衡。

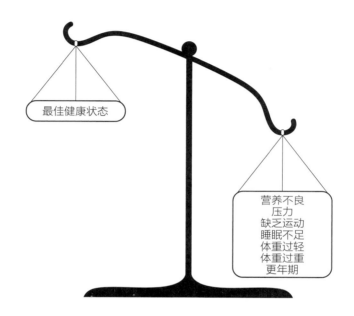

　　基本上有两种自然方法可以平衡你的激素。第一个是严格通过你自己的努力，第二个是通过一些自然保健服务人员的指导。无论如何，最好把这个过程考虑成你正在积极地滋养自己的身体，而不是消耗它。

　　这看起来是在玩文字游戏，但大脑是我们身体最特别的器官。因此，请尝试思考你是在用诸如新鲜水果和蔬菜来滋养身体，而不是剥夺了吃巧克力蛋糕这种消耗身体的方式。噢，我在开玩笑吗？这可能很难被证明，但是，对于那些试图怀孕的人，其回报将远远弥补任何被剥夺的。

你自己可以做的健康改变

　　下面的许多建议概述了你平时就可以做的事情，而无需专门就医。

草本补品

在目前广泛用于治疗女性激素问题的草本配方中，最被热切提及的一种也许是黄荆。*这是一种复方草药配方，通常被认为是治疗激素失调相关基础病的最重要的天然辅助药物，从经前期综合征到更年期，以及介于它们之间的一切情况。人们认为它如此有效的原因是，它特别作用于女性身体的三连环：即下丘脑、垂体和卵巢之间的激素循环。实际上，在大多数自然医学执业者中，推荐黄荆已经成了相对标准化的一种做法。

有许多科学研究支持其在治疗许多激素类基础病中的使用和安全性，然而不幸的是，针对黄荆或所有草本配方的研究总体上没有传统药物那么多。部分原因是完成临床研究非常昂贵，另外，草本配方很少能申请专利。因此，厂商几乎没有动力来花钱进行研究。你还要知道美国食品药品监督管理局并未规范草本配方的使用，因此，消费者应谨慎使用此类配方。

我鼓励你初次使用的时候，能得到这一领域经验丰富的执业者的指导。部分原因是草药种类繁多（并且积极推广！），但是只有针对你需要治疗的特定基础病进行适当选择，并且草本品种和剂量正确，它们才是安全有效的。也有许多专门讨论这一主题的网站，因此有很多详细信息。我只关注那些雇用了医生、护士、营养师或其他著名女性保健执业者的网站。

饮食

该领域最重要的研究之一是具有里程碑意义的20世纪90年代哈佛护士健康研究，该研究在8年中随访了18 000名女性的饮食，以确定哪些食物可以提高生育力。即使你目前不打算怀孕，但如果你月经不规律，那你可能也适用以下建议。但患有多囊卵巢综合征的女性不在此列，前一章的讨论对她们最有帮助。根据他们的发现，哈佛大学的研究人员提出了一系列循证建议，在他们2009年的著作《生育饮食》（*The Fertility Diet*）中进行了详细讨论。以下是他们一些发现的提要。

---

* 它通常被称为黄荆果圣洁莓提取物，实际上可以混入各种补剂中。

　　避免反式脂肪。阅读标签！反式脂肪的另一个名称是"部分氢化油"。这类脂肪通常会损害生育力，更不用说会损害你的心脏和血管。

　　使用更多的不饱和植物油。单不饱和脂肪和多不饱和脂肪有助于提高人体对胰岛素的敏感性并减少炎症，这两方面对生育都有好处。享用坚果、种子，鲑鱼和沙丁鱼之类的冷水鱼。并且，减少饱和脂肪。

　　增加植物蛋白。尝试每天把一份肉用各种植物蛋白（例如，豌豆、大豆、豆腐和坚果）代替。

　　选择消化缓慢的碳水化合物。新鲜水果和蔬菜，以及全谷类和豆类等食物均富含纤维，可以通过控制血糖和胰岛素水平来提高你的生育力。

　　从植物中获取大量铁。这包括全麦谷物以及菠菜、番茄、甜菜、豆类和南瓜。

　　多喝水以保持水分。不是说你要避免其他饮料，适度的咖啡和茶也是可以的。但是，当你在备孕时，请避免含糖汽水。

　　服用多种维生素。如果你在备孕，请确保每天至少摄取400微克叶酸，以帮助预防胎儿脊髓缺陷。

获得理想的体脂率

健康排卵需要的体重指数（BMI）最佳范围是20～24。超重会导致你的体内产生过多的雌激素，对复杂的激素反馈系统造成严重破坏。相反，体重过轻则会导致你停止排卵。

运动

做任何你想做的运动，无论是游泳、骑自行车，还是其他不会让你感觉厌烦的运动。关键是，你要找到让你充满期待而不是让你感到厌恶的项目。那么，每天都绕着室内跑道慢跑15圈？不需要那么多。

减轻压力

为了紧贴养育而非剥夺主题，尝试平衡激素时你能做到最好的事情之一，就是想着宠爱自己。这意味着，你可以通过自己喜欢的活动来减轻压力，而不仅仅是做所谓社会公认的放松，如此之类。因此，如果瑜伽或冥想对你来说无聊得好像缓慢死亡，请尝试远足，读一本精彩的小说或洗个热水泡泡浴。

睡眠

至少保证8小时睡眠！这可能意味着把《吉米今夜秀》（美国著名夜间脱口秀节目）录下来，第二天早上再在骑动感单车时看。

夜间照明

一位夜间醒来上厕所时在黑暗中撞到家具的女性，与一位借助透进卧室的微光便能看清处方瓶上微小警告标签的女性，她们有什么区别？她们的月经周期质量必然不同！事实证明，睡眠时，来自月球、夜灯乃至数字钟等看似无害的光源发出的少量光线会透过我们的眼睑，被松果体接收。

问题在于，这种腺体会产生褪黑素，直接影响下丘脑，而你知道，下丘脑是女性宇宙的中心。因此，如果你的月经周期有问题，从不规律到黄体期短，你需要试试完全消除任何光源。（这可能需要使用遮光窗帘来阻挡外部光线。）*

避免激素干扰

除非你住在山洞里，否则几乎不可能完全避免激素破坏剂。激素破坏剂被称为外源性激素，这是人造化学物质，能干扰人体激素！最普遍存在且潜在危害最大的是一种防腐剂，称为对羟基苯甲酸酯，它们存在于日常产品中，例如化妆品、洗发水以及食品和饮料。与内分泌干扰有关的另一种化合物是邻苯二甲酸酯，通常存在于柔性塑料中。

尽可能找到不包含这些化学物质的替代产品，把这些物质排除在药柜和厨房之外。要获取更全面（可以说令人生畏）的外源性激素清单，只需搜索一下。你显然无法完全避免，但可以花些心思做些小小努力让它们离开你的家庭。

---

* 通过阅读注册护士乔伊·德费利斯（Joy DeFelice）撰写的《光对月经周期的影响》，可以了解更多有关消除夜间光线暴露如何影响周期的知识。

处理甲状腺疾病

甲状腺是控制身体功能最重要的腺体之一。甲状腺功能障碍可能会对女性的月经周期和整体健康造成严重破坏。幸运的是，绘制图表的女性比其他人较有优势，因为她们通常只靠观察基础体温的模式就可以发现潜在的问题。

体温过低（排卵前体温只有96℉~97℉，即35.5~36.4℃）通常是可能患有甲状腺功能减退的第一个线索，但仅仅看体温是不够的。如果你发现自己体温低，并伴有以下列出的任何其他症状，则应要求进行甲状腺功能的血液检查，不仅检查TSH和T4，还要检查游离T3、游离T4和TPO。对于后三者，你可能需要更主动提出，因为它们通常不作为常规血液检查的一部分。

甲状腺疾病最常见的症状如下。

- 无排卵
- 周期长或周期不规律
- 宫颈液延长、低可育质
- 黄体期短或黄体期有其他问题体征
- 月经血多，时间延长或痛经
- 性欲低下
- 经前期综合征
- 不育症

本章中的许多生活方式和营养建议可以帮助你获得更好的甲状腺功能。达蒂斯·哈拉兹（Datis Kharrazian）博士，他著有《我的实验室检查都是正常的，为什么我还有甲状腺症状?》一书，曾提出一个恰当的问题："如果你汽车上的引擎检查灯亮了，哪种做法更聪明：研究引擎还是把灯拆了?"

黄体期问题

正如你已经读到的，排卵后的黄体期是孕酮释放期。无论你是要避孕还是备孕（或仅仅为了了解生活!），理想情况下，我们都希望它是12~16天。对于避孕的人来说，这将使你有更多的时间享受不孕期，而对于备孕的人来说，至关重要的是受精卵要有足够的时间植入子宫。

如果通过图表发现事实上你的黄体期太短，有一些自然疗法是你可以尝试的。《生育力，周期和营养》一书的作者玛丽莲·香农（Marilyn Shannon）是该领域的主要权威，她认为黄体功能不足与经前期综合征密切相关。因此，她建议补充Optivite PMT或ProCycle PMS这两种缓解经前紧张的补充剂，并增加亚麻油和（或）鱼油的摄入。你还可以考虑本章前面介绍的草本配方。这些建议相当简单，但如果它们不起作用，第十四章中也讨论了其他选项。

与辅助健康执业者合作

过去，任何未在传统医学院接受过培训的健康执业者都被称为"替代医疗"，并被认为是巫毒学操作。不过，如今人们更积极地接受获得执业许可的补充健康执业人员，部分原因是许多人报告了好的结果。他们可以独立执业，和其他自然保健执业者共用诊所，也可以与采纳补充医疗或整合性方法的传统医生并肩工作。

无论如何，仅依靠传统西药并不一定是所有健康问题都适用的最有效方式。在平衡女性激素问题上，首先被咨询的专家可能是营养学家（当今确实被认为是主流），然后是补充医疗执业者，包括自然疗法、针灸师、中草药专家甚至也进行自然疗法的传统医生。适用于所有途径的基本原则是，通常最好使用温和而有效的方法来治疗女性的健康状况，而不要依赖会引起大量不良反应的创伤性操作和强效药物。

大多数此类执业者都整合了多种治疗方法，从生物同源性激素和草本配方到针灸等动手疗法。每位女性都有自己独特的一套情况，需要为每个人决定最适合的（例如，患有多囊卵巢综合征的女性将遵循特定饮食和生活方式上的规程来得到最佳治疗，而这可能与经前期综合征的女性截然不同）。但是，根据你的情况，我鼓励你自己独立彻底地探索这一主题，因为激素的失调对你生育力和整体健康状况的影响实在是太大了。

生物同源性激素
许多临床医生认为，激素平衡的关键是使用真正的天然或生物同源性激素，而不是制药公司在实验室中生产的合成激素。这些生物同源物是从大豆和野生山药等植物中提取的，但它们的分子结构与女性体内产生的孕酮和雌激素完全相同。

它们有多种形式，包括药片、贴剂和各种阴道乳膏，并且还有各种合成制药生产的雌激素和孕酮的定制混合物。即使生物来源和合成的激素疗法都用于更年期症状，如阴道干燥和潮热的治疗，但年轻女性如果周期不规律、月经很少或没有，或者有其他激素失调的体征，也可以从激素中受益。

但是，你应该知道，任何一种激素疗法都是非常复杂的话题，而且，的确有许多医生和其他人声称，生物同源性激素比合成激素更有效、更安全且不良反应更少，但所有此类论断也被医学界的其他人广泛质疑。无论如何，如果这个选择对你有吸引力，那么你得知道，即使那些对生物同源物推崇备至的人也会告诉你，如果你想尝试使用它们来优化自己的激素平衡，你需要与医生或其他医疗专业人员密切合作，同时仔细分析你的需求，个性化你的治疗。

慢慢来：取得平衡的最佳方法

如果你是与本章无关的幸运者之一，那就太好了！但是对于剩下的人，你只需要知道，在诉诸任何加强医疗操作之前，你可以尝试许多简单、便宜且无创的选择，以自然地平衡激素。这不足为奇，因为所有健康生活的关键很大程度上都在于吃营养丰富的全食物饮食、保持运动、保持良好体重以及有效管理压力。实际上，本章真正传达的信息是，健康的激素平衡不仅反映了女性的生育力，还反映了整体健康状况。因此，你应该始终通过自己合理努力，促进和保持健康的生活方式。

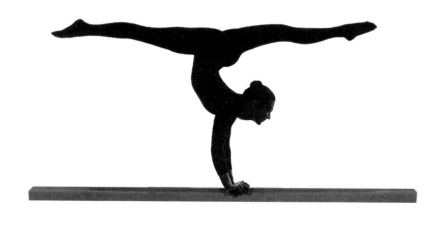

第十章

现在你该知道了：保持未来的生育力

生活中一项不幸的现实是，随着女性年龄的增长，生育力会减退。但是，随着冻卵技术的最新发展，女性在年轻的时候可以选择冻卵，从而减轻自然的影响。当然，这是一个伦理雷区，但因为本书是关于知识和赋权的，我不可能懈怠到错过最新进展的讨论。与生活中的一切一样，你应该选择适合自己的，而忽略其余的。

早在2006年，美国一项广告活动就引起了巨大争议，当时美国生殖医学学会在公交车和广告牌上贴上了下面这个信息。

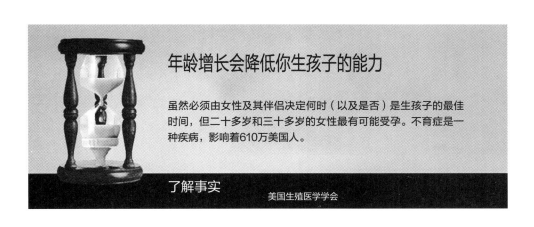

年龄增长会降低你生孩子的能力

虽然必须由女性及其伴侣决定何时（以及是否）是生孩子的最佳时间，但二十多岁和三十多岁的女性最有可能受孕。不育症是一种疾病，影响着610万美国人。

了解事实
美国生殖医学学会

我记得当时有点不安，因为我知道它会在众多女性当中引起真正的反感。当然，的确引起了。许多人批评该广告令人难以置信的傲慢和耸人听闻。显然，女性要解决的问题已经够多了，她们不喜欢暗示她们有问题的信息，尤其是她们如果还没遇到合适的人，或者只是想在建立家庭之前花更多的时间在自己的教育和职业上。

但是，作为该领域的专业人士，我不能否认这则广告的说辞。从20岁后期到37岁左右，女性生育力确实逐渐降低，此后开始急剧下降。此外，随着女性进入40多岁，流产的风险也大大增加。这意味着，尽管我坚决鼓励年轻女性在安定下来之前追求自己的梦想，但我也知道生物学决定了女性的生育年龄有一定范围，因此，她们的选择也受到限制。

尽管如此诱人，但是请尝试忽略所有货摊小报封面上尖叫着的令人讨厌的头条新闻：

"48岁的女演员期待第一个孩子！"

"45岁奥斯卡金像奖得主怀上双胞胎了。"

你可能不会读到这些女性常常为了飞跃实现自己的梦想，而不得不经历在高科技中打转的艰辛细节，或者她们常常不得不使用供卵才能怀孕的事实。当然，既然你知道如何观察和绘制月经周期图表，就可以使用有效的自然避孕方法，直到有一天决定要最大程度地提高你的受孕概率。尽管如此，即使生育觉知法是令人难以置信的赋能知识体系，你也需要了解，如果你决定把生育推迟到30多岁或更晚，无论你怎样运动，吃得多好，图表绘制得多熟练，你依然会在受孕或怀孕到足月方面遇到挑战。

这在很大程度上是因为女性出生时就已经拥有所有的卵子。因此，毫不奇怪，对于试图怀孕的年长女性来说，最重要的问题是，你的卵子越老，你越有可能遇到生育问题，而且无法由生育觉知法独自解决。

这就是为什么我选择在这里简要和单独讨论维持生育力的各种策略、操作和技术，对于那些仍在20多岁和30多岁的人，为了将来的生育力，现在就可以考虑采用这些方法。现实情况是，无论我现在多年轻或多想现在使用生育觉知法，可能最终想要生育的女性都应该意识到卵子老化带来的基本难题，更重要的是，还年轻的时候就也许可以做些什么。

未来母亲的当前策略和关注点

好消息是，你可以在考虑要不要孩子之前提前保护自己的生育力，并最大程度地提高自己未来生育使用自己卵子的概率。实际上，早在20多岁开始，就有许多方法可以保持对自己有利的概率。

你要做的第一件事可能是询问母亲何时更年期，因为这一年龄可能受到遗传影响。因此，如果她早于45甚至40岁就经历了更年期，那么你更有可能也是这样。无论如何，你应该意识到，你的生育力会在你最后一次月经之前大约13年开始显著减少。

如果你有任何相关症状，你也可以考虑积极进行以下所列医疗状况的检测。这是因为，如果你确实有其中任何一种，可以尝试在怀孕之前将它们控制住。

子宫内膜异位症

如我在第八章中所讲，子宫内膜异位症是谜中之谜。因为随着年龄的增长它会变得更糟，并且对它唯一有效的（尽管是暂时的）治疗方法是怀孕，所以我建议，如果你已经确诊患有这种疾病，并且你已经结婚或处于稳定关系中，已经在讨论何时要孩子，你应该考虑赶早不赶晚。

多囊卵巢综合征

正如在第八章中讨论的那样，这是会影响生育力的最常见和最严重的疾病之一。但是，与子宫内膜异位症不同，你可以采取很多措施来减轻其对健康和生育力的影响。尽管要花大力气促使你的身体开始排卵，如果你可以，也许你希望利用新的冷冻技术来确保你未来的生育。

甲状腺问题

考虑对甲状腺进行定期检查，因为这也是育龄女性的普遍问题。幸运的是，它比上述两种方法都容易治疗。

脆性X综合征（*FMR1*）

近年来发现这一基因在卵巢功能中起着非常重要的作用。如第117页所述，患有此病的女性容易出现原发性卵巢功能不全。

在最有用的时候进行生育力测试

如第221页所述，所有认为自己最终可能想要生孩子的女性，至少应该考虑检查她们的卵巢储备。这基本上是检测绝经前卵巢中可用的卵子数量。但是，大多数女性通常在30岁末或40岁初进行这些检测，为时已晚，无法带来实际的好处。不过，幸运的是，目前有两项测试特别适合年轻女性，下面进行讨论。

抗米勒管激素（AMH）测试

这是一种由未成熟的静息状态的窦前卵泡分泌的激素。它的水平反映了剩余卵子供应量的大小，并且随着女性年龄的增长而降低，因此，数量越大越好。

窦卵泡计数

该测试利用阴道超声来确定每个周期可被刺激排卵的未成熟卵泡的数量。它将使你更好地了解未来几年你将剩下多少个可用的卵子。如果结果表明数量可能有限（尤其是由于卵巢早衰所致），那么你至少可以在掌握信息的情况下做出决定，如何利用这一非常有用的知识来指导未来，是否需要集中精力结识伴侣，将职业需求推迟到生完孩子后，或者甚至现在就冻卵，以便以后再植入。关键是你可以在发现任何潜在问题的几年前就做出明智的决定。

以下是你可以通过窦卵泡计数收集到的信息类型的示例，但是每个实验室对数字的解释可能有所不同。

每个周期可用的窦卵泡数	所剩的生育年限
20～40	10～15年
10	很少
5	不太可能怀孕

除了上述检测和操作外，还有两个重要的方法，可以最大程度地避免你以后的不育。

● 如果可能，避免对卵巢进行任何手术，因为成熟的卵子会留在卵巢表面，并且手术通常会导致瘢痕组织或粘连，直接影响生育力。（有关卵巢手术的更多信息，请参阅第236页。）

● 进行安全性行为！即使没有任何症状的性传播疾病也可能导致生育力受损，尤其是输卵管瘢痕。

卵子冷冻和相关技术

最后，每位年轻女性，如果打算将生育推迟到30多岁或更大年龄，至少应该了解冻卵技术的发展。事实是，直到最近，只有男性才能通过冷冻精子来保持未来的生育力（这很讽刺，因为与女性不同，大多数没有接受过放射治疗或其他癌症相关治疗的男性，生育能力能保留至死）。然而，随着新研究带来的希望，女性也可能在40多岁时生育自己的生物学后代——只要在20多岁或30多岁时冷冻自己的卵子。

美国生殖医学学会已经不再认为冻卵过程（称为卵母细胞冷冻保存）是实验性操作。但是，你应该知道，使用冻卵的体外受精成功率仍然很低，尽管这项技术在继续取得进步，并且在未来几年中会不断改进，确实已经有许多分娩依靠它获得成功，但是仍然缺乏广泛长期研究来评估使用冻卵怀孕这一过程的安全性。因此，请确保紧密了解最新进展，如果你决定冷冻自己的卵子，则在未来使用它们之前，尽量研究一下最新的进展。

另外请注意，如果你已经结婚或有固定的恋爱关系，但是由于种种原因在数年内可能无法怀孕，那么最好加上伴侣的精子来进行胚胎的冷冻。这是因为这一技术的体外受精怀孕率仍然高得多，并且经过数十年健康的孕育经历证明，它是完全安全的。

最后，对于成熟和原始卵泡的保存，包括卵巢的不同部分或整个卵巢，还有很多工作要做。实际上，也许有一天把卵巢摘下来冷冻，等女性准备受孕的时候再移回去，也会成为一件普通的事！

事实上，人们正在探索卵巢和卵子的各个方面，寻找冷冻以保存未来生育力的可能性。然而，如前所述，只有成熟卵子的冷冻不是实验性医疗手段。但是，如果你作为一位年轻女性，希望推迟分娩但最终要有孩子，那么，你应该对这些惊人且迅速发展的技术有所了解。

保持选择的开放性

如你所知，冻结卵子或胚胎的决定是非常个人的，不应掉以轻心。你们中的某些人可能出于宗教或伦理上的原因而拒绝这样做，而许多医疗机构仍然认为此类操作仅适用于有医疗需要的女性。此外，像体外受精一样，这种操作的创伤性极高，而且可能非常昂贵，这还不包括每年的存储费用。对于大多数人来说，钱的问题可能让你觉得如果无法怀孕不如去领养一个孩子算了。

然而，有一些人最终想要拥有自己的亲生孩子。对你来说，冷冻自己的卵子可能是你做出的最佳决定之一。

第四部分

自然避孕法

第十一章

不需要化学物质或工具的自然避孕法

请注意：在将生育觉知法用作避孕方法之前，你需要采取必要的预防措施，以消除艾滋病和其他性传播疾病（STIs）的风险。尤其是，我必须声明：作为一种避孕方式，生育觉知法只能用于那些一夫一妻制的女性中，而双方都没有性传播疾病。

在每个可以怀孕的时候都应该避孕。

————斯派克·米利甘

有一些我永远无法忘记的客户。有这么一对夫妇，女方的父母把我关于自然避孕的研讨会作为结婚礼物送给了他们。尽管他们在课堂上似乎完全沉浸，但我很快发现他们没有内化哪怕是这一方法的最基本概念。研讨会后的一个月后，我又见了他们，进行了随访咨询。一切似乎都很好。她的图表看起来很棒，她完美记录了自己的生育力体征。

但是，我注意到，虽然他们在整个周期中都进行过同房，但他们没有在图表的"避孕方法"栏中记录他们使用的避孕方法。换句话说，他们没有记录比如在她可育期是否使用了避孕套或避孕帽。因此，当他们起身离开时，我提醒他们一定要记录下在她可育期每次同房时使用的避孕药具。她给了我一个完全困惑的表情，古怪地瞥了一眼她的丈夫，然后茫然地看着我。

陷入安静。

我说："换句话说，每次同房时，确保记录下你处于不育期而特意没有避孕，或者处于可育期就记录你用了什么避孕方法。"同样，毫无变化的脸。

再一次，更深的沉默。

"你是什么意思，'什么方法'？我以为这就是避孕方法。"我手臂汗毛都立起来了。直到那时，我才意识到，这对夫妇实际上以为，仅仅记录她的生育力体征，他们就在使用可靠的避孕方法！

不用说，如果你在可育期避免同房，生育觉知法是最有效的避孕方法。如果你不想推迟同房时间，也可以使用屏障避孕方法，但你应该注意以下几点。

1. 如果屏障法失败，那么它只能在你处于可育期的时候失败。毕竟所有避孕措施都有失败率。

2. 如果你仍然想使用屏障法，同时使用两种方法（例如，带隔膜、海绵或杀精剂的避孕套）可以显著提高有效率。

3. 在生育期使用含有杀精剂的屏障会影响宫颈液的质量，因此，如果你仍希望在这段时间内同房，请参阅第156页的原则。

理想情况下，如果你能避开可育期进行同房，该方法是最有效的。虽然最初看起来很难做到，但许多自然避孕者感到这会产生"约会和蜜月"的效果。换言之，在每个周期中都有一段时间，夫妻俩需要找到一些创造性的方式来获得性爱的愉悦，知道在一周左右的时间可以重新开始同房。选择推迟性生活，而不是在可育期使用屏障法，人们通常会觉得自己与生育和谐相处，而不是与其做斗争。

这一过程的大部分工作只是学习了解你自己的身体如何运作。一个概念化女性生育力时间的方法是，牢记它完全取决于男性的生育力。单纯考虑女性，她的可育期最多只有24小时，如果在排卵时排出两个或更多的卵子，也最多48小时。女性的可育期24～48小时这个范围的唯一理由是，精子最多可以存活5天。

从本质上来说，女性可育期的第一部分取决于精子的活力，第二部分取决于卵子的活力。当使用生育觉知法进行避孕时，这加起来最多需要10天左右（给两边都留有缓冲），在此期间必须禁欲或用屏障避孕方法。这在可育期的两头都包含了很大的安全余量。*

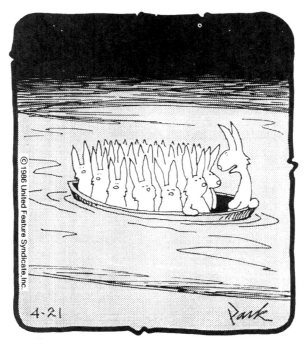

我只想再说一遍：自制力是我们的唯一机会

　　生育觉知法的重点不在于确定排卵日，而主要是回答一个简单的问题：我今天能怀孕吗？对于那些幸运的女性，周期相对规律，在21～35天之间，那么问题就很简单：我什么时候进入可育期，什么时候结束？因为把生育觉知法作为避孕方法的时候，你无需知道排卵的确切日期。

---

* 卵子最大生存期为2天，是假定每个卵子的寿命为24小时计算得出的，后一个卵子可能在第一个卵子排出后的整整24小时后排出。实际上，这种情况极不可能发生，因为卵子存活接近12小时，并且多个排卵可能同时发生。虽然你必须按照5天来计算精子的存活率，但更可能是2～3天。精子的生存期超过5天也被记录过，尽管这种情况极为罕见，并且在任何情况下都不会影响生育觉知法的避孕原理，因为没有宫颈液的精子最多只能存活几个小时。

生育觉知法四大原则一览

排卵前不育期	可育期	排卵后不育期
1）前5天原则 2）干燥日原则	需要禁欲或使用屏障式避孕	3）高峰日原则 4）体温升高原则

对于大多数女性来说，一个周期基本上可以分为三个阶段。请注意生育觉知法四大原则确定了可育期的开始和结束，也就是无保护性行为可能导致怀孕的时间。

接下来是将生育觉知法的效应最大化的避孕原则。虽然在初读时很难将其完全吸收理解，但是如果你了解本书前面介绍的基本生物学原理，它们会显得相当直观。我建议你慢慢地阅读本节，多读几遍，并仔细阅读第六章。这挺简单的，但是与任何新过程一样，它需要一点耐心。

安全起见，我还强烈建议你在依赖这些原则进行避孕之前至少绘制两个或三个完整的周期图表。或者，至少要等到排卵后才认为自己安全了，确定卵子已经消亡排掉了（可以使用本章后面介绍的原则3和4）。

这尤其适用于停用避孕药或其他激素疗法的女性，因为她们的身体可能需要花费几个月的时间才能恢复正常的排卵周期，出现明显的生育力体征。你将获得大大超值的内心安宁。而且，如果你仍然需要进一步说明，我鼓励你参加生育觉知法课程，或至少与有资格的讲师进行面对面咨询、电话咨询或在线咨询。最后的一个指导原则是，如果你遇到任何不确定的情况时，请保守一些。只有这四个原则都表明你处于不育期，然后才能认为自己安全。如果有疑问，请不要觉得安全！

我强烈建议你同时绘制宫颈液和体温的图表，加上次要体征中的宫颈位置，以证实你的观察结果——这三个体征的图表在技术上被称为症状体温法。但是，如果你仅绘制一个体征，请参阅附录E，这组规则会稍有不同。

同时绘制宫颈液和体温时的生育觉知法四大原则

排卵前不育期原则

1. 前5天原则
如果你在之前12～16天有明显的体温升高，你在月经周期的前5天是安全的。

芙拉瑞的图表。前5天原则。芙拉瑞认为自己在周期的前5天都是安全的，无论她出血多少天（可以看到周期存在3种不同情况）。在每种情况下，她都知道这确实是一个新周期的开始，而不是排卵性出血，因为她在几周前出现了体温升高。

前5天原则适用于周期的前5天，无论你实际流血多少天。但周期第5天后的任何出血日都应视为可育期，因为它会影响你对宫颈液的辨别。

注意出血前12～16天是否有明显的体温升高，如果有的话则可以有力地证明在上一个周期发生了排卵。这能确认你在新周期的前5天经历的出血是真正的月经，而不是无排卵性点滴出血或与月经无关的异常出血。

这一原则有效，因为从统计学上讲，排卵发生在第10天或更早的时间，精子存活过久而令卵子受精，这两件事叠加发生的风险很小。请记住，精子通常最多可以存活5天，而且这5天也只能在可育宫颈液中存活。尽管如此，对于符合以下任一条件的女性，原则需要调整：

1. 如果你最近12个周期中的任何一个周期为25天甚至更短，则应假定只有前3天是安全的。之所以采取这种额外的预防措施，是因为提前排卵的风险增加。如果在月经期间产生宫颈液，你将无法在经期血液中进行观察。因此，理论上精子可以在那几天活下来令卵子受精。在生育觉知法社群中，对于是否需要如此保守的准则存在一些分歧，但我个人还是推荐它。*

2.　如果你在月经来潮前12～16天没有出现体温升高或高峰日，则应假定这次可能是无排卵出血或其他原因，因此你不能认为自己安全！

3.　如果你正处于更年期，出现潮热和阴道干燥等体征，则完全不应依赖此原则。这是因为绝经前女性的激素发生重大变化，可能会导致排卵提前很多，更不用说这甚至可能不是月经而是不规律出血（如果你处于绝经期，请参阅附录I，了解如何使用该方法）。

月经期间如何拥有清洁的性生活

如果你想在月经期间充分享受性爱，又不想造成不必要的麻烦，方法之一是使用月经杯或类似产品。当然，如果你享受擦洗带血亚麻布的乐趣，那么也可以跳过以下建议。

有多种类型的杯子可以收集经血（无论你是否在同房期间使用），它们大多也是卫生巾和卫生棉条的绝佳替代品。

月经杯： 如今，在药店或互联网上都可以找到许多此类精美物品，适合用来收集经血。但是，不幸的是，它们并非被设计用于性行为，因为它们可能会造成阻碍或移位并侧漏。尽管如此，它们依然是性爱游戏中的佼佼者，因为它们是硅树脂制成的，因此它们不会让你陷在废弃橡胶轮胎的那种独特气味里。

避孕膜： 它们必须由临床医生放置，在同房时可以完成避孕药和血液收集的双重职责。

宫颈帽： 尽管与避孕膜不同，但是它们也必须由临床医生放置。有些产品在同房的时候会更舒服些。

* 与本章中的其他三个原则不同，"前5天原则"的一部分必定依赖于过去的周期来估计当前生育的风险是否增加。但是，此特定指南与安全期法之间存在根本差异。第5天或更早同房的话，受孕的可能性很小，而从第10天开始排卵的机会就会增加了。如果有的话，这里的原则更加保守，为那些可能比统计平均值风险高一些的女性还增加一个缓冲。

根据记录，绝大部分真的在经期性生活却受孕的女性，是在长月经期的末尾，如第6天甚至更晚。还有一种确定的可能性是，她们认为在月经期进行的性行为实际上是在排卵期出现的性行为，如果她们绘制图表的话，就会意识到这一点。

2. 干燥日原则

在排卵前，你的每个干燥日的夜晚都是安全的。但是，因为剩余的精液可能掩盖了宫颈液，因此第二天被认为是潜在的可育期。

使用的避孕方法																																								
圈出同房的日子	1	2	3	4	⑤	⑥	7	8	⑨	⑩	11	⑫	13	14	15	16	17	18	19	20	21	22	23	24	25	26	27	28	29	30	31	32	33	34	35	36	37	38	39	40
蛋清状																																								
乳脂状																																								
月经、点滴出血、干燥或黏稠	●	●	●	●	–	–	–	–	–	–	–	–								–	–												●						
可育期和高峰日																			PK																					
阴道感觉					干燥	=	=	=	=	=	=	=	黏稠	湿	润	润滑	润滑	润滑	干燥	=	=																			

艾莉卡的图表。干燥日原则。 请注意，艾莉卡在每个排卵前干燥日的晚上都是安全的，在此图表中是第5~12天。

1. 在排卵前，你可以在每个干燥日的夜晚（下午6:00之后）进行无保护性行为。干燥是通过整天检查和观察，在任何时候都没有出血的宫颈液或湿润来确定的。但是，一旦观察到你的变化点，即使它是黏稠性或非湿质宫颈液，你也必须考虑自己可能进入了可育期。

你可能会感到惊讶，在排卵前这种宫颈液代表的是可育期。的确，精子很难在其中生存。但是，这些原则非常保守，并考虑到女性可能无法区分黏稠宫颈液和开始变湿的宫颈液。

另外，这消除了另一风险，较湿的宫颈液滴落时可能会拯救少量活泼的精子。但是，如果你只有连续一两天黏稠的宫颈液，然后又恢复到干燥日，则在每个干燥日的夜晚，你都被视为是安全的。

重申一下，在排卵前，唯一安全的日子是那些干燥日的夜晚，当你从前往后擦拭时，卫生纸上没有宫颈液。（请注意，女性在阴道口处总是有轻微的湿润，这种湿润会很快从手指上消散。如果没有宫颈液，这些日子仍被认为是干燥日。）

2. 同房后的第二天如果还有精液或杀精剂，需记录问号，因为它们会掩盖宫颈液。精液日的晚上被认为是可育的，因为无法证明这一天是干燥日。要记录精液，请参见下页米歇尔的图表。更好的是，为了更有效地消除精液，请参考第79页上的SET。

使用的避孕方法					⊖		⊖			⊖																													
圈出同房的日子	1	2	3	4	⑤	6	⑦	8	9	10	⑪	12	13	14	15	16	17	18	19	20	21	22	23	24	25	26	27	28	29	30	31	32	33	34	35	36	37	38	39	40
蛋清状																																								
乳脂状																																									
月经，点滴出血，干燥或黏稠	●	●	●	●		?	—	?	—	?	—	?		▒	▒	▒	▒	▒	▒	▒	—	—											●							
可育期和高峰日																		P	K																					
阴道感觉						干燥		干燥		干燥		干燥		粘稠	湿润	湿润	湿润	湿润	湿润	干燥																				

米歇尔（Michelle）的图表。当精液掩盖宫颈液时。 请注意，米歇尔在排卵前干燥日的夜晚是安全的，但任何有精液残留的日子都必须记录一个问号，就像她在第6、8、10和12天所做的那样。这些日子被认为是可能是可育的。

如果在同房次日结束时，你一整天都处于干燥状态，那么当天晚上再次进行无保护性行为是安全的。排卵前使用"干燥日原则"可以使你高枕无忧，原因有两个。

    a. 如果没有宫颈液的维持，精子将无法生存。它们最多只能活几个小时。而且，由于在湿性宫颈液之前产生的是黏稠性宫颈液，与完全干燥的阴道环境一样，这对精子并不友好，因此受孕的概率很低。

    b. 如果你没有宫颈液，则表明你的卵巢不活跃，雌激素水平过低，你没有临近排卵。请记住，排卵前会先积累湿性宫颈液。

以上两个原因可以减少你的担心，否则你可能怕精子存活足够长的时间以至于等到了排卵。夸张地说，即使精子可以在理想的条件下生活10天，并且在同房后的第二天就发生排卵，但在干燥日有性生活，你仍极不可能怀孕。当然，这种情况永远不会发生，但我想强调一个概念，即精子需要可育的宫颈液才能生存和移动。

最后，你应该意识到，如果存在可育的宫颈液，精子最多可以存活5天，所以你绝对不能依靠排卵预测试剂盒，该工具只能发出一天之内即将排卵的预告。以防万一再说一句——性唤醒液和润滑剂不能为精子存活提供必要的环境。

3. 经过几个周期的图表绘制后，你可能会注意到，在月经期刚刚结束的时候，你没有干燥日。你的宫颈液更像是黏稠的甚至是黏胶样的，它从月经刚结束就开始，并日复一日地直到变得较湿为止。这可能是宫颈炎症的一个表现，因此，你应该在刚开始绘制图表时进行检查确认。但是，如果你很健康，这仅意味着你在不育期的基础不孕模式（BIP）是黏稠的而不是干燥的，如第75页所述。

如果你确实是这种月经后基础不孕模式，在月经结束后立刻发生，你仍然可以在黏稠性宫颈液的那些日子应用"干燥日原则"，将黏稠日视为干燥日。当然，第一次出现湿性宫颈液是你的改变点，要被认为是可育的。

但是，此例外仅适用于排卵前没有干燥日的人。即使这样，你也应该意识到，遵循此修订原则会冒一定的风险。因此，如果你在过去的一年中出现过25天或更短的周期，我建议你不要使用此修订原则，如果你确实要使用该原则，请在同房之前检查宫颈没有湿性宫颈液。（请参阅附录F以及下面的阿什丽的图表。）

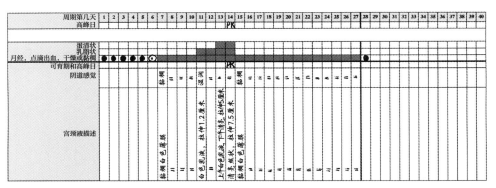

阿什丽的图表。黏稠性宫颈液的基础不孕模式。在绘制了几个周期的图表后，阿什丽注意到她月经结束后的基础不孕模式是黏稠的而不是干燥的。因为这是她的排卵前模式，所以她可以将第7~10天视为干燥日，并遵循"干燥日原则"。为了使怀孕的风险降到最低，她在同房之前要确认宫颈没有湿性宫颈液。

排卵后不育期原则

3. 高峰日原则

你的安全期是高峰日后后序第三晚，高峰日则是蛋清状宫颈液或润滑阴道感觉的最后一天。

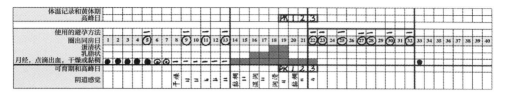

杰西卡的图表。高峰日原则。杰西卡的阴道感觉湿润或湿质宫颈液的最后1天是第19天。她在下面标记了"PK"(代表"高峰"),然后在高峰日后那一行中继续记录了1、2、3。在高峰日后的第3个晚上,也就是第22天,她认为自己很安全。请注意,即使杰西卡在第3天是黏稠性宫颈液,只要在3天的计数中不出现潮湿,仍然可以认为她是安全的。

1. 确定你的高峰日(蛋清样宫颈液或阴道感觉润滑的最后一天,如第82~84页所述)。在其下面的"高峰日"行中标记PK。随后几天应在同一行中标记为1、2、3,但最好仅在每天观察完宫颈液后的晚上再记录。高峰日只能在第二天确定。

如果你蛋清样光滑宫颈液的最后一天是星期一,但是你在星期二还有一天的阴道感觉润滑(或斑块),那么你的高峰日就是星期二!

2. 高峰日后后序第3天晚上6时以后,你被认为是安全的。在第2天和第3天之间画一条垂直线,表示从第3天晚上开始安全。(请注意,即使你在绘制垂直线后仍处于黏稠状态,仍然认为你处于不育期。)你们当中的一些人可能已经注意到,在本书的先前的版本中,"高峰日原则"指出,高峰日后后序第4天晚上才是安全的。但是我决定修改此原则,因为已经达成共识,只要结合第167页的"体温升高原则",高峰日加3的避孕功效已经足够了。

3. 如果在你的湿滑宫颈液或阴道感觉的最后一天之后,你还会出现乳脂状的宫颈液(大多数女性是没有任何东西或黏稠状),那么,你的高峰日仍被认为是蛋清状宫颈液的最后一天。

但是,如果你在蛋清样宫颈液的最后一天之后的第二个早晨没有明显的体温升高,或者你的乳脂状宫颈液持续出现,那么你应该保守一些,需要把乳脂状宫颈液的最后一天视作你的高峰日。

4. 通常,任何湿性都会变干,直到下一个周期,但是如果在3天计数期或更晚一些再次出现湿性宫颈液或阴道感觉,如下页希瑟和苏珊的两张图表所示,请等到湿性消失后再设定一个高峰日。重新开始计数。这种类型的模式有时称为"分裂峰"或"双峰"，通常是由压力、疾病或多囊卵巢综合征引起的，如第130页所述。尽管"分裂峰"和"双峰"可能会造成混淆，但体温升高将令局势明朗，并让你确定是否确实发生了排卵。你将在下面了解"体温升高原则"。

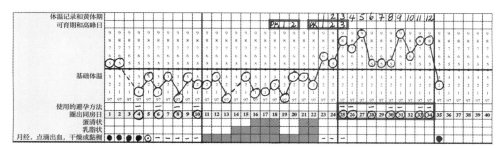

希瑟的图表。分裂峰。希瑟从第14天开始产生可育质宫颈液，但在工作时感染了流感。她的高峰日似乎是第18天，但几天后，她又开始产生湿性宫颈液，因此必须重新计算。她真正的高峰日是第22天，此后她数了1、2、3，并认为从第25天晚上开始算是安全的。

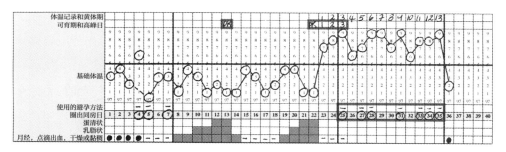

苏珊的图表。双峰。苏珊从第10天开始产生可育质宫颈液，但是制作一本巨大的书的压力延迟了她的排卵。看来她的高峰日是第13天，但她在第20天又开始增湿，并在第22天达到峰值。因此，直到第25天的体温升高原则证实了排卵，她才认为自己安全。

4. 体温升高原则

你在高峰日之后后序的第3个高体温日的晚上是安全的，这第3天的体温应该比基准线高至少0.3°F。

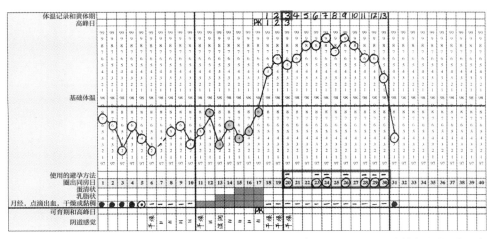

妮娜的图表。体温升高原则。请注意，妮娜在第18天时发生了体温升高，因此她在之前6个最高温度点上方的0.1℉处绘制了适当的基准线。然后她在体温记录行中记录了1、2、3，并在基准线上方连续出现3个高体温之后，在第20天晚上开始了不育期。

基准线和体温升高

你可能需要查看第88页，如何绘制基准线。以下准则需要你内化理解后使用。

1. 确定高峰日后，如果你的体温保持高于基准线，则从后序第3天下午6点开始，你进入不育期，但需要确保第3天的体温至少比基准线高0.3℉。在图表的"体温记录"行中记录1、2、3。在高体温的第2天和第3天之间画一条垂直线，表示从第3天晚上开始安全，如上面妮娜的图表所示。如果第3天的体温比基准线高不到0.3℉，则需要再等1天。

2. 如果在3天的体温掉到了基准线甚至低于基准线，你必须在体温超过基准线时重新开始计数。但是，你不必再次绘制基准线。

3. 如果你生病了，就不应该认为是安全的，除非你连续3个正常温度超过基准线而没有发热（第113页介绍了疾病如何影响生育力）。

你应该查看第89页的"经验法则"，以了解如何应对因饮酒、睡眠不足和发热等因素而导致的排卵前体温异常。请记住，可以不把所有体温纳入计算，但是要确定你的基准线，你必须往回数6个低体温，这还不包括被淘汰的。另外，记住要注意受夏令时影响的读数或前往另一个时区而可能引起的体温升高。

如果你发现自己的体温高于正常或者早于你的预期，请密切注意，不要以为已经出现体温升高。排卵实际上总是先出现湿性宫颈液积聚和宫颈改变。如果你没有观察到这些变化，那么你应该还没排卵。

说一下阴道感染

几乎所有女性在生活中都会经历阴道感染。真正的感染通常会引起症状而掩盖了宫颈液。因此，在感染期间你应该避免同房，因为体征可能过于模糊以至不可靠。无论如何，即使这个因素对你影响不大，你也应该禁欲，让你的身体有机会痊愈，并避免传染。

说一下宫颈位置

如第六章所述，宫颈的变化也可以帮助你确定目前是否可育。但是，由于它通常仅用于证实宫颈液和体温的变化，被视为次要体征。因此，我没有提出有关宫颈变化的特定原则，但是如果你确实将其视为生育力的体征之一，那么它应该较硬，闭合且低位，然后你才能认为自己安全。

关于排卵预测套装和其他生育力监控工具的警告

随着排卵预测套装和其他能解释你生育力体征的相关工具的不断普及，你可能会倾向于仅依靠它们来进行避孕。别！这类工具包是为备孕的女性设计的，可以反映排卵临近，但通常只提前1~2天告诉你。由于精子可以存活多达5天，因此这些技术没有避孕价值。

最后，大多数其他设备，例如那些依赖唾液充盈试验的生育力监测仪，都能有效确证你在本章中学到的信息，但它们本身不够可靠，无法单独使用。我将在第180页更广泛地讨论这些产品。

可育期可使用的屏障避孕方法

因为可育期是月经周期中唯一可能怀孕的时间，所以如果你决定避孕，这段时间有必要禁欲。实际上，由于在可育期产生的宫颈液很滑，放置在宫颈上的任何屏障都会更容易脱落。这才是避孕套真正可能失效的时刻！

请记住，无论何时使用屏障避孕，都有可能影响宫颈液，因此，第二天需要在宫颈液栏中用"？"标记。

但是，如果你仍然希望在可育期同房，同时又想将风险降到最低，那么我鼓励你至少同时使用以下两种方法，尤其是在蛋清样宫颈液期间：

避孕套

避孕膜

宫颈帽

避孕海绵

阴道杀精剂

总结

高峰日通常发生在体温升高前1～2天。总是发生在两天前的女性，有一个有趣的优势，那就是在高峰日后第二天宫颈液通常会很快变干，因此这些女性得以预测下一天的体温升高。

此外，请注意，在排卵前，宫颈液是观察生育力的关键体征，因为它反映出高雌激素水平，表明即将排卵。但是排卵后，体温是最重要的生育力体征，因为它证实排卵确实发生。

排卵后适用的原则是互相吻合的，因此，高体温的第3个晚上与高峰日之后的第3个晚上是同一天。（如果你觉得有帮助，可以记住这是"高峰日原则"！）

然而：

1. 如果两个排卵后原则之间出现差异，请始终等到两个体征都表明不育期，这是最保险的做法（即等到垂直线最右边的傍晚）。这样可以确保所有体征都吻合，然后你再认为自己进入不育期。

　　2. 如有疑问，请不要冒险！如果你的生育体征在任何给定周期内都无法判定其意义，不值得冒险怀孕。

　　接下来的内容总结了你在本章中学到的原则，并将向你展示它们在图表上的显示方式。

你随手可用的自然避孕法

按照四大生育觉知法原则来确定可育和不可育期

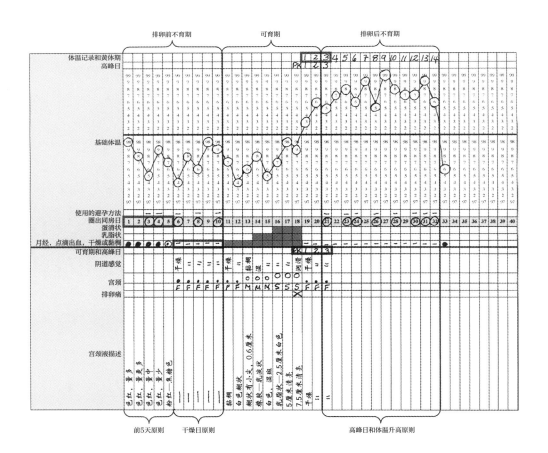

四大生育觉知法原则总结

每个原则下以斜体显示基本生物学原理。

1. 前5天原则

如果你在来月经前的12～16天有明显的体温升高，则你在周期的前5天是安全的。

对于大多数女性而言，排卵发生在第10天甚至更早，以及精子活得足以使卵子受精，这两者同时发生的概率很小。

2. 干燥日原则

在排卵前，你在每个干燥的夜晚都是安全的。但是，如果有剩余的精液，可能掩盖宫颈液，那么第2天就被认为是潜在可育的。

精子不能在干燥的阴道环境中生存，缺乏宫颈液表明雌激素水平太低而无法发生排卵。

3. 高峰日原则

高峰日后后序第3天的晚上，你是安全的；高峰日就是蛋清状宫颈液或润滑性阴道感觉的最后1天。

蛋清状宫颈液或润滑性阴道感觉的最后1天表明排卵临近，而让其干燥3天可确保排出的卵子已经消失，并且干燥的阴道环境对精子存活不利。

4. 体温升高原则

如果你在高峰日后后序第3天的体温比基准线高0.3℉，你在高峰日后后序第3个高体温的晚上是安全的。

由于孕酮释放而引起的体温升高表明已经发生了排卵，而等待3天来观察是否会出现小概率的在24小时内释放2个或更多卵子（每个卵子都可以存活1天）。

注意事项

如果始终如一地正确遵守这些原则，则它们是非常有效的避孕方法。但是，在依赖于这最后几页中学到的知识之前，你应该了解自然避孕的相对风险。

当然，虽然本框内容是有用的摘要，但在使用生育觉知法进行避孕之前，你必须清楚理解本章中描述的每个原则的所有准则。至关重要的是，除非所有原则都表明你处于不育期，否则不要认为自己安全。如有任何疑问，请不要冒险。

第十二章

捷径：最少的图表，最大的可靠

> 对于只是跳到本页的那些人，千万别觉得可以直接使用本章中的指引！你必须完全了解第十一章的原则并将它们应用了多个周期。

尽管了解生育觉知法后会觉得它非常简单，但是即使是经验丰富的用户也不一定能每天都绘制图表从而获得最大的可靠性。可以说，只要有一点点经验，你就可以只在1/3的周期中绘制图表，并且仍然获得使用此方法所需的所有信息，而不会影响避孕效果。

为什么使用这几页的快捷方式仍然可以使你高枕无忧呢，因为排卵后，直到下一个周期，你的身体才会再次排卵。因此，一旦确定了卵子已经消失，直至下一个周期前无需继续绘制图表。

不过，我还是建议你不要使用快捷方式进行图表绘制，因为其实每天进行操作要容易得多，否则还得想想你处于周期的什么时候。如你所见，绘制图表不仅仅能检测你现在能不能怀孕。最后，通过绘制完整周期，你还会从一个最实际的方面受益：在月经要来之前数小时就收到预警，因为大多数女性会在出血的第一天出现体温下降。

然而，如果你已经有了至少几个月的标准图表绘制经验，并且现在希望走个捷径，则可以使用下面讨论的调整准则。同样，只要你的两个生育体征都已确认在该周期已经发生了排卵，避孕效果就不会受到影响。

宫颈液

显然，你在月经期间无需检查宫颈液。实际上，经期检查没有任何意义，因为出血会掩盖它。并且，根据高峰日原则确定了第一个安全日后，你到下一个周期都无需再绘制宫颈液图。（请参见下面凯蒂的图表。）

使用的避孕方法																																								
圈出同房日期	1	2	3	4	5	6	7	8	9	10	11	12	13	14	15	16	17	18	19	20	21	22	23	24	25	26	27	28	29	30	31	32	33	34	35	36	37	38	39	40
蛋清状																																								
乳脂状																																								
月经，点滴出血，干燥或黏稠	●	●	●	●	—	—																					●													
可育期和高峰日										PK	1	2	3																											
阴道感觉						干燥	=	起稠	湿滑	湿滑	湿滑	起稠	干燥	=																										

凯蒂的图表。高峰日原则的最简约图表。一旦凯蒂确定自己已经过了高峰日（在本例中是在第11天），很可能已经排卵了，因此直至下一个周期前不必继续记录宫颈液。因此，她认为自己从第14天开始安全。但是，要获得最大的避孕功效，请参见下文！

告诫：如果你打算依靠"高峰日原则"的捷径版本，确定排卵就至关重要，必须观察到基准线以上的3个高体温。这是因为你的排卵时间可能延迟，宫颈液会误导你以为你已经排卵。如果你不再绘制该周期图表，则可能不会注意到可育宫颈液又回来了。

通过观察真实的体温升高，可以消除你在这方面被误导的可能。尽管如此，如果存在疾病或其他因素可能会影响你体温的准确性，你应该在整个周期中继续检查宫颈液。永远要保守一些。

基础体温

月经期间不需要测量基础体温，因为它可能很高或不稳定。此外，一旦你发现基准线以上至少3个高体温，确定了体温升高（第3个温度至少在基准线以上0.3℉），则无需再进行测量直到下一个周期，如下页科琳的图表所示。

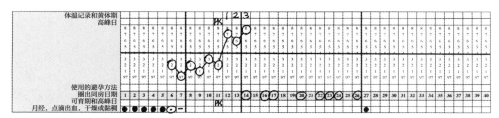

科琳的图表。体温升高原则的最简约图表。一旦科琳在第14天记录了她的第3个高于基准线的高体温，在下一个周期之前，她就不再需要记录体温，因为她已经确定发生了排卵。

宫颈位置

从前面的讨论中可以知道，宫颈的位置被认为是次要的生育体征。这意味着检查宫颈对该方法的效果不是必需的。但是，宫颈位置是检查其他两个体征之间是否有偏差的绝佳方法。

由于检查宫颈并不是真正必需的，因此，在这方面你可以采用两种快捷方式。你可以选择根本不观察宫颈，也可以每个周期仅检查一周左右。开始检查的时间是你注意到湿性宫颈液的第1天，一直检查到体温升高的第3天。但是，要使用此捷径，你可能需要绘制多个周期的宫颈图表，以便能够察觉出随之而来的细微变化，如下图所示。

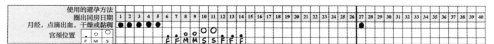

莎拉的图表。宫颈观察的最简约图表。因为莎拉希望在尽可能保守的前提下绘制最少的天数，所以她记录了自己的宫颈位置以确认排卵已经过去。请注意，到第12天时，她的宫颈已恢复为低位、闭合和硬的不育状态。

关于排卵前原则的注释

很明显，如果你选择使用这些捷径，则排卵前原则仍然适用。因此，如果你符合"前5天原则"的标准，则可以假设你仅在周期的前5天中处于不孕状态，该原则规定你应该在第12～16天之前出现明显的体温升高，并且没有绝经前症状。此外，你必须始终遵循"干燥日原则"，因此，必须在不迟于第6天的情况下开始绘制图表。

带有3个主要生育力体征的基本快捷图表

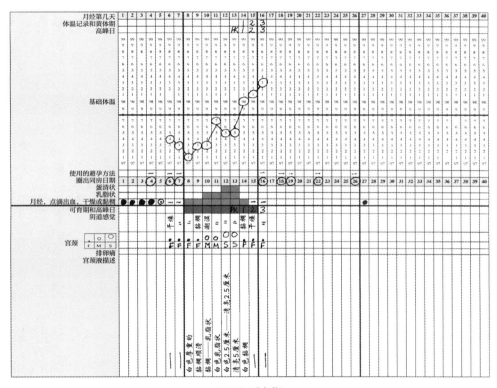

■ 可育期

误解——"我就是知道我现在能怀上"的心理

关于走捷径的警告：一旦你决定不再每天绘制图表，则可能会很容易放轻松，绘制少于建议的图表，甚至完全停止，让自己相信你就是"知道"自己什么时候能怀上（可孕）。当任何女性这样声称时，我都会哆嗦。

讽刺的是，最常见抱有这种思维方式的是那些已经绘制图表多年的有经验的女性。但是请记住，即使你的周期一直很规律并且图表易于理解，但下一个周期总是有可能与其他所有周期都不同。像其他任何因使用不当而导致"失败"的避孕方法一样（例如，将膜片留在抽屉中），生育觉知法必须正确使用才能管用。

仅凭直觉就知道自己何时可孕，这不是可靠的避孕方法。实际上，这根本不是办法。你需要绘制体温和宫颈液的图表，即使只是1/3个周期。否则，很容易忘记任何一天发生的事情。最后，你可能会发现绘制图表的习惯已经根深蒂固，以至于你甚至都不愿尝试使用上面的捷径。

第五部分

怀孕达成

第十三章

将受孕的机会最大化

"文学作品大部分总是描述着享受性爱，却鲜有提及受孕；生活中却恰恰相反。"

——英国作家 戴维·洛奇

如果你们像大多数人一样想要怀孕，那可能还会记得那些为避孕和随之而来的一切而争吵的岁月——手忙脚乱放入的子宫帽；在高潮之时，避孕套的小小破损；或者避孕药导致你的体形像吹起来的气球。事实上，你甚至可能经历过不眠之夜，担心自己是否意外怀孕，尽管你们一直在使用避孕措施。

但是对于多年后的现在，你可能哀叹着，当年花费诸多时间和精力避孕，却发现怀孕可没有想得那么容易。对部分夫妇来说，怀孕确实是件难事。但对很多人而言，可能就只是搞清楚自己什么时候处于最佳生育状态，就能提高受孕概率，如此简单。令人惊讶的是，在任何一个月经周期中，一对被证实有生育能力的夫妇的受孕概率被认为不高于25%。而对于30多岁及以上的夫妇来说，这种可能性大大降低。但你可以通过确定最佳的尝试时间来大幅增加机会。

尽管大多数人承认医学技术的进步带来的巨大好处，但缺陷仍然存在。人们经常误认为最有效和唯一的怀孕方式是通过侵入性的操作。这不仅是错误的，甚至可能适得其反。讽刺的是，一些现代技术方法甚至会阻碍或延缓它们本应该要促进的怀孕过程（例如，如前所述，克罗米芬往往会使宫颈干涸，而人工授精可能时机不合适）。如今有无数的方法来诊断和治疗所谓的不孕症。但如果你认为你可能面临生育问题，生育觉知法应该是你追求怀孕的第一步，而不是最后一步。

当你们尝试怀孕的时候，别去想那些善意的朋友和医生们传播的错误信息。如果你按顺序阅读本书，并且没有在第一时间偷看这一章，你应该已经知道有许多关于生育的事实与你所听到的教导是直接矛盾的。

我的一对患者证明，即使你看起来远不在排卵期，但知道自己仍然有生育力是有好处的。当我见到嘉莉和杰克时，他们都分外垂头丧气。在他们的孩子不幸早夭后，他们试图再次受孕已经快两年了。由于他们第一次怀孕时非常顺利，对于第二次为什么过了这么长时间才再次怀孕感到困惑。

在他们的这个特殊案例里，导致两年后才怀孕的原因是因为他们意识到，如果嘉莉的体温还没有提升，他们就仍然是可育的。她说，周期的第22天自己的体温仍然很低，这几乎让她松了一口气，因为这意味着仍然有可能在这个周期怀孕。所以，她并没有感到焦虑，反而感到更有控制感。他们知道，在她的宫颈仍然湿润，并且体温较低的日子，仍然应该继续每天有性生活。他们在第22天过性生活并成功受孕。果然，次日她的体温上升了，证明时间刚刚好。

孕气真相

1. 一个正常的周期不一定是28天，也可以是21～35天不等。每位女性都不尽相同。

2. 你也许在第8天排卵，或者在第20天或以后排卵。重点是，大多数女性不一定在第14天排卵。

3. 体温并不能决定哪天是最有可能怀孕的。事实上，大多数女性常常被告知要寻找"体温下降"，但她们从未遇到过。

4. 在体温上升的那一天，你通常不是处于最可能生育的状态。事实上，当体温升高时，通常是太晚了——卵子通常已经排出了。

5. 识别受孕阶段应该通过宫颈液，而不是体温。

6. 你不需要为了增加受孕机会在性生活后半小时倒立，如果你们是在最可育的身体状态下性生活的，精子会迅速通过宫颈液进入，而不是你当时的姿态。

7. 你们在排卵期所需的性生活频率（例如，每一天或每隔一天）可能取决于你伴侣的精子数和你的宫颈液情况。这没有一个适用于所有夫妻的统一规则。

8. 男性和女性患有生育问题的可能性相同。

为何有的女性比其他人更容易生育？

即使掌握了准确的知识也不一定能保证及时怀孕。如果比你预期的时间长，你最不想听到的一件事就是年轻母亲遇到的那些恼人的陈词滥调：

"他们叫我生育的桃金娘。"

"他只是看着我，我就怀孕了。"

"我用的每一种避孕方法都让我怀孕了（可恶，可恶）。"

事实上，有几个原因可以解释为什么有些女性确实比其他人更容易生育，但这并不能减少你的烦恼。除了她们生殖器官健康这一明显的事实外，她们拥有可育质宫颈液的阶段很长，这为她们提供了更多的怀孕机会。此外，月经周期短的女性更容易排卵，这意味着她们在一年中的可育期更久。但是，你也可以通过绘制你的生理周期来提高你的受孕概率。

凡妮莎和马克斯一开始上我的课是为了避孕。在成功使用生育觉知法两年后，他们决定是时候尝试怀孕了。但是去墨西哥的旅行将他们的计划推迟了几个月，需要让他们服用的疟疾药从身体中彻底代谢掉。所以，他们最近可以尝试的月份是三月。然而，有一个小细节成为了干扰。马克斯刚刚做了一个大手术，他的肩膀由于多年打篮球受到了磨损而需要手术。然后他在医院里住了几天。

　　回家的第一个晚上，马克斯很疼，所以用大量药物来应对这个情况。凡妮莎走了进来，骄傲地宣布："今晚，就是此刻。"蛋清状宫颈液如此明显，无法忽略。马克斯叙述道："相信我，性是我脑海中最不可能的事。当时我平躺着，肩膀和手臂被固定在身体上，还打着止痛药，我的妻子走了进来，对我说，'是时候了，我能怀上。'不用说，我向她解释说，我这姿势没法过性生活，她却说她可以自己搞定一切。所以，在我几乎神志模糊的情况下，她完成了受孕需要的一切。毫无疑问，就那么一次性行为中，我们怀上了我们的儿子唐。"

当然，你可能需要更长的时间才能怀孕。关键是，知道自己什么时候最可育将加速这一过程。如果在持续4~6个周期中，你在最可育的日子里择期性生活后，仍然没有怀孕，你可能应该寻求诊断测试或生育治疗。（有些夫妇可能想要更早地进行精液分析，因为这很容易。）这个建议可能与你一直听到的等待一年的常识相悖。请记住，这个建议是给那些不绘制图表的普通夫妇的。如果你已经在你的可育期安排了性生活，并且知道你的伴侣的精子分析结果是好的，那么在4~6个周期后积极主动行事是有意义的。

排卵预测试剂盒（OPKs）

在讨论生育觉知法如何帮助你怀孕这一关键问题之前，我想说几句关于排卵预测试剂盒的事，因为你们中的很多人肯定会用或者已经用过了。虽然它们实际上可能非常有用，但现在你应该知道，你自己的身体可以像试剂盒一样为你提供同样多的有价值的信息，而且麻烦更少，成本更低。然而，如果你选择使用它们（单独使用或与生育觉知法一同使用），你应该意识到OPKs可能会误导你，原因如下：

1. 试剂盒只检测排卵前促黄体素（LH）激增的情况。它们并不能表明该女性是否在之后进行了排卵。事实上，女性可能偶尔会发生未破卵泡黄素化综合征（LUFS），即促黄体素激增，但卵子从未真正从卵巢排出。这种基础病在第253页有进一步的讨论。

2. 如果一位女性的促黄体素激增持续不到10小时，而且她每天只检查一次，那么有可能会错过促黄体素的激增。有大量女性的峰值低于测定阈值，如果她恰好是其中一员则也会错过。

3. 女性可能会经历假性促黄体素激增，在真正的促黄体素高峰到来之前，她会经历一个小高峰，这可能会导致过早地安排性生活时间，使精子无法存活足够长的时间来等待排出的卵子。此外，如果女性患有多囊卵巢综合征（PCOS），她的身体会不断产生误导性的促黄体素激增，却不代表排卵即将真正开始。

4. 试剂盒没有办法预测妇女是否有合适的宫颈液作为介质允许精子游向卵子。此外，当试剂盒显示出一个高峰时，宫颈液可能已经开始干涸了。

5. 如果在运输和储存过程中暴露在过高的温度下，试剂盒的准确性可能会受到影响。

6. 这些试剂盒只有在女性排卵前后检测才准确。这是一个非常重要的问题，因为购买这类产品的女性通常都有规律的生理周期。因此，典型的试剂盒，只有5～9天的测试价值，这往往不足以覆盖女性确定排卵所需的时间范围。

例如，如果贝莉的周期在24～40天，那么她的排卵通常会在第10天到第26天之间变化，也就是长达16天。由于试剂盒最多只能使用9天，对于月经不规律的女性来说，要知道从哪一天开始测试是一个挑战。在这种情况下，月经不规律或周期较长的女性不应开始检测尿液，直到她们注意到自己的宫颈液开始变湿，以确保在排卵前后的最适当时间进行检测。

7. 黄体期短的女性可能没有意识到，试剂盒是根据平均黄体期长度来进行排卵测试的。这可能导致女性在排卵期之前就进行检测。因此，测试结果可能反映了无排卵，而实际上排卵只是还没有出现。例如，如果阿什丽的月经周期平均为23天，黄体期仅为8天，那么排卵结束将在第15天左右发生。但试剂盒会指示她在第8天就开始测试。

8. 一些药物会让试剂盒的检测结果无效，包括：

a. 大多数生育药物，特别是那些包含卵泡刺激素（FSH）、促黄体素（LH），或人绒毛膜促性腺激素（HCG）的；

b. 某些含有四环素成分的抗生素；

c. 激素疗法（HT）。

9. 40岁以上和接近绝经的女性，促黄体素水平可能会升高，但这并不意味着即将发生排卵。一个试剂盒应该只显示一天的激增。如果它显示超过一天，更有可能它是无效的。

10. 最后，你应该意识到，如果你碰巧已经怀孕了，试剂盒只会暗示你没有排卵。而图表可以。此外，如果你是产后或哺乳期，试剂盒结果也可能无效。

生育觉知法在受孕中的作用

我希望怀孕总是像做爱一样容易，有就来了。然而，对许多人来说，它需要的知识比我们在成长过程中通常学到的要多。不幸的是，人们虽然接受了难以置信的教育和良好的阅读，但是仍然需要高科技的操作来帮助怀孕。对于很多被认为有生育问题的人来说，生育觉知法可以通过多种方式帮助他们实现怀孕的愿望。

不孕有很多原因，生育觉知法可以帮助夫妻更快地找到原因，从而帮助他们的医生决定是否需要进行医疗干预。如前所述，传统的医学常识是夫妻在看不孕门诊前要进行一年的性生活。但对大多数人来说，这种建议既浪费时间又耗费精力。通过生育觉知法，夫妻们通常会发现，可以利用关于他们生育力组合的新知识来提升受孕的机会，而不是简单粗暴地一试再试。在精确安排时间的性生活过程中，只要几个月的时间就能知道是否有问题。

其他排卵检测方法

除了刚刚讨论的排卵预测试剂盒外，还有其他几种方法可以预测排卵。以下是一些目前使用较为广泛的方法简介。

可丽蓝家用电子排卵测试仪

这手掌大小的测试仪的工作原理是，用一个标准的尿液测试监控你的周期。通过分析尿液中的雌激素和促黄体素，得知你目前处于周期的低谷或高峰的哪一个阶段。如果使用正确，它可以在排卵前一到两天有效地预测排卵，并在排卵前几天提醒你。不过，因为某些基础病和药物可能会有损它的表现，所以在购买之前要先查看公司的网站。这款测试仪的售价约为200美元（约1279元人民币），而一盒30支的测试棒售价约为50美元（约320元人民币）。Clearblueeasy.com

OvaCue排卵监测仪

这个设备测试你的唾液电解质水平。通过每天早上在舌头上放置一个感应器几秒钟，唾液读数就会显示在数字屏幕上。从你月经周期的第一天开始，每天都要使用探针，直到显示你将在一周内排卵。如果你想要怀孕，你可以开始每天或每隔一天进行性生活，同时继续检查阴道上的小传感器，当排卵发生时，阴道传感器就会发出警报。监测仪的价格在200～300美元（1279～1919元人民币），这取决于你是否购买了可选的阴道传感器。ovacue.com

OV-Watch生育预测

这台腕式仪器看起来像手表，但它只在睡觉时戴。其目的是检测皮肤表面的氯离子。排卵前6天左右，氯离子水平升高，稍后雌激素和促黄体素的水平才会升高。因此，它的优点是比只检测促黄体素的典型排卵预测试剂盒更早预测排卵。这款手表的价格约为200美元（约1279元人民币），两个月的传感器外加每个月的附加材料包费用约为40美元（约256元人民币）。ovwatch.com

唾液测试

就像你的宫颈液在显微镜下将显示一个独特的类似蕨类植物的花纹（见彩插第3页），唾液中的钠也类似。虽然品牌各不相同，但是这些测试通常都配有几张丙烯酸幻灯片和一个特殊设计的显微镜，通过它可以查看结果。每天早上，在做任何其他事情之前，你要把一些唾液涂在一个载玻片上。也许这并不奇怪，现在人们普遍认为唾液分泌和排卵来临之间有很高的相关性。然而，不幸的是，对这些幻灯片的解释常常很困难。每个公司的价格各不相同，但显微镜和几张载玻片的价格通常在30美元（约192元人民币）左右。

简要总结

与OPKs一样，这些技术可以帮你确定每个周期中最容易受孕的日子，但请注意，它们通常分别有不同的不足之处。不管怎样，它们虽然可以很好地证实你的图表，但大多数并不能像体温和宫颈液那样每天直接给你全面的信息。

不过，如果你更愿意采用一种更数字化的排卵检测方法，我个人会推荐这本书的补充应用程序。因为它是专门设计来将你从实践生育觉知中收集的信息数字化的，并且可以通过电子邮件很容易地与你的医生分享。

伊娃是一名36岁的女性，从28岁开始，她几近绝经。很自然地，她怀疑自己是否还能受孕。一位生育医生开了6个月的促排卵药克罗米芬。在那段时间里，虽然她排卵了，但却经历了许多不愉快的不良反应，其中，最严重的是视力问题。此外，克罗米芬加重了她的宫颈液问题。因此，在服药几个月后，她决定放弃。事实上，她和身为医生的丈夫托比对这段经历感到非常沮丧，所以他们很高兴能从义务性的怀孕过程中解脱出来。

据她回忆，一天早上，在停止服用克罗米芬大约4个月后，她醒来的时候觉得自己"在蛋清宫颈液中畅游"。由于她几乎不排卵，也就很少经历这种可育宫颈液。他们知道，如果想要怀孕，就必须抓住这个机会。果然，那天她怀上了孩子，没有借助任何东西，仅凭他们获得的生育觉知知识。9个月后，小雨果在家里出生了。

通过基础体温检测生育条件

正如你从前一对夫妇身上看到的，当你试图怀孕时，宫颈液是至关重要的生育信号。虽然基础温度同样有益，但是原因却不尽相同。夫妇们最常犯的一个错误是试图根据基础体温来确定性生活的时间。

　　记住，体温有助于确定你是否正在排卵以及黄体期有多长。但它们无助于确定即将到来的排卵期，而这是生理周期中受孕概率最高的阶段。所以，等待体温的升高或降低对于制订性生活的时间表几乎毫无用处。这种体温下降只发生在一小部分人的周期中，当体温上升时，通常已经太晚了。

　　不过，我想重申的是，除了制订性生活计划，体温记录仍然是很有用的手段。用一个典型的周期（如第183页西尔维亚的图表）作为比较，你可以看到体温如何反映你的生育力。你的基础体温可以表明：

- 你是否正在排卵（西尔维亚和布莱克利的图表，第183页）
- 你的黄体期长度是否利于着床，以此可以避免痛苦和不必要的诊断检查，如子宫内膜活检（珍妮的图表，第183页）
- 黄体期的孕酮水平是否足够高（玛莲娜的图表，第184页）
- 低体温可能反映出你在该周期中仍然可育（雷娜的图表，第184页）
- 超过18次的高体温说明你可能已经怀孕了（安娜的图表，第184页）
- 超过18次的高体温说明你可能已经怀孕了，即便你在正常月经周期的时间出血了（林恩的图表，第185页）
- 体温突然的下降可能预示着你有流产的危险（安珀的图表，第185页）
- 你在"迟到的月经"来临之前就已经怀孕了（夏洛特的图表，第186页）

确定黄体期的长度

　　你可以通过体温升高的第一天到经期的前一天来计算黄体期的天数（具体描述见第96页）。

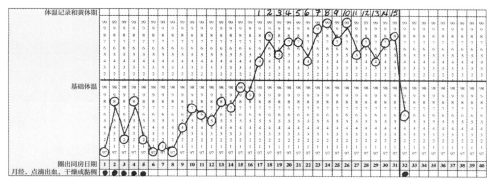

西尔维亚的图表。典型的排卵体温模型。注意，西尔维亚几乎肯定在第17天的体温升高过程中排卵。她的黄体期是15天，通过计算从第17天的高体温到第32天经期前最后一天来确定。

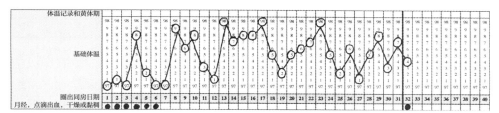

布莱克利的图表。无排卵体温模型。布莱克利的体温表明她没有排卵，因为她没有从低到高的体温变化。她经期第32天的出血严格来说不是月经，而是无排卵性出血。出于制图的目的，它仍应被视为新周期的第一天。

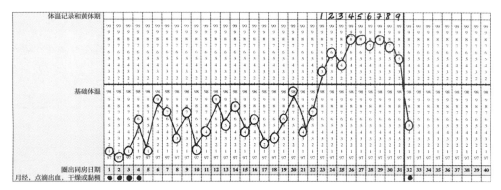

珍妮的图表。黄体期较短。需要注意的是，尽管她的31天周期长度是正常的，珍妮排卵后9天的高体温表明黄体期（第23～31天）很短。为了使着床成功，女性通常需要至少10天的排卵期。

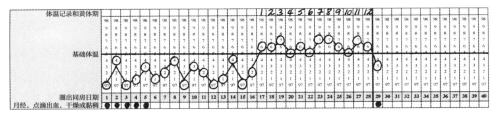

玛莲娜的图表。排卵后孕酮低模型。值得注意的是,在排卵后的第16天左右,玛莲娜的高体温徘徊在基准线周围。这可能是孕酮水平低的迹象。

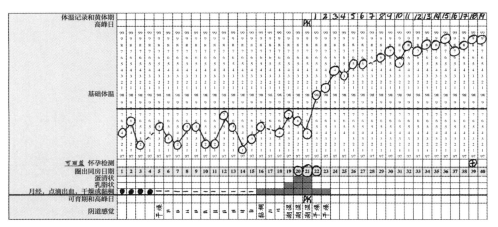

雷娜的图表。排卵延迟。雷娜确定自己在第21天前都是可育的,因为她的体温还没有升高,她的宫颈液仍然潮湿。因此,她相应地调整了性生活时间并怀孕了。

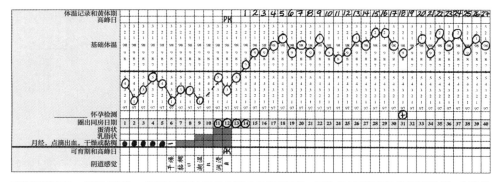

安娜的图表。怀孕图表。安娜在第31天就知道自己怀孕了,因为她排卵后有18天高体温。(除非怀孕,否则排卵后阶段很少超过16天。)

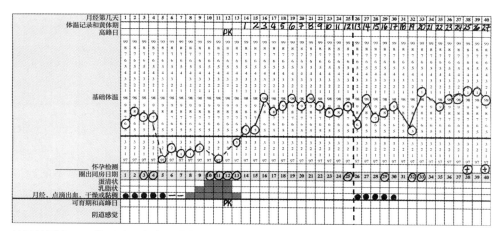

林恩的图表。一张罕见且令人困惑的怀孕图表。在第26天，林恩以为她开始月经，但当她的体温一直高到下一个周期时，她感到非常困惑。经过13天的持续高体温，她做了一次怀孕测试，结果发现她确实怀孕了。如果不是她画了图表，她永远不会想到要做检测。（她的故事见第187页。）

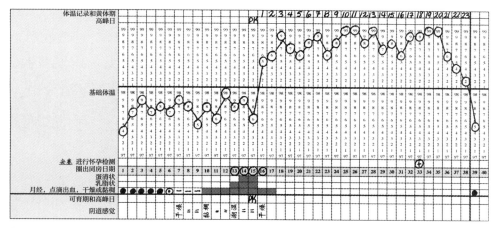

安珀的图表。怀孕后流产。安珀肯定是怀孕了，因为她在第33天出现了第18次高体温，她通过阳性的妊娠试验证实了自己的怀疑，但随后她得到一个警告，从第36天左右开始出现体温下降的趋势而言，很可能即将流产。

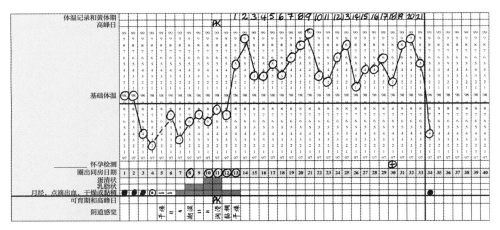

夏洛特的图表。看起来像是月经推迟的流产。注意，如果夏洛特没有绘制图表，她就无法观察到18天高体温，因此她可能会认为她在第34天的出血只是月经推迟，而不是流产。

绘制体温图表如何指示受孕，并防止妊娠及生产过程中不必要的干扰

记录你的体温最实际的好处之一就是确定你是否怀孕以及何时怀孕。当然，知道受孕日期最重要的原因是确定真正的预产期是什么时候，而不必基于怀孕轮假设的第14天排卵。知道这一点将替代那些有风险的孕期检测，如羊膜穿刺术。此外，它可以让你避免由于错误计算预产期而导致的催产（这在那些周期长的女性身上尤其是个问题）。虽然超声波确实能直观有效地展示许多含糊不清之处，但许多夫妇还是喜欢避免这样的操作。

如何确定你的预产期

如果你更愿意绘制图表，而不是做超声检查，有一个简单的数学公式可以根据你实际排卵的时间来计算你的大概预产期。只需在你的体温升高日向后推算9个月，然后从该日减去一周（7天）。举例来说，如果你的体温升高日是在1月20日，你就跳到10月20日，然后往回推整整1周，你大概的预产期是10月13日。如果你在第14天排卵，用这个公式和怀孕轮得到的预产期是一样的。但如果你是在第14天之后排卵，这个公式会更准确。*

---

* 当临床医生以孕周来计算怀孕时间时，他们会根据你最后一次月经的第一天来推断第14天排卵。更准确的方法是确定胎儿年龄，即从受孕之日开始测量，由体温升高、高峰日或超声波确定。

更多信息：如何用体温判断你是否怀孕

下面是关于提醒女性怀孕的一个更有趣的例子。一位名叫林恩的女性使用图表进行避孕已经8个周期了，现在她打算怀孕。在此之前，她一直是完全正常的排卵周期，持续24～27天。这一次，当她在第26天月经来潮时，她自然感到失望。但是，她认为会在下一个周期再试一次。林恩的经期比平时长，但这并不是她唯一关心的事情。她的体温在月经结束时并没有下降。最后，在下一个周期的第13天，她的体温仍然远远高于基准线，她在家做了一个怀孕测试，令她惊讶的是，她发现自己怀孕了（见第185页林恩的图表）。

她从来不知道是什么导致了出血，因为直到出血停止大约一个星期后，她才意识到高体温的相关性。为时已晚，医生无法确定原因。但她咨询的两位医生说，她的人绒毛膜促性腺激素水平很高，可能是"双胎消失综合征"。如今，她和丈夫保罗有一个名叫乔丹的小女儿。

正如你所看到的，一个普遍的规律是，18次超过基准线的高体温就意味着你怀孕了（见第192页的维姬的图表）。你可以不用花一分钱在怀孕测试上，就确定这一点（当然，你仍然有必要和临床医生确认）。此外，即使在18次高体温之前，你也可以通过两种方式判断自己是否怀孕。

1. 如果你的体温在你目前为止最长的黄体期后的3天还保持高水平，可以相当确定，你就是怀孕了。所以，举例来说，如果你的黄体期通常是12天，你最长的黄体期是13天，但有一次是16天，那么很可能是你这个周期怀孕了，如下一页罗西的两张图表所示。

2. 如果你注意到在典型的双相周期之外还有第三个阶段的温度，那么你几乎可以肯定怀孕了。这种第三组高温被认为是由于孕妇产生的额外孕酮所致。不过，不幸的是，许多孕妇并没有经历过这样的三相模式，即使她们经历过，第三组高温通常比第二组更微妙，如189页玛雅的图表所示。

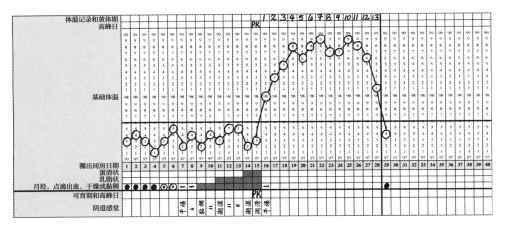

罗西的典型图表。13天的黄体期。罗西已经用绘图来避孕1年了。她的黄体期一直是12或13天，再没有更长了。

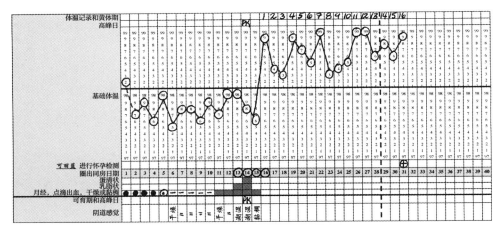

罗西的怀孕图表。在她第一次尝试怀孕的时候，她在排卵后的第16次高温（到第31天）就知道成功了，因为她知道自己的正常黄体期从未超过13天。

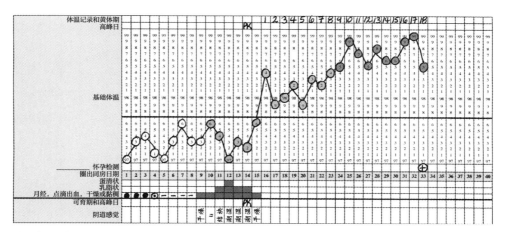

玛雅的图表。典型的三相妊娠模式。注意，玛雅早在第24天就可以预测她可能怀孕了，因为她开始观察到第三组高温，反映了着床后额外的孕酮。受精卵在排卵一周后钻入子宫内膜，因此，她在第33天确认怀孕。

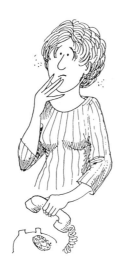

我还挺确定的……但如果不是……如果是阴性……或者紧张……或者想象。实际上，我是阳性我知道。我要电话预约个检查。但如果他们告诉我没有……最好再等一周确认吧……不。为什么要等，我是阳性！呃，又来了……如果不是呢……另外……可能……

林恩

使用基准线

　　为了解释你的图表，你需要画一条基准线来帮助你区分低体温和高体温。如果你还没有学会怎么画，你应该复习一下第88页。尽管基准线对于怀孕来说并不像避孕那么重要，但它仍然是一个有用的工具，可以让你更容易发觉在任何特定周期中发生的排卵。

男性生育力

　　今年15岁的尼科在他4岁的时候向妈妈提出了一个非常可怕的问题："孩子从哪里来？"妈妈实事求是地说："男人把他的阴茎放进女人的阴道里……"这时，尼科睁大了眼睛，睁得像个碟子那么大，他完全不相信地喊道："你是说，我可以把它摘下来？！"

　　希望你现在能理解为什么基础体温对怀孕有如此大的影响。当然，你已经学会了宫颈液对受孕的重要性。但是，在你将这些信息整合成一个有效的策略用于生育觉知法之前，你至少应该了解一些关于男性生育力的基本信息和标准精液分析。

　　重要的是要记住，在确定精子数量时，对伴侣精液的分析必须不仅仅是简单地测量每次射精的精子数量。它还应该告诉你这些精子中有多少百分比是正常形状和大小（形态）的，有多少比例是快速向前移动（运动）的。对这三个因素的全面分析，才能实际上告诉你，你伴侣的精子计数是正常的、低下的还是不育的，从而让你可以相应地制订策略。实际上，这是非常直观的，因为最终决定男性生育力的是有能力使卵子受精的精子数量。

　　在本文中，如果男性射精量每毫升至少包含2 000万个精子，并且精子总数至少为2.5亿到3亿个，那么男性的精子数量可以被认为是正常的。此外，精子的正常形态和运动能力的百分比是一个关键因素，但由于来源的差异很大，因此并没有一个确定的有效数值，更像是一个范围，你最好和医生进行探讨。一个简单的事实是，精子分析的标准因实验室而异，并随着时间的推移在变化。因此，当你的伴侣进行精子分析时，你应该要求他的医生尽可能清楚地回答两个问题。

1. 他的精子数量是正常的、低下的，还是不育的？
2. 实验室如何得出这个结论？

如果一个男人的精子分析结果是低生育能力的，那么应该至少在几周内重复一次。这是因为不同的因素可能会影响精子情况，偶尔精子数量低可能是他实际数量的不准确反映。*

最优化怀孕机会

如果你刚开始尝试怀孕（但还没有成功怀孕的话），你的伴侣并不需要做精子分析。除非你有充足的理由怀疑，否则你应该认为他的精子情况一切正常。然而，对于那些已经随机尝试了一年，或者已经通过绘制图表完美地安排了性行为时间长达四个周期的夫妻，我建议你们尽快进行精子分析。这是一个很简单的程序，也值得尽早去做，因为它的结果将帮助你知道如何掌握性行为的最好时机。记住，生育问题发生的概率在男人和女人之间是均等的。

> 为什么一个卵子受孕需要数百万的精子？因为它们不问路。

现在你已经准备好尽可能地增加怀孕的机会。归根结底，在选择最佳同房时间时，性生活的频率应该是结合你们双方的生育状况而决定的。也就是说，这应该由你伴侣的精子数量和你可育宫颈液的质量来决定。

---

* 当代生活的一个令人不安的现实是，自1930年代以来，精子数量已锐减了约50%。目前还不清楚是什么原因造成的，但有些理论认为可能是现代环境毒素造成的。

如果男性的精子数量正常

你有湿性宫颈液或阴道润滑感的时候，应该每天进行性生活，直至并包括体温开始上升的那天。当然，你的性生活时间越接近高峰日，你怀孕的可能性就越大。如果你没有蛋清状宫颈液，按照你最湿润的宫颈液来使用指南就好。

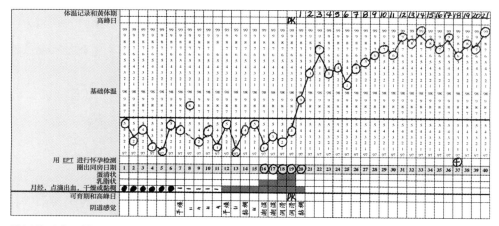

维姬的图表。精子计数正常时何时进行性行为。请注意，维姬在发现宫颈液潮湿（乳脂状）的第1天就开始性行为，即第16天，并持续每天同房直到第20天早晨体温上升。到第37天，她出现了18次高体温，这能够证实她怀孕了。

如果男性的精子数量低

在最初的几个月里，你有蛋清状分泌物的时候可以每天进行性行为。但如果这不行，试着每隔一天做一次。不管怎样，你都应该继续进行性生活，直到（并包括）体温第一次升高的那一天。同样，如果你没有蛋清状分泌物，就在你有最湿宫颈液的时候遵循这个指南。

如果男性精子数量低，这种情况下应该考虑降低性行为的频率，因为他可能需要额外的时间来达到更高、更有生育力的精子水平。事实上，他可能会尝试几天不射精，直到你的宫颈液变滑，使精子数量在排卵前达到最佳水平。

下面列表中的不同策略可能对你有用。在几个周期中尝试下列的一种策略，如果不起作用，下个周期试试别的策略。每对夫妇生育力的情况不同。不管你选择哪种策略，试着把性生活时间安排在你的高峰日。

● 从湿性宫颈液的第1天直到（并包括）你体温升高的第1天，每天进行性生活

● 从湿性宫颈液的第1天直到（并包括）你体温升高的第1天，隔天进行性生活

● 从蛋清状宫颈液的第1天直到（并包括）你体温升高的第1天，隔天进行性生活（见下面布里安娜的图表。）

● 如果你的伴侣的精子数量很低，而且你最多只能分泌两天润滑的宫颈液，你可以在湿润的第1天禁欲，在第2天或高峰日进行性生活（见下页的凯尔西的图表）[*]

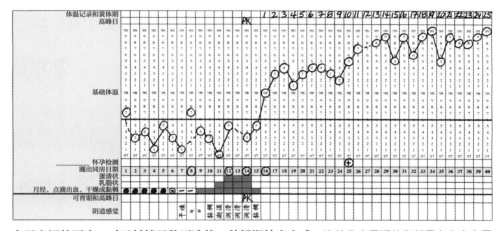

布里安娜的图表。对于低精子数可选的一种择期性交方式。连续几个周期他们都是在女方有蛋清样宫颈液的每一天性生活，之后这对夫妇决定改变策略，隔天性生活一次，直到体温升高的那个早晨，在这个周期是第16天。这可能让精子数量在"休息日"时增加，这起作用了，她在第25天开始注意到第三组更高的温度后，通过验血确认成功妊娠。当然，她可以等到黄体期的第18天，也就是她周期的第33天，在家自行做一个怀孕测试。

---

* 在蛋清日放弃性生活可能需要自律，因为我们知道这是最有生育力的宫颈液。但原则是要考虑你们两个人综合的生育力。如果他的精子数量低，则确保它在你的最后一天湿润的时候足够高，这可能会增加你妊娠的机会，因为这是最接近排卵的日子。遗憾的是，没有研究证实或推翻这一广泛的推测，男方精子数量少的夫妇如果隔天发生性关系，受孕的可能性更大。

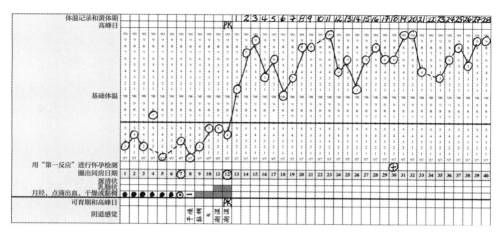

凯尔西的图表。当伴侣精子数量少，并且你的可育宫颈液不足时的一种选择，能使受孕机会最大化。注意，凯尔西每个周期只有大约2天的湿润宫颈液。由于伴侣的精子数量很低，他们选择在她潮湿宫颈液的第2天进行性生活，这样也许可以在她生育高峰日保留最高数量的精子，从而优化他们怀孕的机会。在第30天，他们通过确认18次高体温确认怀孕。

男性小贴士（适用于精子质量正常和边缘性者）

无论精子数量如何，一个可能有助于男性的建议是，在伴侣宫颈液开始变得可育之前的几天内不要射精。当然，你可能会认为，这就像告诉你的伴侣在到站之前比你提前下车。他怎么会提前知道是什么时候？但如果你真的能意识到你的身体变化，就可以预料到它什么时候开始有生育能力。他应该试着在那些几乎不能生育的日子里避免射精，以在你宫颈黏液情况理想的时候，拥有足够高的精子计数来达到目的。

如果你在尝试这个策略几个月后仍然没有怀孕，可以稍作调整。换句话说，那些每天性生活的人应该在可育质宫颈液期间改为隔天一次。而那些每48小时性生活一次的人可以改为每36小时尝试一次。

最后，要知道大部分精子是在第一次射精时出来的。因此，男性射精时应尽量深入并在射精后保持静止，使大部分精子沉积在宫颈处，以便于进入子宫。

关于射精技术的注释（凯格尔）

为了让择期性生活更加有助于怀孕，你应该清除体内残留的精液，使其在接下来的时间里不会掩盖宫颈液的性质。正如你在第六章中所读到的，这很容易，只需在性生活后半小时通过凯格尔运动来完成。这些精子将有足够的时间游过宫颈。

为什么体温升高的那一天要进行性生活

如果你注意到了，可能会疑惑，为什么我仍然建议在体温升高的那天进行性生活？特别是考虑到你已经知道，到那时通常已经太晚了不能受孕。这是因为卵子在排出12小时后依然可能存活，虽然可能性很小。此外，如果有多次排卵，那么另一个卵子可能仍然存活。虽然概率不高，但还是值得一试，尤其是如果你在体温升高的那个早晨进行性生活。

如果男性的精子数量显示不育

好消息是，随着当今的先进技术的发展，如第十五章所述，仍有希望使用辅助生殖技术怀孕。

性行为频率：最大化你的怀孕概率

每个周期发生性行为的天数将取决于你们的综合生育能力。女性一般会有几天可育质宫颈液。根据男人的生育能力，你应该利用每一天，或者可能是间隔一天。

同样，对所有夫妇来说，关键的一点是高峰日，这是蛋清状宫颈液或阴道感觉润滑的最后一天。这一天被认为是最有生育能力的一天，因为它通常发生在你排卵的当天或前一天。同样，如果你没有观察到蛋清液，你应该在宫颈液最湿润的最后一天尝试。

实际上，这意味着：如果你在周一看到蛋清液，并及时地在那一天性生活——很棒。但是，如果你在周三仍然看到蛋清液，可以再次性生活，因为卵子可能还没有排出，而且你仍然可孕。当然，周二也是一个值得尝试的好日子，尤其是你伴侣的精子数量正常的话。

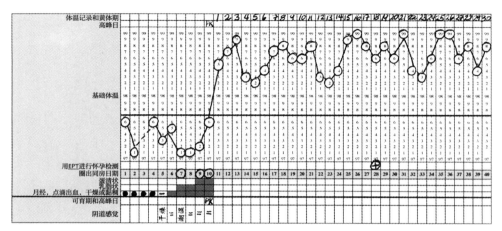

金伯利的图表。 努力追求……怀孕了，做到了！

关于怀孕检测的一些信息

　　如果悬念让你焦虑得等不了18天，你可以在体温升高后10天左右做一次血液检查，这个结果具有很高的准确性。当然，验血不太方便，而且费用昂贵。你也可以在家做一个尿检，但确实不是十分准确，而且通常得等到你月经推迟的时候或甚至更晚的时候才能检测到妊娠激素（人绒毛膜促性腺激素）的存在。

　　注意，如果你注射了人绒毛膜促性腺激素来帮助诱导排卵，检测结果可能会变成假阳性，同时，如果受精卵着床时间足够长而释放了少量人绒毛膜促性腺激素，但由于各种原因没能持续妊娠，而从你的子宫内膜上脱落（称为生化妊娠），也会出现假阳性。不幸的是，人绒毛膜促性腺激素还可能在极少数情况下被其他因素触发，包括某些生育药物、垂体瘤、尿液或血液中的过量蛋白质，甚至更年期的开始。所以，如果你怀孕测试呈阳性，但几周内没有任何怀孕迹象，你可能应该再次接受测试，以确认你是否真的怀孕了。

　　不管是验血还是验尿，你都可能偶尔会出现假阴性，就是说测试表明你没有怀孕，但实际上你已经怀孕了。假阴性最常见的原因是检测太早了，卵子还没有机会植入并开始产生人绒毛膜促性腺激素。在某些情况下，可能已经发生着床，但对于人绒毛膜促性腺激素的检测可能还为时过早。很明显，如果你的体温持续高于基准线超过18天，只需在几天后重复测试，几乎肯定能得到阳性结果。

　　或者，如果其他方法都失败了，你可以用下页莫里的卡片中的最简单的方法。

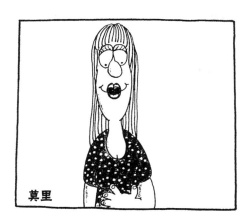

介绍一下全世界第一个
欢迎卡片
妊娠测试
100%准确！
指示：
只需要把卡片沾到你的尿液……

现在把卡片扔了，太恶心了
等待9个月
如果你有宝宝了，那你在测试时就已经怀孕了

当期待已久的怀孕来临

一旦你的体温维持在基准线以上18天，并且你还没有来月经，几乎可以确定你怀孕了。但存在偶发的未破卵泡黄素化综合征（LUFS）的情况，如第121页所述。

怀孕的症状

除了基准线上方明显的18个高体温（某些女性甚至出现三相模式）外，其他常见的怀孕迹象，包括以下内容。

- 着床出血（排卵后8～10天有轻度出血）
- 胸部或乳头变柔软肿胀
- 恶心
- 疲惫
- 尿频
- 黄体期的后期出现乳脂状宫颈液，并持续整个孕期

备孕总结

前面已经写到，很多夫妻被告知要尝试一年还没能怀孕，才去看医生。现在你应该意识到，如果精确地安排了同房时间，那么没有必要真的等待一年。因此，如果你已经选择了最可育的日子但仍经过4～6个周期还未怀孕，则应仔细阅读第十五章，以了解要考虑的诊断测试和治疗方法。

但是，如果本章可以帮助你实现健康怀孕的梦想，那么恭喜你！你将经历的苦中作乐会一生难忘。正如作家伊丽莎白·斯通（Elizabeth Stone）所说：

"决定要孩子，就是决定永远让你的心在身外留存。"

总结怀孕的最佳机会

1. 怀孕最重要的一点是在高峰日进行性生活，即蛋清状分泌物、点滴出血或阴道润滑感的最后一天。如果你没有观察到蛋清状分泌物，则在湿性宫颈液或阴道湿润感的最后一天进行尝试。

2. 如果你伴侣的精子数量正常，那么在你有可育质宫颈液的每一天进行性生活。如果他的精子数量少，考虑在你可育质宫颈液的时候每隔一天一次。不管怎样，理想情况下，他应该在几天内避免射精，直到你的宫颈液变滑。

3. 试着在体温升高的第一天早上仍然进行同房，因为卵子仍然可能是存活的。

第十四章

生育觉知以外的实用技巧

> 请注意，本章中的提示专门为那些希望怀孕的人编写。在关于平衡激素的第九章内容中，月经周期紊乱的讨论几乎涉及所有女性，其中一些问题也将在本章中讨论。

除了利用生育觉知的原则来最有效地安排性生活时间外，还有很多技巧可以帮助你受孕。很多事情是要避免的，但也有很多积极的事情可做。所有这些都应该根据你的具体情况来考虑。

草药补充

正如第九章所讨论的，有许多妇女对某些草药在用于周期调节上的有效性信誓旦旦。特别是牡荆，被认为是最有益的。

健康的饮食，体重和锻炼

你以前听过无数次了。当你备孕时，身体应该尽量保持最健康的状态。正如你已经读到的，这可能意味着限制摄入精制食品、过量糖和含有添加剂的产品（换言之，基本上把自己限制在健康食品上），这些食品都会降低肝脏代谢激素的能力，而健康食品的均衡饮食可以消除这些潜在的问题。

为了排卵，大多数女性的BMI（体重指数）应该控制在20~24，或者至少是22%的体脂率。但正如体重不足会阻止排卵一样，体重过重也会改变你的周期，因为雌激素会过量分泌，而雌激素会干扰激素的正常反馈系统。雌激素过多的一些体征有：宫颈液积聚期延长、排卵延迟和周期不规则。

叶酸是你在准备怀孕时应该服用的重要的维生素之一。在怀孕的前三个月，每天摄入800~1000微克的叶酸，可以显著降低宝宝神经管缺陷，大脑和脊髓缺陷以及脊柱裂的风险。既然这种维生素已经被证明是如此有益，你应该在开始备孕就服用它，以确保它从受精那天起就在你的系统内生效。

咖啡因、尼古丁、毒品和酒精

你和你的伴侣都应该考虑减少甚至消除饮食中的咖啡因、尼古丁、毒品和酒精。在女性中，烟草可能会降低生育能力，咖啡因似乎会影响受孕和孕育胚胎的能力。大麻已经被证明会扰乱女性的排卵周期。而且，正如你在第58页看到的，抗组胺药会使宫颈液干燥，从而影响精子存活。

酒精会改变雌激素和孕激素水平，并与无排卵、黄体功能不足、着床和胚泡发育受损有关。如果这还不足以让你担心的话，看看这个事实，母亲在孕期饮酒，尤其是在头三个月饮酒，可能会导致胎儿酒精综合征。

对于男性，以下物质可能会抑制精子的产生：大麻、烟草、酒精、抗疟药物、类固醇和治疗溃疡的药物。

冲洗液、阴道喷雾剂和带香味的卫生棉条

阴道喷雾剂和带香味的卫生棉条会导致阴道pH失衡，同时你的身体也可能对产品中使用的化学物质产生过敏反应。正如你所料，由此产生的不平衡会阻碍精子的存活。同时，冲洗液也会改变阴道的正常酸度，这对大多数女性来说是不必要的。

冲洗液会对你正常的pH平衡产生不利影响，这会导致阴道感染和盆腔炎（PID）。它还可以改变阴道环境，以至于精子无法存活。最后，它可以冲走精子游动需要的宫颈液。

抗生素和霉菌感染

如果你不得不长期服用抗生素，你可能得成为对抗霉菌感染的一员，这是抗生素治疗的真正障碍之一。当烤面包的香味伴着噼里啪啦的烧火声从火炉里悠然飘出来，真是太美妙了。但是从你阴道里发出？那就不怎么样了。

这些药物虽然会杀死坏的细菌，但也会同时杀死好的细菌，因此它们臭名昭著，抗生素通常会导致念珠菌的过度生长，这是一种会使阴道环境对精子不利的霉菌。研究结果喜忧参半，但有几项研究声称，对抗抗生素影响的方法之一是将益生菌与酸奶一起食用或摄入益生菌片，因为益生菌补充了抗生素杀死的好细菌。益生菌中的乳酸杆菌似乎对细菌性阴道炎有益，但对念珠菌性阴道炎或尿路感染无益。

润滑剂

几乎所有的人造润滑剂，以及植物油、甘油、凡士林，甚至唾液，都能杀死精子。尽管有研究表明菜籽油和婴儿油对精子的影响很小，但你同样应该避免它们，因为油基润滑剂会增加阴道感染的风险。

幸运的是，有一种阴道滋润露是专门设计来模拟天然的身体分泌物，并为精子提供一个最佳的环境。它被称为预种子，通过提供一种pH平衡的精液样液体而起作用。你可以在preseed.com上了解更多。

性生活姿势

尽管目前还没有明确的研究，但有相当多的推测认为，如果男性精子数量很少，那么最佳的性生活姿势是传统的传教士姿势。这允许最深的穿透，从而将精子沉积在离宫颈最近的地方。

一些临床医生还认为，如果你的宫颈液不在最可育的状态，或者精子质量较差，那么你最好在性生活后躺半小时。理论上，这将有助于最大限度地延长精子向上运动的时间（同样，当你不在生育期的时候，就节约你做下犬式的时间吧）。

可能需要非创伤性治疗的基础病

月经周期不规律

希望你没有跳过第七章到第九章，在那里我讨论了月经周期不规律的原因以及调节它们的众多方法。至少，我会鼓励你接受多囊卵巢综合征的检查，这是一种严重疾病，其主要症状之一就是周期不规律。在第八章中有更完整的讨论。

甲状腺问题

如果你是那些周期异常长的女性之一，在这些周期中，你的宫颈液的状况比较差，你还应该观察基础体温是否较低。这是因为这三种症状的结合通常表明甲状腺功能减退，正如第九章所讨论的，这种情况可以通过简单的营养补充来治疗。

可育质宫颈液有限

我的专业经验是，最常被忽视的不孕原因之一是周期中产生的润滑性宫颈液不足。当然，你宫颈黏液丰富的天数越多，你就越有可能怀孕。服用避孕药或接近更年期的女性尤其容易受到这个问题的影响，在宫颈上做过锥切活检的女性也是如此。

如果图表已经证实你的宫颈液看起来不够湿，或者至少有两天没有湿，这可能是其他生殖问题的反映。不过，可能有一个简单的解决方案。在求助于更为复杂的医学疗法之前，我鼓励你回顾一下第九章。你可能还需要尝试以下建议。

- 避免使用可能使宫颈液干燥的药物，如抗组胺药、阿托品、颠茄，含有抗组胺药、双环胺、孕酮、丙三嗪或三苯氧胺的止咳合剂。如果你必须服用克罗米芬，结合口服雌激素可能会弥补其干燥效果。然而，没有生育药物就不应该服用雌激素，矛盾的是，这实际上可能抑制排卵
- 多喝水
- 月见草油是一种可能对你的宫颈液有好处的补剂。它含有大量的ω-6必需脂肪酸、亚油酸和γ-亚麻酸
- 像FertileCM这一类的补剂，可以帮助女性身体产生清亮润滑的宫颈液（可在fairhavenhealth.com网站找到）
- 黏蛋白祛痰剂或愈创甘油醚缓释600毫克片剂，可根据药盒上的指示，从预期的高峰日前4天开始使用，直到体温升高的后一天。除了有助于液化肺部黏液，它还有一个额外的好处，使你的宫颈液更湿滑。所以如果你蛋清状分泌物不足，你可以试试这个
- 普通的罗比妥辛祛痰剂（商品名后不带其他字母，否则会令宫颈液干燥，绝对不带右美沙芬！），你也可以采取一个通用的版本，唯一成分是愈创甘油醚。每天3次，每次2茶匙，从预期的高峰日前4天开始，直到体温升高的后一天。它的作用原理类似于前述的黏蛋白祛痰剂

黄体功能不足

正如你现在所知道的，至少10天的黄体期非常重要，那才能在下一次月经之前给受精卵相对充足的着床时间。有三种基本类型的黄体期问题，但它们通常都是排卵功能不全的反映。

- 1型：黄体期太短，因此受精卵将没有机会植入子宫内膜。这种情况最容易通过绘制图表发现。只要低于10天，就考虑存在问题，但对一些女性来说，10天或11天也会被认为是一个边界

- 2型：黄体期长度正常，但孕酮量不佳，不能产生理想的子宫着床环境。这通常反映在围绕基准线的体温上

- 3型：黄体期正常，但孕酮在排卵后一周左右开始急剧下降，经常引起经前点滴出血。同样，这通常意味着孕酮量不足以产生理想的子宫着床环境

试图诊断黄体期问题的一个常见错误是，通常只在第21天对女性进行血液检查，或者在第26天左右进行子宫内膜活检，这两项检查都没有考虑她实际的排卵时间。理想情况下，为了诊断潜在的问题，你应该进行孕酮联合检测。这是在你的高峰日加上3、5、7、9和11天抽血检查。（或者，你可以在体温升高的第2、4、6、8和10天检查。）关键是黄体期测试应该根据你该周期的排卵时间来进行。

托马斯·希尔格斯（Thomas Hilgers）博士是该领域最著名的妇产科医生之一，他提供了下面这个孕酮支持方案，但（这个方案的使用）前提是他已经确定患者确实处于黄体期。每个医生的治疗方案不同，剂量也会不同，但你至少应该熟悉这些疗法。

- 口服微囊孕酮胶囊（标准或缓释）
- 微粉化孕酮阴道胶囊
- 肌肉注射孕酮
- 人绒毛膜促性腺激素（HCG）

如果你被诊断为黄体功能不足（有时被称为黄体功能不全），在依赖传统医学疗法如孕酮补充、克罗米芬或人绒毛膜促性腺激素注射之前，你可能还需要探索另外一个选择，就是测试你的催乳素，因为它的升高也会导致这个问题。

简要介绍传统的中医和针灸治疗

正如在第九章中所写，中医和其他替代或补充疗法（如自然疗法和草药），已引起越来越多公众的兴趣并得到广泛接受。应用于怀孕时，它们比本章讨论的其他方法更难一些，部分归咎于它们需要咨询这一领域的专业医生。尽管如此，它们的创伤性依然比药物和高科技操作要小得多，因此，我鼓励你在寻求那些更主流但具有创伤性的策略之前，优先考虑它们。

在所有的替代疗法中，最有希望实现怀孕的疗法似乎是中医。中医的整体目标不仅是治疗特定的疾病，而且是保持最佳的健康状态，这样你就可以从一开始就预防疾病的发生。此外，它被认为是一种整体疗法，因为它着眼于整个人，而不仅仅是单个疾病。

中医学延续了许多自古以来的针灸、草药、营养疗法、按摩和治疗性运动的研究成果。这种医学形式背后的原理是寻找阴阳失衡的根本原因，阴阳失衡导致体内"气"不和谐。中医学着眼于一个患者的病情如何发展，然后从整体状态入手进行治疗。

我想单独提出来、可能最有科学支持的疗法是针灸。它促进生育的理论依据是，（通过针刺）刺激激素和免疫系统细胞的产生，并通过放松卵巢和子宫的血液供应刺激盆腔血流。它不仅在单独使用时能提高女性和男性的生育力，而且在与体外受精联合使用时，怀孕率似乎也得到显著增加。

不过，如果你正在考虑用针灸或其他替代疗法来帮助怀孕，这里有几个注意事项。

- 如果你有器质性问题，如输卵管阻塞、大的子宫肌瘤或解剖缺陷，光用它们不太可能帮你受孕（当然，如果你通过手术来纠正这些问题，它们可以帮助你在手术后提高生育能力）。

- 这些替代品像更常见的生育药物一样，是强有力的疗法。然而，它们通常需要更长的时间来实现相同的目标，因此如果你使用生育觉知法却没怀上，时间是关键（特别是你年纪相对较大），那么你可能应该考虑应用更广泛使用的生殖技术（下一章中将讨论所有这些技术），可以结合中医。

- 如果你尝试针灸或任何补充疗法，你必须把你在做的一切通知你的生殖科医生。虽然这些疗法相对来说是非创伤性的，如我所说，它们功效可以非常强大（例如，一些草药实际上可以干扰怀孕！）。因此，如果没有知会你的整个专业团队，它们不应该与其他疗法结合使用。说完这些，如果你真的有足够的时间，如果你对生育药物反感，如果你不想增加多重排卵的风险，或者如果你只是想通过创伤性小的手段提高受孕的机会，那么我会鼓励你找一位在该领域训练有素的临床医生一起探讨这些选择。

男士专区：热浴缸、桑拿浴、自行车、紧身衣物和补充剂

除非明确患有只能通过外科手术治疗的器质性阻塞，否则在进行更深入的医疗操作之前，精子数量少的男性可以考虑几种无创治疗方法。只须记住，男性单方面尝试的方法可能在两到三个月内无法检测到结果。这是因为新的精子要花很长的时间才能成熟。

对于男性而言，首先要考虑的就是古老的体重问题。这是否对女性来说略感安慰，在生育方面，男性也必须应对这个问题。如果男性太瘦或太重，都会影响精子数量。因此，如果一个人的精子分析不在正常范围之内，他至少首先可以尝试通过达到理想体重来改善它。

如你所知，精子对热非常敏感。虽然不清楚具体范围，但如果伴侣总怀不上，避免将睾丸暴露于过热的环境是明智的做法。热水泡澡或是桑拿浴虽然非常愉快，但是从精子的角度来看，它基本上是在说"蝌蚪在手，煎炸随意"。笔记本电脑也被认为是睾丸过热的潜在原因。不仅笔记本电脑本身会散热，而且将其放在大腿上并保持平衡的位置还可以进一步加热睾丸。

骑自行车是另一种可能影响精子数量的活动。睾丸不断撞击，再加上出汗产生的额外热量，可能会导致精子数量减少。如果男性的精子分析结果好，那么请随意，每天骑骑自行车无妨。但是，如果精子数量较少，那么请考虑做另一种更实际的改变。

甚至高温的工作环境也可能对精子产生有害影响。比如每天站在比萨烤箱前8小时，毫不意外，这不是增加精子数量的有效方法。最后，避免穿紧身内裤和裤子，这是民间常识——当然不会造成伤害。显然，比基尼内裤让你更显雄风，伴侣也偶尔想穿上比基尼来诱惑你，这是你们俩的权利。但是明智的做法是不要每天都穿着它们。

最重要的是，在成功怀孕之前，你可能要避免任何会导致精子过热的事物。记住，减少这种情况后，也需要长达2~3个月的时间才能使新一代的健康精子成熟。

最后，对于精子数量少的男性而言，也许最容易被忽视的是，保持每48小时最多一次的射精频率，可能是增加精子储备的必要条件。（请不要开枪！）

其他需要考虑的因素

年龄

低生育率盛行的原因之一，是现在许多人在相对较晚的年龄才试图开始要孩子。现实情况是，随着女性达到30岁的中后期，她们的生育能力开始大幅下降。

有很多原因导致30多岁的夫妇生育力降低。有些可以通过简单的教育轻松纠正，而另一些则是令人遗憾的功能性问题。生育能力受损的最根本、最容易纠正的原因之一，是随着人们年龄的增长，他们的性生活频率降低，从而明显降低了受孕的概率。当然，通过图表可以帮助他们安排性生活的时间，完全弥补这个问题。与其在整个周期中随机进行十几次同房，不如在完美择期的日子里发生两次性行为，后者更容易成功受孕。

有些生理变化也会影响总体生育率。随着女性年龄的增长，可育宫颈液的数量和质量趋于下降。我注意到，20多岁的女性通常会有2～4天的蛋清状宫颈液分泌，而30多岁后期的女性通常只有1天甚至更少。如果性生活时间安排不当，这种下降会导致生育能力受损。此外，随着女性年龄增加，她们的无排卵周期趋于增加，而且通常在排卵时，黄体期也较短。最后，女性生殖细胞的数量和质量也下降了，但是正如第十章所讨论的，至少有有效的方法可以预测下降的节奏。

无论如何，你应该知道，与30岁中后期时相比，你在20多岁的时候怀孕和生育要容易得多，但是生育觉知法和各种高科技方法都可以根据你的需要，提高你的概率。

压力

最常公认的原因之一是压力会导致不孕。毫无疑问，压力与生育力下降有关，但相反的说法似乎更准确——不孕会导致压力！因此，俗话说"放松一下就可以怀孕"是很正面的意思，但却经常被误解。

还有几种原因让压力间接影响了生育力。第一个简单的原因是，繁忙的生活和所伴随的压力，可能使普通夫妻很少有时间或精力进行足够频次的性行为。当然，如你所知，只要时机适当，就不必那么频繁。

第二种原因，是压力本身会影响排卵的时间。实际上，排卵延迟的最常见原因之一是生理和心理压力。这是因为压力会对下丘脑的功能产生巨大影响。下丘脑负责调节食欲、体温和最重要的情绪。它还调节垂体腺，后者又负责分泌卵泡刺激素和促黄体素。当压力影响下丘脑时，最终结果可能是这些生殖激素的分泌延迟，这是释放成熟卵子所必需的。(尚不知道是什么原因导致早排卵，但压力似乎对此没有作用。)

如你所知，排卵的时机将决定周期的长度，排卵的时间越晚，周期就会越长。有时，如果压力很大，则可以完全阻碍排卵。如果压力会影响你的周期，那么可能会发生以下两种情况之一。

1. 假设你没有怀孕，那么排卵发生的时间要比平时晚，月经会在12～16天后出现，周期会比平常更长。你可以在下面莉莉的图表上看到这种情况。

2. 你的周期很长，但没有排卵（一个无排卵周期）。如果真是这样，则周期理论上可能会延长几个月。又或者你会有一个很长的月经周期，然后是无排卵出血，这是雌激素而不是孕酮下降的结果。记住，在有排卵周期中，黄体萎缩，孕酮水平下降导致子宫内膜脱落。但是在无排卵周期中，由于没有黄体，是雌激素的下降导致出血。对于这种情况，请参阅下一页莱斯利的图表。

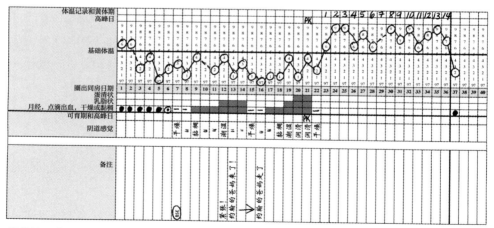

莉莉的图表。 由于压力导致的长周期。伴侣的父母来家里住的一周里，莉莉的排卵推迟所以周期延长了，这有什么奇怪的吗？请注意，他们来的时候，她已经准备排卵了，但是直到他们离开，大约第21天，莉莉才真正排卵。

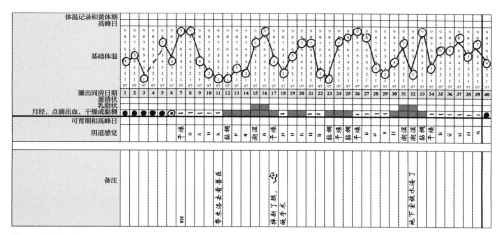

莱斯利的图表。由于压力导致的无排卵周期。请注意，莱斯利的身体在第15天左右开始准备排卵，但随后她滑雪摔断了腿。几周后，当她终于开始恢复并准备排卵时，她的地下室又被淹了。于是，她的身体心灰意冷，决定完全不排卵。第40天，莱斯利出现了无排卵出血，这并非真正的月经期。

压力确实可以阻止排卵，但根据我的专业经验，它通常会导致延迟排卵。因此，要特别注意排卵临近的迹象，这一点尤为重要。这样，即使压力导致排卵延迟，你至少可以通过确定何时排卵来自我控制，从而利用最可能受孕的时间。当然，表示即将排卵的体征是逐渐变湿的宫颈液，尤其是蛋清状的，它在你排卵之前形成。

具有讽刺意味的是压力和怀孕愿望之间的相互作用，因为夫妇可能会专注于第14天的神话而导致无意的失败。因此，在通常平均周期长度的女性中，持续不怀孕的压力只会延迟排卵，并且进一步恶性循环。如果夫妇俩知道如何识别妻子何时排卵，问题就迎刃而解。

在周期较长的女性中，压力可能根本不会延迟排卵。但是，如果这对夫妇不知道女性何时排卵，那么他们可能太早同房而无法受孕，从而使自己遭受不必要的不孕焦虑症的困扰。对于这两种夫妇，最有建设性的建议是让他们绘制自己的周期图表，然后相应地安排性生活的时间，或者面对玛丽亚的挫败感，如下页图表所示。

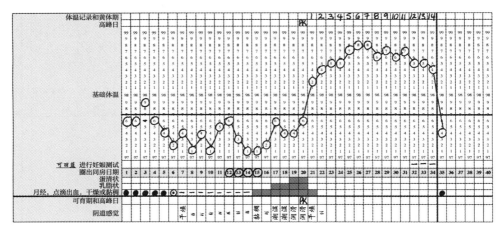

玛丽亚的图表。长周期中错误安排性生活时间。请注意，玛丽亚的排卵直到大约第20天才发生。无论是由于压力还是仅仅是典型的周期，最终结果都是前一周的性生活无法获得他们期待的受精。

众所周知，压力会导致宫颈黏液完全消失或在干燥的日子里形成散发的湿润斑块。好像身体一直在努力地进行排卵，但是压力持续令之延迟。如果发生这种情况，请记住，你的体温通常最终会指示你何时排卵。因此，如果观察到湿滑的或蛋清状的斑块，请利用那些日子，直到你从体温升高中确认确实发生了排卵。

事实上，压力不一定会影响周期，或者对不同女性的影响不同。你还应该知道，随着时间的推移，慢性压力可能会趋于正常，因此，女性的身体最终会对压力停止感知，周期可能恢复为以前的状态。

避免卵巢手术

如果你遇到医生建议在卵巢上进行手术，以纠正诸如卵巢囊肿或子宫内膜异位等问题的情况，请坚持讨论替代手术的方法。如果他说没有，请考虑向他人请教，因为降低生育力的最快方法之一就是通过卵巢手术彻底切除卵巢（最迅速降低生育力的方法）或者切除卵巢的一部分。这是因为你所有的成熟卵细胞都会长到卵巢表面，因此，尽可能地保护外壳至关重要。

但是，如果必须进行卵巢手术，那么会有新一代的妇科医生正在接受新技术的培训，该技术可以减少这种手术通常固有的广泛瘢痕形成。在下一章的第234页中将进一步讨论此操作。

通往父母的逻辑之路

如你所见，成功怀孕可能存在的障碍种类繁多，但是幸运的是，在诉诸下一章中讨论的更深入的方法之前，你可以自己解决许多问题。当然，绘制周期图始终应该是第一步。这样，你至少可以确定问题不只是时机问题，如果有必要，还可以选择一个对你的特定情况最有意义的潜在解决方案或替代解决方案。

无论如何，在渴求宝宝时不要丧失信心。即使自我教育和这些简单的无创伤步骤无法取得成功，你们当中的许多人仍然可以通过辅助生殖技术的最新进展实现自己的梦想。

性生活与要宝宝

当我有了孩子时，我尖叫又尖叫。那只是在受孕期间。

—琼·雷维尔

尽管一个人的性能力与生育力是分开的，但社会通常将其等同于生育力，使许多处理不孕症的人感到自己的性能力低下。反过来，这可能导致各种情绪，从无法解决的愤怒和恐惧到焦虑或内疚。更糟糕的是，夫妻之间的交流常常恶化，而此刻他们比以往任何时候都更加需要支持。在涉及不孕不育的夫妻之间，经常会出现性问题，因为性只留下一种主要功能，即生育而不是做爱。

你放心，你所经历的是绝对正常的。但是，如果确切地知道自己何时可以怀孕，那么尝试备孕时的大量焦虑就可以消除。当然，一些夫妇的生育问题将需要高科技的治疗，但这些操作实际上可能会使他们自由地享受性生活的乐趣，而不仅仅是作为一种受孕的方式。

在这段艰难的时期，幽默感可以帮助你渡过难关，就像这对夫妇深刻地传达给我的感受。

戴安娜的周期非常不规律，在过去的4年中排卵大概仅8次。由于她的催乳素（哺乳女性中通常存在的激素）水平过高，因此开了溴隐亭和克罗米芬来调节周期。除了药物和卵泡刺激素注射，她还进行了数次超声检查。此外，性生活后，她会将双腿抬高靠在墙上大约1小时。但经过大约6个月的尝试，没有任何效果。戴安娜和史蒂夫在妇科医生的建议下，尝试使用新鲜的蛋清来模拟可生育的官颈液。

在性生活之前，他们从冰箱中取出一个鸡蛋，分离出蛋清，然后将蛋清放入一个裱花袋中。戴安娜舒舒服服地摆好姿势后，史蒂夫将冰冷的蛋清通过喷嘴吹入她的阴道。戴安娜大笑，以至于蛋清一下子喷了出来。这个周期就这样了。*

在下一个周期中，他们决定做一些不同的尝试。从上一次获得了教训，这次他们先将鸡蛋放在室温下。然后他们使用阴道乳膏涂抹器注入蛋清。他们那天受孕了，正好是母亲节。22年后，他们的女儿特莎即将大学毕业。

谁知道呢？当你最终实现拥有小脚丫的梦想时，无论是传统的方式、通过辅助生殖技术，还是通过收养，你可能会发现自己在努力回忆当初有这么多时间做爱是什么感觉。

---

* 幸运的是，生鸡蛋的建议现在可以被巧妙地替代，取而代之的是一种特殊设计的对精子有益的润滑剂：预种子润滑剂。

第十五章

接下来要做什么? 怀孕可能需要的测试和治疗

如今, 世界发展得如此之快, 以至于你在说做不到的时候, 已经被做到的人打断了。

——阿尔伯特·哈伯德

如你所知, 对于一对试图怀孕的夫妇来说, 最重要的建议是将女性的周期图表绘制作为第一步。但令人惊讶的是, 如此基本的东西通常被忽略。当然, 有些人用生育觉知法仍不足以怀孕, 但即使那样, 绘制图表仍可以帮助你确定需要进行哪些测试或治疗, 从而经常可以使他们绕过不适当或不必要的干预。

刚开始绘制图表时, 你应该能够确定发现没有明显的怀孕障碍。这包括无排卵、缺乏优质宫颈黏液、黄体期过短和反复流产等问题。如果你的图表没有发现任何问题, 但在最佳时机进行性生活约4个周期后仍无法怀孕, 那你的伴侣应该进行精液分析。

如果他的精子数量少, 请尝试按照第156页上讨论的生育觉知法原则安排性生活的时间, 再尝试几个周期。但是, 如果他的精子分析正常, 则应该给你们俩进行全面的生育能力检查, 以确定是否可能有身体上的障碍。(他的工作比你的简单得多, 具体将在本章结尾处第236页上讨论。)

一些可能影响生育的重要条件

在本书的不同章节中全面讨论了四种情况，你可能会遇到其中的任何一种。我列出了这些信息，以防你可能会跳过而错过备孕相关的重要信息。即使你未绘制图表，下面的前两个通常也会给你明显的信号，最后两个可能没有症状。这四种情况，通常都需要治疗才能怀孕。

子宫内膜异位症（第125页）
这是一个常见的问题，正常子宫的内膜细胞移位并附着在盆腔的其他地方，可能影响排卵，甚至影响输卵管抓住卵子的能力。

多囊卵巢综合征（第130页）
性激素失衡女性的一种常见疾病，经常导致无排卵和月经周期不规律，以及其他更影响整体的健康问题。

黄素化未破裂卵泡（第121页）
会完全阻止排卵的疾病，但是在你的生育力图表上，可能会误导你以为排卵情况正常。

卵巢早衰（第250页）
卵巢衰老得要比平均年龄快得多，因此很难受孕。

女性的生育能力测试

一般来说，你的生育能力测试将涉及以下大多数或所有步骤。

A. 病史回顾

临床医生将进行全面的病史检查，并在进行标准的盆腔检查之前审视所有的生育力测试结果。该检查是为了排除子宫、卵巢和宫颈的任何明显的器质性问题，例如肌瘤、囊肿和感染。

B. 诊断测试

有许多几乎无创的方法来确定潜在问题。在女性中，生殖系统关注的四个普遍领域是：

- 排卵周期异常
- 宫颈问题
- 子宫和输卵管异常
- 子宫内膜异位

下面讨论的检查和操作用于检测这些领域中的任何问题。它们以创伤性从小到大的顺序排列。但是，请注意，如果你直接去找生殖内科医生或其他生育专家，他们无疑会完全绕过前三个。

基础体温图表绘制

我相信你现在睡着了也背得出来，这是最容易识别的标志，并让你有掌控感。记录基础体温可以帮助你确定是否：

- 正在排卵
- 黄体期时长足以着床（至少10天）
- 黄体期孕酮水平足够高
- 有甲状腺问题（甲状腺功能减退或甲状腺功能亢进）
- 在任一周期，排卵前的体温能反映出你是否有生育力
- 可能已经怀孕了，通过18个高体温反映
- 有流产的危险，反映为明显受孕后体温突然或逐渐下降
- 在以为是"月经推迟"时怀孕了

宫颈液浸润试验

在这项测试中，从女性的阴道中取出宫颈液，并在显微镜下对其进行观察，以确定当天是否确实生育状态极佳。如果是的话，它将显示出漂亮的蕨型图案，就像彩插第3页上的图案一样。但是请注意，如果你在周期的错误时间进行了测试，则该测试无效。当然，你只需观察一下它的拉伸度、透明度或润滑度，就可以知道自己什么时候可育。并且，你知道是在第9、14还是20天其实并不重要。

性生活后检查

这项测试可确定夫妇的精子和宫颈液是否相容。为了确定这一点，应在性生活后的两小时内从妇女的阴道中抽取一份宫颈液（同样，为了使检查有效，必须在正确的时间进行此检查，女性的宫颈液应是可育质的，并不一定是在第14天！）。如果两者相容，则临床医生能观察到活着的精子在向前游泳。

激素血液检查

激素血液检查是确定女性是否产生正常生殖激素或存在激素失调的一种基本方法。这样可以确定卵泡刺激素、促黄体素、雌激素、孕酮和促甲状腺激素的水平。还可以帮助确定一些重要的事实，例如女性是否正在排卵、黄体期是否正常或是否可能进入更年期。下一页上的表格总结了最常进行的激素血液检查。

特殊宫颈抹片检查

这些是可育性筛查拭子或宫颈抹片检查，可以测试许多潜在的问题状况，例如盆腔炎（PID）和性传播感染（STIs），所有这些都可能给你的生育力带来不利的影响。

激素血液检查*

依照周期第几天进行排版
所有测试结果均取决于所使用的实验室标准

激素	最佳检查时间	激素的用途
卵泡刺激素（FSH）	第3天，如果是克罗米芬加强测试的一部分则是第10天	刺激卵泡发育。如果卵泡刺激素水平过高，则可能表明更年期或生育能力下降
雌二醇	第3天，也可能是黄体中期（促黄体素激增后7~10天）	刺激卵子成熟和子宫内膜成熟，以植入受精卵。促成排卵前后的可育质宫颈液
抑制素B	第3天	抑制卵泡刺激素的蛋白激素，检查可预测卵巢储备，包括卵细胞的质量和数量
促黄体素（LH）	排卵前后	激增时触发排卵
孕酮	黄体中期（LH激增后7~10天）	维持子宫内膜和维持早期妊娠所必需。导致基础体温升高，以及排卵后不孕期的宫颈液干燥†
集合孕酮	第2、4、6、8和第10天，或高峰日加第3、5、7、9和11天	由于黄体期孕酮水平的变化非常重要，因此，与仅在黄体中期测试一天相比，测试数个间隔日更为准确
催乳素	周期任意一天	刺激母乳的产生并抑制卵巢中雌激素的产生。有时非母乳喂养的妇女血液中催乳素水平过高，可能导致生育问题
促甲状腺激素（TSH）	周期任意一天	刺激甲状腺中甲状腺素的产生，甲状腺是调节体内激素的内分泌腺。水平过高或过低都可能影响生育能力
睾酮	周期任意一天	生产雌激素必需。分泌过多时，可能会影响生育能力
脱氢表雄酮（DHEAS）	周期任意一天	产生与男性激素（雄激素）相同的作用。无论男性或女性，分泌过多时，可能都会导致生育问题

---

* 随着技术的进步，新测试使用唾液代替血液，结果也变得越来越准确。如果你讨厌针头，请咨询你的医生。

† 如果尝试通过传统的性生活方式进行怀孕，而一次黄体中期的孕酮测试表明其水平较低，则进行图表下一行列出的集合孕酮测试可能更为准确。

C. 诊断程序

超声波

确定是否已发生排卵的唯一方法是超声检查。超声检查通常是通过阴道进行的。这一操作提供了一种方法，能够知道是否以及何时排卵。它对检测黄素化未破裂卵泡状况特别有用，在该状态下，女性的身体会产生所有排卵迹象，包括高峰日和体温升高，但不释放卵子。

每天进行超声检查并不实际。但是，如果你正在绘制图表，可以通过观察开始产生可生育质宫颈液的时间，帮助医生安排择期操作。

与往常一样，如果你被告知要在周期的特定日期（例如，臭名昭著的第14天）进行超声检查，而不是根据你的个人周期进行，则超声可能完全无效。一种例外是如果你服用了生育药物，它可以人工控制你的周期。

子宫内膜活检

这个过程听起来不祥，实际上是例行操作且相当简单。我们倾向于将"活检"一词与癌症联系起来，但是检查与癌症无关。其目的是确定黄体期子宫内膜是否充分发育。内膜必须足够成熟，以维持受精卵的着床。

这一检查通常是在距离女性周期还有几天的时候进行的。取出一小部分子宫内膜并进行活检。这可能会非常不舒服，因为它可能会因部分扩张宫颈而导致痉挛或剧烈疼痛。因此，你可能需要在手术前30分钟服用止痛药。

这项检查的时机至关重要，因为如果在卵子释放后过早进行检查（尤其是在排卵延迟的情况下），它可能显示该女性子宫内膜未发育。同样，如果排卵后做得太晚，女性可能会在测试完成之前就开始月经。因此，为了适当地择期该检查，有必要进行图表绘制和（或）超声检查。

输卵管检查

子宫输卵管造影，缩写为HSG，是一个X射线检查，在这个简短的X射线检查中，需要将染料通过宫颈和子宫注入，查看它是否从输卵管中溢出并进入盆腔。尽管它可能非常有用，但是该过程可能令人不舒服并且确实有其局限性。

一个问题是，输卵管在操作过程中偶尔会出现痉挛，看起来像是被阻塞了，实际上，可能是由于检查本身导致了输卵管的闭合。另一个问题是，如果输卵管仅是存在瘢痕而没有阻塞，HSG不一定会揭示出这一点。瘢痕存在的担忧是，它可能导致危险的输卵管妊娠，这种情况下受精卵植入输卵管，而不是子宫内膜。

HSG的另一个目的是评估子宫腔中是否存在任何类型的表面病变，例如息肉、肌瘤或瘢痕组织。但是，它可能会错过其中的一些，因此，一些临床医生可能还希望执行下面列出的某一项检查。

许多操作的设计不仅可以确定你的输卵管是否通畅，还可以检查它们是否功能正常。确实，关于输卵管的最有趣的事情之一是它们不仅仅是管道！末端的菌毛更像是细腻的褶皱，在正常工作时，它们会以柔和的扫动动作捕获从卵巢中释放出来的卵子。但是，如果输卵管生病了，则该功能会受到损害，因此，即使它看起来是通畅的，也无法继续发挥作用（请参见彩插第4页上的纤毛图片）。

与生育世界中的所有事物一样，此操作有多种变体。

● **FUS**（流体超声检查）

在阴道超声中使用无菌盐溶液。

● **管镜**

用细望远镜穿过输卵管的菌毛以评估其内部结构。这是识别各种输卵管问题（例如，息肉和瘢痕组织）的更准确的方法。

● **输卵管镜**

一根穿过宫颈和子宫并进入输卵管的光纤管。

● **选择性子宫输卵管造影**

在HSG导管内部延伸较细的柔性导管，它也可以清除有阻塞的输卵管。因此，这既是诊断性操作，也是治疗性操作。

● **HyCoSy**（子宫输卵管造影）

毋庸置疑，这项检查的正式英文名称足以成为任何拼字游戏的杀手。一种将少量液体通过宫颈注入子宫的过程，该过程的优点是不使用辐射性或碘化造影剂。

● 输卵管灌注压（TPP）测量

这些操作是这些技术中最新开发的，可测试输卵管的功能，因为那些坚硬且患病的输卵管需要更高的压力才能将染料推入。

宫腔镜

最好的"进入子宫的窗口"是通过宫腔镜检查，这是专门用于观察子宫内部的操作。进行以生育为目的的检查时，主要确定女性是否患有肌瘤或其他疾病，这些疾病可能影响其怀孕至足月的能力。

腹腔镜

这是一种探索性手术，用于查看骨盆内部区域，尤其是卵巢和输卵管的外部。它通常需要几个微小的切口，包括在肚脐上的一个切口，通过该切口可以插入一根带灯的管子，以观察骨盆区域。尽管该操作相当常规，但通常是在全身麻醉下完成的。

它最常用于检查子宫内膜异位。有一种称为"近接腹腔镜"的特殊类型，被认为是治疗子宫内膜异位症的金标准。你可以在第128页了解更多有关它的信息。

女性生育能力检查

常见的诊断检查和探索性手术操作

检查	进行检查的最佳时间	检查目的
基础体温表	整个周期	确定你是否在排卵以及排卵后期多长
宫颈液载玻片	接近排卵的几天，此时宫颈液湿滑	确定你的宫颈液是否形成了特征性的提示模式，如有，则表明对精子来说是可育的，精子可在其中生存；或者你是否生产足够的雌激素。但是请注意，该测试不是定量的，并且无法预测精子是否可以在其中游泳
克罗米芬挑战测试	第3天-卵泡刺激素和雌二醇 第10天-卵泡刺激素	在辅助生殖技术之前评估卵巢储备和怀孕机会
子宫内膜活检	在下个周期前一两天，以确保有效性	确定黄体期是否足够以及子宫内膜是否适合受精卵植入（但其临床有效性尚有争议）
输卵管镜	排卵前	诊断输卵管内的任何异常
流体超声	排卵前	确定子宫腔是否正常

续表

检查	进行检查的最佳时间	检查目的
激素血液检查（多种）	整个周期中的不同时间（请参阅第217页的表）	确定有关周期的关键因素，例如你是否产生足够的卵泡刺激素、雌激素、促黄体素和孕酮，这些都是成功受孕和着床所必需的
子宫输卵管造影（HSG）	月经结束后的一周	确定输卵管是否通畅，子宫腔是否正常
宫腔镜	通常在排卵前	确定子宫腔是否正常（非常规操作）
腹腔镜	通常在排卵前	诊断和治疗盆腔疾病，如粘连或子宫内膜异位
卵巢储备检查	因测试而异	请参阅第224页的图表
性生活后检查（PCT）	接近排卵（最好是在最具可育性的宫颈液期间、性生活后）	确定男性的精子是否可以在女性的宫颈液中存活（由于临床有效性有争议，该检查已很少执行，因为其预测价值不佳，并且结果不会改变推荐的治疗方法）
超声波	排卵前几次，注射人绒毛膜促性腺激素之前，有时之后	评估卵泡的成熟度和大小、排卵以及子宫内膜的厚度和特征

卵子老化和你的卵巢储备

不可避免地，生育医生会问的第一个问题是你的年龄。这是因为它仍然是卵巢储备的最佳指标之一——卵巢中卵子供应的数量，以及在一定程度上的活性。

如果数量较少，通常称为卵巢储备功能下降（DOR）。当然，你真正想知道的是卵子的数量和质量，以及一旦要使用体外受精等辅助生殖技术时卵巢表现是否良好。

从本质上讲，女性要检查卵巢储备，有三个原因。具体来说，是为了预测：

- 她的生育能力大约还剩多少年
- 她特定年龄的整体生育状况
- 进行体外受精时她的身体对药物刺激的反应如何

如你所知，我们出生时就拥有了所有卵子，大约有300 000个。经过数年的月经周期，卵子供应减少，导致生育力在37岁左右逐渐下降。此后，它下降得更快，直到绝经，通常在50出头的样子。但是，如果年龄是决定女性生育力的唯一因素，那也没必要检查卵巢储备了。

实际上，即使所有女性的卵巢储备都会随着时间的流逝而减少，但在每个女性体内发生的程度也是不尽相同的。研究人员现在相信的一件事是，从生育能力下降到绝经大约是13年——但是女性生育能力开始下降的年龄可能相差很大。因此，两个相同年龄的女性可能具有完全不同的卵巢储备。

那么，你该如何了解自己呢？如果有一种简便的方法可以计算卵巢中的卵子，就像你可以从冰箱中打开一盒鸡蛋并数出还剩多少个一样，那就太棒了。显然没有这样方便的好事。但是除了年龄，还有几项检查能作为目前可用的工具，以估算你剩余的活性卵子。

不幸的是，没有一种检查是理想的，并且医生之间对于哪种最好也没有达成共识。但是，能达成共识的是，女性年龄的增长会影响其卵子的质量，并且应该至少进行两三种不同的检查以更好地查明剩余的活性卵子的数量。无论如何，即使你的检查结果表明卵巢储备量减少，这也不应该是拒绝你接受体外受精或其他治疗方法的唯一标准。如果这样，你可以找另一家可以与你合作的诊所。

下面列出的检查大致按照预测的准确程度排序。

窦卵泡计数

这是放射科医生可以实际查明在该特定周期中，有多少未成熟的静止（窦）卵泡可发育的少数检查之一。在一个周期的前几天观察到的数字越高，体外受精的前景越好（大于10表示良好，而小于5表示有问题）。而且由于该数字每个月都保持相当稳定，因此，通常被认为与卵巢储备和未来生育力的其他生化检查一样准确。

抗米勒管激素（AMH）测试

这项血液测试分析了抗米勒管激素的水平，该物质是由发育中的窦前卵泡和窦卵泡（不成熟卵泡）细胞分泌的。它可以在周期中的任何时间进行，但是，与下面的卵泡刺激素检查一样，诊所应使用特定年龄的参数来获得准确的结果。

卵泡刺激素（FSH）水平

这项检查通常在周期的第3天进行，是最常用的检查，尽管其结果有点违反直觉。显然，它检查的是你的卵泡刺激素水平，但是数字越高，对于希望怀孕的女性来说，问题就越大。这是因为更高的水平意味着需要分泌更多的卵泡刺激素好让剩余的卵泡成熟。但是，值得注意的是，虽然卵泡刺激素含量高可能表明卵巢储备不足，但是卵泡刺激素的正常水平仍然不能告诉我们剩余卵泡的质量。

注意：窦卵泡计数和AMH测试被认为是最准确和最有前景的，而卵泡刺激素测试仍然是最普遍的。请参阅第224页的表格，其中提供了有关这些检查的含义、使用原因以及检查解读的更多详细信息。

克罗米芬刺激试验

克罗米芬刺激试验的目的是确定卵巢的工作效率。健康的卵巢只需要少量的卵泡刺激素就能刺激卵泡成熟，功能不佳的卵巢需要更高剂量的克罗米芬。因此，较高剂量的克罗米芬被认为是卵巢功能不良的指标，尽管正常水平并不一定能保证卵巢功能正常。

我纳入这项检查，因为它仍在许多诊所中进行，但并不比单独的卵泡刺激素检查更具预测性。而且，它更具创伤性，耗时且昂贵，并且药物经常会产生不良反应。

雌二醇和抑制素B试验

这两项检查会偶尔进行，但在此不做介绍，因为上面讨论的所有检查都被认为更可靠。

家用卵巢储备检查

在撰写本文时，这些检查被认为不足以用于诊断。

现在是一些好消息

最近的一个令人振奋的进展是，研究发现除了卵子本身的年龄之外，卵子成熟所需的卵巢环境的质量也至关重要。这对老年女性或卵巢早衰女性的潜在影响是深远的，因为医生开出的脱氢表雄酮是一种强大的激素补充剂，可提高卵巢功能减退的女性的雄激素水平。

随着富含雄激素的卵巢环境得到改善，这类女性所产卵子的数量和质量通常都会大大提高。这意味着随着相关技术的发展，你的卵巢储备可能正在枯竭，但是你可能仍然有很大的机会使用DHEA和自己的卵子来怀孕，最有可能是通过体外受精进行。*

---

*　虽然DHEA可以直接购买，但你只能在医生处方和密切观察的情况下才能使用DHEA。

卵巢储备测试

项目	窦卵泡计数	抗米勒管激素（AMH）	卵泡刺激素（FSH）
检查类型	阴道超声	血液检查	血液检查
检查时间	周期的第3天	任何时候	周期的第3天
检查测量或观察什么	微小的（2～10毫米）未成熟的静息窦卵泡	未成熟的静息窦前卵泡和窦卵泡分泌的激素	下垂体在每个周期开始时释放的激素，可刺激静息的窦卵泡成熟。这些卵泡各含一个卵子
基本原理	这些卵泡是能在卵泡刺激素刺激下成熟的卵泡。它们有可能发育为优势卵泡（20～22毫米），它们含有卵子，可在该周期排出 这项检查是为了确定女性是否适合做体外受精（即她是否有足够的卵子可供刺激）。还可以让30岁出头或更年轻的人对自己未来的生育能力有所了解。窦卵泡计数越高越好	AMH的血液水平被认为反映了剩余卵子供应量的大小，并且随着女性年龄的增长而降低。因此，在这种情况下，数字越高越好 具有讽刺意味的是，患有多囊卵巢综合征的女性往往具有极高的水平，因为她们的原始卵泡过多	当女性的卵巢储备开始耗尽时，垂体会感觉到雌激素的缺乏，并泵出越来越多的卵泡刺激素，以刺激卵巢产生更多的卵泡。从本质上讲，高卵泡刺激素表示卵巢储备低，因此数字越低，她的卵巢储备就越好
结果意味着什么	你的窦卵泡越多，该周期可以产生的卵子就越多。如果你有6～10个，则在体外受精之前，你对卵巢刺激的反应正常 对于年轻女性，数量越多，你可能剩余的生育期越长	正常卵巢储备的参数如下（根据特定年龄的水平不同，但请记住，每个诊所的值可能略有不同） 年龄（岁）　　mIU / mL 33以下　　　　　　2.1 33～37　　　　　 1.7 38～40　　　　　 1.1 40以上　　　　　 0.5	正常卵巢储备的参数如下（根据特定年龄的水平不同，但请记住，每个诊所的值可能略有不同） 年龄（岁）　　mIU / mL 33以下　　　　低于7.0 33～37　　　　低于7.9 38～40　　　　低于8.4 40以上　　　　低于8.5

续表

项目	窦卵泡计数	抗米勒管激素（AMH）	卵泡刺激素（FSH）
结果意味着什么		因此，例如AMH水平0.9在42岁女性身上是正常的，但在32岁女性中则可能反映了卵巢早衰	因此，例如卵泡刺激素水平8.3在42岁女性身上是正常的，但在32岁女性中则可能反映了卵巢早衰
备注	这是一项可以实时观察卵巢内部实际卵泡的检查，而不仅仅是观察到体内产生的激素 对于30岁出头或更年轻的女性，也可以在周期中的任何时候进行检查（即使她们正在服用避孕药），以估计她们还剩多少年的生育能力	这被认为比卵泡刺激素测试更准确，因为它反映了最微小的窦前卵泡的数量，即卵巢中的大部分卵泡——那些在任何周期内都无法被卵泡刺激素刺激的卵泡 只要结果根据特定年龄的范围计算，它就是最准确的测试之一。即使水平低至无法检测，如果在体外受精前给予DHEA补充和适当的卵巢刺激，仍然可以怀孕 不幸的是，这项检查似乎对42岁以上的女性失去了预测能力	这是最常见的检查，但是预测性不如其他两项检查。卵泡刺激素在女性衰老的时候会波动很大，但有一点是正确的，那就是你的卵巢储备只与你最坏的卵泡刺激素水平一样好 此外，虽然卵泡刺激素含量高通常表示卵巢储备量低，但正常水平并不一定表示卵巢储备量良好。（因此，可能有必要至少做一两次。）最后，像上面说的，仅当结果根据特定年龄的范围计算时，卵泡刺激素测试才是可靠的

解决不孕症的方法

1. 药物治疗

无论何时开出任何药物，你都应该始终与医生一起仔细确认其用途以及潜在的不良反应。基本上，有三种不同类型的生育药：刺激排卵的药物、阻断激素产生的药物以及促进受孕和支持怀孕的药物。

a. 刺激排卵的药物

诱导排卵的最常用处方药物是克罗米芬。它被认为比其他排卵药物的创伤性小，并且原则上只开给完全不排卵或者只是偶尔排卵的女性。当黄体期较短时，也可以使用这一方法，原因是即便女性正在排卵期，黄体期受损也通常反映了整个排卵过程。实际上，即使不知道女性存在什么生育问题，也经常将克罗米芬作为常规药物使用。

另一种排卵药物是来曲唑（Femara）。它可以更快地从体内清除，并且不会像克罗米芬那样使宫颈液干燥。但是，直到现在，它还没有像克罗米芬那样得到充分的研究，因此尚不清楚它是否完全安全。*

如果上述两种方法均无效，医生可能会开具每天注射的垂体激素（促性腺激素），因此，必须通过超声和实验室检查来仔细监测。另外，多胎的机会显著增加，并且有可能发生卵巢过度刺激。

b. 阻断激素产生的药物

有时，有必要抑制排卵以减轻子宫内膜异位症等疾病。通常女性要使用这些药物约6个月或更长时间，然后尝试怀孕。它们还可以与高科技治疗结合使用。

某些药物开具是因为部分女性的激素水平过高，可能会破坏其正常排卵周期。例如，Parlodel用于减少催乳素，这是通常在哺乳期女性体内产生的激素，但它也可以抑制非哺乳期妇女的排卵。

c. 促进受孕和支持怀孕的药物

治疗中，经常给妇女开具克罗米芬处方药物以诱导排卵，但它会使宫颈液变干。在这些情况下，可与克罗米芬一起服用雌激素以抵消其干燥作用。但是，不使用排卵药、单独服用雌激素却讽刺性地具有抗雌激素作用，甚至可以进一步使宫颈液干燥。

通常使用孕酮以支持黄体期短或功能不足。它可以通过注射剂、口服片剂、阴

---

* 无论开具的是哪种促排卵药物，你需要知道有些研究持续表明，如果药物使用时间过长，患卵巢癌的风险可能会增加。

道栓剂或乳膏给药。它的作用是防止新怀孕的女性在卵子着床之前来月经（译者补充：指内膜脱落），从而降低流产的概率。

2. 人工授精（AI）和宫内人工授精（IUI）

这些是辅助生殖技术中最简单的。AI通常是使用导管将精子轻轻放入宫颈门口或内部，而IUI是将精子穿过宫颈并直接放入子宫。对于这两种技术，精子可能是你伴侣的或捐赠者的。如今，IUI是首选，因为它可以更有效地绕过许多潜在的生育问题，包括精子数量少或精子活力差、抗精子抗体、宫颈液质量差和无法解释的不孕症。

3. 手术

如今，手术不仅意味着用手术刀进行的传统切割，还意味着使用激光进行的微小切口。可以进行手术以纠正诸如输卵管瘢痕和宫颈息肉等阻塞物，并清除诸如子宫内膜异位症和盆腔炎引起的瘢痕所导致的粘连。它还可以用于去除子宫中的生长物，例如肌瘤。尽管面对手术会令人不快，但技术的进步确实意味着现在可以在门诊完成许多手术。

4. 辅助生殖技术（ART）

这些操作通常包括从女性的卵巢中取出卵子，在实验室中用精子使卵子受精，然后将产生的胚胎重新植入女性的体内。以前这一基本概念存在几种变体（这就是为什么它被称为复数的"技术"）。但是今天，体外试管内受精已成为大多数生育诊所的主要甚至是唯一方法。因此，ART本身通常主要是指体外受精。*

---

* 还有另外两种类型的ART几乎不再执行。它们是：

合子输卵管内转移（ZIFT）：
在这项操作中，首先将卵子与精子在皮氏培养皿中受精，然后将合子送回开放的输卵管，然后继续自然向下运动，在子宫着床。如今，它几乎不再使用，因为体外受精被认为更有效。

配子输卵管内转移（GIFT）：
在此过程，人工取出精子和卵子，然后将其放回输卵管中，让它们自行受精。它也被认为不如体外受精有效，此外，它实际上是一个更复杂的过程。但是，那些对皮氏培养皿受精这一过程存在宗教或道德上反对的人，仍然可以选择使用。

人工授精

人工授精是你可以在家私下进行的少数生育操作之一。而且，尽管你们中的大多数人为了确保所有步骤正确完成，都会选择诊所，但有时候你可能更喜欢温暖的氛围，尤其是：

- 当你想要保持在医疗办公室失去的亲密感时
- 如果你的生育能力很好，但是你的伴侣有射精困难，你希望私下处理时
- 在你生育力最强的日子里伴侣不在身边时
- 当你单身时

可以放置精子的地方
从技术上讲，有3种不同类型的人工授精，具体取决于将精子放入女性体内的位置：

- 阴道内人工授精（IVI）
- 宫颈内人工授精（ICI）
- 子宫内人工授精（IUI）

但是，绝对不应在家里进行IUI，因为如果在非无菌环境中进行，可能会导致严重的盆腔感染。

精子的两种选择
可以使用两种类型的精子：新鲜的或冷冻的。就像生活中的一切一样，每种类型的精子都有其好处。新鲜精子的好处是数量和质量更好，因为典型的精液中通常含有更多的精子，它们不需要经历解冻过程的考验。此外，使用新鲜精子的成本较低，因为无需支付精子购买或储存的费用。如果你与男性伴侣在一起，那么新鲜是必选之路，这对他来说没有什么不便！

但是，无论出于何种原因，如果你使用未知的捐赠者的精子，冷冻精子也有很多好处，包括降低了性传播疾病感染的风险（假定精子库会进行筛查）。另外，捐赠者可以是匿名的，在地理位置上不需要离你很近。

精子清洗
冷冻的精子可以在诊所清洗，而受精仍在家里进行。但是，如果新鲜的精子仅沉

积在阴道中或恰好位于开放的可育宫颈中，则不必清洗。显然，在传统的性行为中，可从来没有事先洗过精子！ *

找医生帮忙

你可能会发现，雇佣一名助产士、护士或其他保健医生来进行人工授精是最理想的，既可以为你提供舒适的居家环境，又可以由有资格的执业医生提供专业知识，让你高枕无忧。当然，你需要核实所雇佣的人员是否具有此类操作的经验。

择期准则

在家进行人工授精时，请使用与传统性生活相同的指导原则：理想情况下，伴侣或捐赠者在提供精子前应禁欲两天，但不得超过四天。如果使用新鲜的精液，尽可能在接近射精的情况下使用，最好在射精后几分钟内就使用。如果使用冷冻的精子，则将含有精液的小瓶解冻约30分钟，直到其变成液体。接下来，应先将小瓶在你的手心或腋下加热几分钟至人体正常温度，再进行人工授精。

将精子放入阴道最好选择你拥有最具可育宫颈液的那天，最好是尽可能靠近高峰日。而且，如果可以的话，请在每个早晨继续这么做，直到体温升高。你可以使用非乳胶无针注射器、非乳胶精子杯或月经杯来放入精子。

---

* 一个例外是捐献者的精子已经过检测并且生育力低，在这种情况下，如果在授精前先洗净精子，那么受孕的机会就会增加。

体外受精在20世纪70年代后期首次开发时，是科学奇迹，被认为具有革命性。几十年后的今天，尽管许多步骤都由不断发展的替代方案组成，但基本程序仍保持不变。无论如何，体外受精适用于许多生育问题，包括排卵问题、输卵管阻塞、产妇高龄、男性因素问题等，当然还有无法解释的不孕症。

体外受精的步骤

在考虑这项技术时，你应该意识到，它涉及一系列可能在身体和情感上都不舒服的过程。以下是试管婴儿操作的基本过程，但是请记住，每一步都有新的选择不断出现。

1. 激素抑制

女性服用药物约3周，以抑制其正常的卵巢功能。

2. 卵巢刺激

使用一系列可注射激素（例如普格纳）8~12天，以刺激卵巢成熟多个卵子。[*]

3. 精子清洗

男性精子洗净以提高其质量。这一过程基本上将精子与精液分离，并去除可能引起子宫不良反应的化学物质。该程序增强了精子的受精能力。

4. 取卵

用经阴道超声引导的针头，从女性经人工刺激的卵巢中吸出十几个成熟的卵子。

5. 卵子受精

很多卵子都是在实验室中受精的，用自己的卵子和伴侣的精子，但有时也会用捐赠者的卵子或精子，如以下方法所述。

6. 胞浆内精子注射（ICSI）

在许多情况下，如第232页所述，使用细针将精子直接插入卵子中。

7. 植入前诊断

通常通过复杂的工具检查最终的胚胎，这些工具最终筛选出没有染色体缺陷的胚胎。

---

[*] 你可能听说过一些离奇的故事，比如普格纳（译者注：注射用尿促性素）是如何从意大利绝经后的修女们的尿液中提取的——这一次，是真的！正如我们所看到的更年期带来的矛盾，女性的身体产生大量的卵泡刺激素，试图引发卵巢继续排卵。由于在临床刺激周期中需要卵泡刺激素来诱导排卵，如那些准备用于人工授精和体外受精的操作，用修女的尿液就理所应当了。

8. 胚胎移植

一个或多个胚胎通过插入宫颈的狭窄导管返回子宫，有望在其中成功着床并最终导致一个健康的婴儿出生。

9. 怀孕测试和确认

移植大约两周后，将进行血液检查以确认是否怀孕。如果呈阳性，则将在几周后进行超声检查。

体外受精和捐赠者

如果男性不育或因任何理由无法使用自己的精子，捐赠者通常采用人工授精或体外受精的方法。如果女性无法使用自己的卵子（通常是由于卵巢储备减少），则可以用其他年轻一些的女性捐赠的卵子进行体外受精。这些卵子用自己伴侣的精子受精，并以与传统体外受精相同的方式放在自己的子宫中。精子和卵子都可以选择与希望怀孕的夫妇具有相似身体特征，以及相同种族和宗教背景的捐赠者。

通过这种选择，即使卵巢储备较差的女性也常常能够体验正常怀孕和分娩的乐趣。你可以选择接收经过筛选但匿名的捐赠者的卵子，甚至可以使用近亲或朋友的卵子。当然，这一操作具有深远的影响。除了孩子与你没有生物学联系这一明显问题之外，还有其他因素需要考虑。例如，如果孩子携带伴侣的基因而不携带你的基因，你会感到不舒服吗？你想告诉你的孩子吗？最后，这一选择是非常有前景的，但不应掉以轻心。

夫妻也可以使用捐赠的胚胎，这些胚胎已经经过了仔细的筛选，你可以了解其器质性特点和潜在问题。选择这条路线的好处之一是，它可能在心理上更具吸引力，因为双方知道孩子与他们中的任何一人都没有生物学上的联系，因此可能会觉得更公平。此外，它的价格也更便宜，因为它所涉及的步骤不如传统的体外受精那么多。最后，知道他们选择的胚胎来自一对显然想成为父母，并且竭尽全力实现这一目标的夫妇，许多夫妇因此感觉更好。

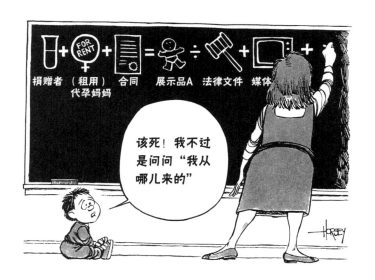

体外受精和胞浆内精子注射的使用

　　胞浆内精子注射（ICSI）是一种借助高科技仪器将单个精子直接注入卵子的程序。胞浆内精子注射的优点之一是可以为这项操作选择外观最健康的精子。受精后，新创建的胚胎被放入培养箱中2～4天，然后再被放入女性子宫。

　　胞浆内精子注射最初是为那些精子严重受损或在先前的体外受精尝试中无法使卵子受精的情况而开发的。但是，现在至少有一半的体外受精操作都采取这种方法，不论不孕的真正原因是什么。这样做的理由是，使用这种方法的体外受精成功率更高，这能分担夫妇们在体外受精各项步骤上付出的情感和经济负担。

试管婴儿和植入前诊断技术的运用

　　体外受精期间产生的所有胚胎中有一半以上是染色体异常的，因此，通常无法成功着床到子宫内膜。这也解释了为什么医生过去常常将5个或更多的胚胎送回到女性子宫，最终可能有1～2个会着床。但是，如你所知，有时会活下来3个、4个，甚至5个，这极大地增加了母亲和宝宝的风险。

今天有各种各样先进的技术正在改进，使医生可以选择该组中最健康的胚胎返回子宫。其中最重要且广为人知的是植入前遗传学诊断（PGD）。这是在细胞水平上对新形成的胚胎进行深入检查，特别是寻找各种疾病的遗传标记，例如囊性纤维化和肌营养不良，这些可能会在怀孕期间及以后生活中引起问题。

植入前遗传学诊断是一项非凡的技术，可以提高反复流产的女性怀孕的概率，但它的价格昂贵，而且不一定能提高女性整体的怀孕率。（事实上，一项荟萃研究发现，整体活产率实际上是下降的，这在很大程度上可能是由于胚胎活检的创伤性，这是操作的一部分。）

目标稍有不同的类似技术是植入前基因筛查（PGS）。这一操作的重点不在于发现任何特定疾病，而在于滤除染色体数目异常的胚胎——又称非整倍性胚胎。这是至关重要的，因为异常数目的染色体会大大增加先天缺陷和流产的风险。（记住，一个健康的胚胎应该有23对染色体。）

与植入前遗传学诊断一样，植入前基因筛查的操作似乎越来越出色，其支持者声称它现在可以显著提高活产率。但同样，它可能会令体外受精的成本增加数千美元，而在撰写本文时，对最新版本的研究还不足以了解其真正的效果。（最新一代的植入前基因筛查是在5日龄的胚胎上测试超过100个细胞，而以前，仅对含有8个细胞的3日龄胚胎进行测试。）*

过去几年中出现了另外两种相关技术，并且在未来几年中可能会更加广泛地使用。一种是下一代DNA测序（NGS），它也可用于计算植入前胚胎具有的染色体数。这一技术使用复杂的DNA测序仪，比植入前基因筛查或植入前遗传学诊断更快，更便宜，同时仍然保持准确性。

另一种是新的成像技术，旨在从受孕到移植前对植入前的胚胎进行延时拍摄，与上述其他技术一样，最终目标是确保选择最健康的胚胎。当前有两种变体：一种是胚胎镜，它基本上起到内置摄像头的体外受精孵化器的作用；另一种是Eeva测试。（用于早期胚胎生存力评估，Eeva为其英文名称首字母缩写。）

两者都是非创伤性的，并使用复杂的软件来监测各种参数以确保胚胎健康。同

---

* PGS的一种非常有效但有争议的用途是性别选择。

样，尽管如此，截至本文撰写时，很少有研究能够证实它们在提高妊娠率和活产率方面的有效性。但是无论如何，与所有这些新技术一样，你应始终请你的临床医生解释它们针对你个人特定情况的利弊。

体外受精和下一个潜在的突破

最后，在这里值得注意的是，随着生物技术的不断发展，一些科学家认为有一天我们将达到不需要所有排卵药物的地步，因为通过精细的细针吸取操作，我们可以更直接地从卵巢中回收未成熟的卵母细胞。它们可以在体外试管内成熟，然后通过标准体外受精进行操作。实际上，某些诊所已经可以运用这种类型的体外成熟培养（IVM）。

但是，它价格昂贵，并且相比使用传统排卵药物刺激卵子的体外受精，其成功率似乎低得多。此外，在撰写本文时，仍仅建议将该技术用于患有某些疾病的女性，例如多囊卵巢综合征、有卵巢过度刺激综合征风险的女性，以及患有对雌激素敏感的癌症的女性。尽管如此，IVM在未来的几年中具有巨大的潜力，因此，如果你正在考虑试管婴儿，我鼓励你关心最新信息。

多囊卵巢综合征患者的治疗选择

多囊卵巢综合征可能是情绪上最痛苦的一种疾病，除了患有这种疾病的女性可能遇到的所有明显症状和健康风险之外，她们在尝试怀孕方面也可能面临严峻挑战。实际上，多囊卵巢综合征是女性不孕的最常见原因之一。不过，好消息是，如果接受适当的生育治疗，大多数患者也可以用自己的卵子怀孕。

不仅多囊卵巢综合征是一个重要的健康问题，它还影响生育，严重阻碍怀孕的原因是多囊卵巢自身存在多种不利影响。此外，患有多囊卵巢综合征的女性通常倾向于：

- 在发育的最早阶段停止成熟卵子，因此她们很少排卵，也没有正常的周期。相反，她们的卵巢外壳上会发展出多个小囊肿，准确的名称是"窦前卵泡"（不是"产前"，两者英文名称只差一个字母）。它们通常是由临床医生在超声检查中发现的，并根据它们在卵巢上的形态称为"珍珠串"（参见彩插第9页的图片）。

● 月经之间的间隔时间较长，准确来说，这通常不是真正的月经周期，正如你现在所知道的，这是排卵后12～16天发生的出血。

● 长周期伴有散发的蛋清状斑块，因此她们可能会感觉到自己一直处于排卵的边缘（但缺乏体温升高现象表明她们实际上并没有排卵）。

● 如果确实排卵，也是异常排卵，卵子发育或黄体异常。

● 子宫内膜异位症的风险增加，进一步加剧了她们不孕的问题。

最后，你还应该意识到，患有多囊卵巢综合征的女性很少能从排卵预测试剂盒中受益，因为她们在无排卵周期中会产生大量促黄体素，这通常会使试剂盒结果无效。

好消息：多囊卵巢综合征和各种怀孕方法

如第八章所述，至关重要的是，针对女性的具体基因型、年龄和激素水平，应制订个性化的治疗计划，主要目标是保持健康的排卵。你可能已经阅读了第八章下面列出的一些治疗方法，但是在尝试怀孕的时候，可能会有所不同。

天然激素平衡

在尝试以下任何一种治疗方法之前，你可能会想尽一切办法通过第九章中讨论的自然方法来控制多囊卵巢综合征，因为它们没有任何不良反应，只会使你整体更加健康。

二甲双胍（糖蛋白）

这是一种胰岛素致敏药物，可以有效帮助患有多囊卵巢综合征的女性发展出更规律的排卵周期，但它可能会产生很多不良反应，包括发热和背痛。

排卵药，如克罗米芬或来曲唑

如果二甲双胍不能帮助女性自行排卵，通常会给她开处方药物Provera等来诱发"月经"，然后她可以开始服用促排卵药物，如克罗米芬或来曲唑，通常从大约新周期的第3天开始服用。来曲唑似乎对患有多囊卵巢综合征的女性更有用。

但是，多囊卵巢综合征患者的治疗必须非常小心，因为她们有许多不成熟的卵泡，服药后过多的卵子会同时成熟，需要避免卵巢过度刺激综合征。因此，通常给她们最少剂量的排卵药物，逐渐增加，直到最终激发身体反应并排卵。实际上，由于这种风险，所有服用了强促排卵药物的女性应在服用前与医生确认没有多囊卵巢综合征，以更好地控制卵巢过度刺激。

促性腺激素

如果女性仍然无法排卵，通常会给她们开具促性腺激素，这种激素作用更强，能产生更多的卵泡，但对卵巢过度刺激的风险也更高。因此，大多数诊所只会在体外受精的时候配合使用这些药物，以便可以进行仔细监测。

卵巢钻孔和卵巢楔形切除

就像在第八章中提到的那样，这两种听起来很陈旧的疗法实际上对于多囊卵巢综合征妇女可能出奇地有效。实际上，一些医生认为，如果单独使用药物无效，则把卵巢钻孔或卵巢楔形切除术作为首要的治疗方法。自然，也有一些人认为这是最后选择（如你所见，现代医学天性如此）。观点背后的理论是，通过切除一部分卵巢，雄激素产生的卵泡会减少，从而实现更正常的周期和排卵。此外，出于宗教原因反对体外受精的女性可能会发现这两种操作更容易接受。

卵巢楔形切除术由于具有高粘连率而被普遍认为手术风险太大，很少进行。然而，现在正在培训越来越多的外科医生以极低的粘附率运用该技术。这可以使它成为首选的手术方案，因为它可以帮助女性自行排卵，同时也可以解决多囊卵巢综合征对健康造成的许多不利影响。

体外受精（IVF）

体外受精与上述一种或多种排卵治疗相结合，对大多数患有多囊卵巢综合征的女性而言相当成功。但不幸的是，对于具有特定基因型的一些人，她们的成功率要低得多。这些女性往往不会超重，甚至可能没有迹象表明雄激素过多或通常与多囊卵巢综合征相关的其他特征。然而，她们在年轻时仍会发育出多囊卵巢，因此她们会更早耗尽卵巢储备，导致卵巢早衰。

男性的生育能力检查

当人们想到生育问题时，往往将其视为女性的问题。但是，正如你现在所知道的，生育问题对男性和女性具有同等的影响。应该首先对男性进行检查的原因是，男性的检查相当简单，便宜且几乎没有不适感！基础检查是精液分析，男性射精到杯子中就可以轻松进行了。

这一分析通常被称为"精子计数"。这种表达还是有些误导，计数只是整个分析的一个方面。如第三章所述，判断一个男性的生育能力的关键不是看每次射精的精子总数，而是看那些具有正常形状和运动能力的精子总数。

根据这一分析，医生可以告诉你伴侣的精子数量是正常还是生育力低。如果分析显示计数较低，那么他可能会在几周后再进行至少一项分析，以验证结果。

精子样本经常进行的另一项调查是精子渗透测定法或仓鼠卵子穿透测试（是的，仓鼠！）。这可以确定男性精子的受精能力。顾名思义，精子紧靠仓鼠卵子放置，观察它们是否可以穿透，因为这种穿透通常与精子穿透人卵子的能力有关。

但是，像任何检查一样，它绝对不是完美的。实际上，有5%～10%的男性，虽然他的精子没有"通过测试"，但仍然能够最终穿透他们伴侣的卵子。同样，一些精子在检查中表现良好的男性仍然无法令伴侣的卵子受精。因此，该领域的一些人认为这是浪费金钱，因为它提供的信息并不是通过精子分析获得的。但是，它依然被认为是生育力测试的标准部分，应该考虑它的价值。

现在许多诊所都提供检查精子染色体完整性的检查。最常见的一种是精子DNA完整性测定（SDIA）。如果精液分析本身异常或不明原因的不育症，则更可能进行这项检查，但其他情况下该检查不能可靠地预测治疗结果，因此不建议在常规临床应用中广泛使用。

根据精液分析的结果，医生可以执行多种其他操作。这些检查包括体格检查是否存在精索静脉曲张、前列腺问题或睾丸异常，以及血液检查以确定激素水平。此外，医生可能需要进行精液培养以确定是否存在精子结块（凝集）或生殖道感染，以及对产生精子的组织进行X线检查。一旦确定了问题的根源，就可能有多种治疗方法。

纠正男性的基本内在问题

与女性一样，男性只需改变饮食并减少咖啡因、尼古丁和酒精的摄入，即可改善生育能力。有人认为，针灸、自然疗法及营养补剂也可能有用。尽管如此，面临不育问题的男性通常会有多种叠加的症状，需要医疗干预。虽然生育专家普遍认为男性不育比女性不孕更容易发现，却更难以治愈。但确实有一些更普遍的问题是可以成功治疗的。

另外，已经有多种技术被设计出来，用于从输精管、附睾甚至睾丸本身中提取精子，从而使它们可以结合前面讨论的胞浆内精子注射一起使用。尽管显然必须配合体外受精，但这实际上能够绕开几乎所有形式的男性不育症。在任何情况下，男性不育都可能是由于以下方面的问题导致：

- 精子数量少（包括形态和运动）
- 精索静脉曲张
- 精子管道损坏
- 激素缺乏症
- 睾丸衰竭
- 精子抗体

精子数量少

男性不育的最常见原因就是精子数量少，这由多种可能的原因引起。比如激素缺乏、细菌感染和精索静脉曲张，所有这些原因都可通过标准医疗流程进行治疗，后面会继续讨论。成功率因原因而异。不幸的是，精子数量少通常检测不到根本原因，高度怀疑的是可追溯到胚胎发育时期的睾丸成熟。

无论如何，可以通过使用各种生育力药物（例如克罗米芬、普格纳和HCG）来增加精子的产生，而这些药物通常与女性生育有关。此外，可以使用各种高科技程序来处理低精子数量，以利用现有的精子。实际上，甚至精子数量为零的男人也有选择。

精索静脉曲张

精索静脉曲张是男性阴囊中的一种静脉曲张，常被认为是精子数量减少的最可能原因。在所有不育男性中，30%～40%的人有这一问题，尽管目前尚不清楚这对生育力有没有、有多大影响。这几乎总是发生在左睾丸，因为精索静脉在这一侧以直角进入肾静脉，从而使压力积聚。可能影响精子的最合理的原因是，汇聚的静脉血液使睾丸的精子生产中心过热。而且，如你所知，高温会杀死精子。

全身麻醉或局部麻醉均可用于治疗。多数不育男性在手术后的有效精子数量有所提高，但这些男性中通常只有50%能令伴侣怀孕。这表明男性不育通常是由一系列叠加的问题引起的。无论如何，你不应忘记精子成熟大约需要3个月的一般原则，因此，该男子至少在这段时间内不会实现任何精子数量的改善。

精子管道损坏

精子管道阻塞可能占所有男性不育症的10%～15%。输精管瘢痕可能会使精子在流经尿道时受阻，从而无法到达宫颈。这通常是由性传播感染造成的。输精管也可能因为受到精索静脉曲张的压迫而受阻。一些情况无需手术即可纠正，但大多数情况需要进行较小的手术来消除阻塞或瘢痕。如果男性的唯一问题是精子流出受阻，那么显微外科手术通常对于恢复生育力非常有效。

幸运的是，现在可以通过直接从男性附睾中取出精子来避免输精管外科手术的创伤。这是通过两种操作完成的，称为显微外科附睾精子抽吸术（MESA）和经皮附睾精子抽吸术（PESA）。在经皮附睾精子抽吸术中，使用超细针取出精子。也可以通过类似但较不常见的操作——显微输精管精子抽吸术（MVSA）和经皮输精管精子抽吸术（PVSA）从输精管中取出精子。所有这些过程通常都配合体外受精和胞浆内精子注射一起完成。

激素缺乏症

男性不育的另一个常见原因是激素缺乏。通常是由于卵泡刺激素和促黄体素释放不足或不稳定，这是精子产生所必需的性激素（这些激素在本书中有广泛讨论，在男性生殖系统中也存在）。如果激素缺乏导致精子数量减少，可以用促性腺激素疗法解决该问题。男性激素问题通常很复杂且难以治愈，如果激素问题导致的是精子数量很少而不是完全停止产生精子，治疗成功的机会则更大。

睾丸衰竭

另一个相当普遍的问题是睾丸衰竭，即从垂体释放的生殖激素数量是足够的，但是睾丸无法做出适当的反应，因此不会产生精子。这种疾病的病因包括腮腺炎和各种性传播感染等疾病，也包括手术、肿瘤和药物引起的身体创伤。它甚至可能是由运动损伤引起的，在运动损伤中，对睾丸的突然击打可能会导致流向精子生产中心的氧气减少，从而导致细胞死亡。不幸的是，在男性真正没有精子的情况下，似乎没有有效的治疗方法可以改善精子的产生。

但是，如果有一些精子，则生育药物可能会增加其数量。而且，如前所述，即使男性的精子数量看似为零，现在也可以直接从睾丸中获取精子！在两种相对较新且引人注目的手术中，睾丸精子提取（TESE）和睾丸精子抽吸（TESA），用专用的大功率针头和精密的显微外科手术器械直接从睾丸中提取精子。

一些临床医生还使用了一种称为睾丸定位的新操作，使用细针抽吸（FNA）来查看睾丸有哪些区域（如果有精子的话）产生精子。这是一项重大突破，因为许多男性看似没有精子，但实际上其中一些精子隐藏在某些睾丸"口袋"中。睾丸定位目前需要大约45分钟，并且是在局部麻醉下完成的，但是在将来，还有一种称为代谢定位的创伤性较小的技术，能通过磁共振扫描来确定精子的位置。

最后，有些男性确实根本没有成熟的精子，但是他们可能有微小的圆形精子芽，称为精细胞，尚未发育出头或尾。临床医生可以把它们捕获并成功使其成熟，然后与胞浆内精子注射和体外受精结合使用。不幸的是，这项技术仍处于试验阶段，成功怀孕的概率仍然很低。

精子抗体

在某些男性中，问题是由产生针对其自身精子的抗体引起的，因此，精子一产生便会被免疫系统破坏。这种情况发生在约10%的不育男性中，在接受输精管结扎术再放开的男性中这一数字可能更高。如果男性产生这种抗体，可以给他开一些类固醇，这是抑制免疫系统的有效药物（显然，这种治疗有风险）。还有证据表明，在某些情况下，肾上腺激素可以恢复生育能力。

如前所述，另一种选择是将精子清洗。基本操作是，精液在试管中与培养基混合，然后快速离心。尽管这不能清除抗体，但它可以分离出最佳的精子，从而可以在女性生殖道中进行宫内人工授精（IUI）。如果宫内授精不成功，这对夫妇可以尝试结合胞浆内精子注射的体外受精，这实际上是解决抗体问题的最常用方法。

最后，女性还可能会针对伴侣的精子产生抗体。如果发现此问题，临床医生很有可能会推荐体外受精的胞浆内精子注射。

男性不育的底线

上面讨论的许多情况以及与生育率相关的一些较不常见问题，现在都可以得到明确处理。随着生殖医学革命的不断发展，甚至对根本不产生精子的男性，都看起来充满了希望。当然，这些新技术价格昂贵，并不能保证适用于所有人。但是即使不行，夫妇俩仍然可以使用捐赠的精子进行人工授精。

临床成功率的局限性

尽管辅助生殖技术的进步是真实而令人鼓舞的，但你仍然需要警惕诊所报告的成功率，因为它们的广告往往前后不一致，且具有误导性。在使用辅助生殖技术时比较其成功率几乎是不可能的，因为存在太多令人困惑的变量，例如不孕的原因及手术本身的众多差异。此外，许多诊所对女性的年龄限制较低，因此，与接受年长女性的诊所相比，它们看起来可能更成功。

关于生育觉知法，不育和高科技选择的最终决定

辅助生殖技术是较为引人注目的先进技术。尽管我相信，生育觉知法之类技术含量较低的解决方案是解决不孕症的首选方案，但你应该意识到其局限性。如果你不能通过生育觉知法完美地安排性生活时间从而在4~6个周期内怀孕，则应考虑去看生育医生。无论如何，即使你无法通过完全自然的方式生孩子，绘制图表当然也可以帮助你发现问题并利用现代医学提供的各种解决方案。

第十六章

应对流产

如果你经历过复发性流产，上一章中讨论的大多数高科技手段可能都将无济于事。与其他任何不孕问题不同，这不是受孕环节的问题，而是在受孕后保持胚胎持续存活的问题。随着女性进入35岁以后，流产已成为不孕最普遍的原因之一，没有真正被觉察的流产更是其中的大多数。

不过，幸运的是，对于经历过多次流产的女性而言，医学已经取得了令人鼓舞的进步。当然，在寻求治疗之前，你首先必须有自己需要接受治疗的主观意识，绘制图表在这方面可以发挥至关重要的作用。生育觉知法图表可以识别由于异常黄体期短于10天而难以受孕的情况。它还可以在流产发生时发出警告或鉴别出流产（在至少18天体温升高后，出现体温下降和流血）。

大多数发现流产的女性能够在1～2个周期内，再次尝试怀孕。但是请记住，每个人都有个体差异，因此，这个间隔时间的长短取决于诸多因素，包括流产发生的孕产阶段、引发原因、主治医生给出的具体治疗建议（在本章的后面讨论），当然，还包括你是否在情感上重新做好准备。

除了必须确保自己身体健康之外，如果流产两次以上，建议你咨询有经验的生育专家。同时，给医生看你的生育觉知法图表，这样会很有帮助。

黛博拉和伯特使用生育觉知法图表鉴别怀孕，但令人难过的是，这次怀孕最终以孕囊干瘪结束（这种情况是胎囊形成，而胚胎却没有正常发育）。因为这一次受孕是成功的，所以他们决定再次尝试时不绘制生育觉知法图表制作。

黛博拉流产后经历了一个正常的周期，但此后的生理周期非常长，这让他们倍感困扰。在第54天发现点滴出血时，她无法得知具体原因到底是排卵出血、着床出血还是可能已经流产了。这让她意识到，不使用生育觉知法图表来记录周期，就会无所适从。在随后接受的妊娠检测中，她得到了阴性的结果。当然，这个时候，她仍然无法确定检测结果是否准确，因为也有可能是排卵的时间比较晚，以至于身体的人绒毛膜促性腺激素水平还无法显示实际结果，所以出现了假阴性。

事实证明，黛博拉没有怀孕，她要么是没有排卵，要么是排卵极度延迟。她希望跟大家分享他们的故事，假如使用了生育觉知法，他们的疑惑就完全可以消除。他们从这段经历中认识到绘制生育觉知法图表的价值，明白了即使是对于没有受孕困难的人而言此图表同样关键。等待了几个周期后，再次尝试时，他们绘制了图表，并很高兴地发现体温有超过18天高于基准线的记录，那就是怀孕了。

症状和可能的医学对应

在讨论复发性流产的最常见原因和治疗方法之前，你应该了解并且熟知各种流产的信号，而不仅仅是"在第18天后体温突然下降"。虽然阴道出血确实是流产最明显的体征，但并非所有出血都代表了流产。（事实上，大约有20%的女性在孕早期会阴道出血，尽管其中不到一半是流产。）不过，如果出血量每小时超过一个卫生巾的吸收量，尤其是还伴随严重的痉挛或腹痛时，你应该尽快联系医生。此外，下一页上还列有更多的流产预警信号。

通常，医生会进行超声检查以得到明确的诊断，更具体的还需要进一步检查妊娠是否能够持续到足月。通常出现流产的症状便无法继续妊娠。不幸的是，通常流产一旦开始，便无法停止。

在大多数情况下，流产或正在流产的情况，不太需要治疗。尤其是如果你仍处于孕早期，并且医生确认你的生命体征（例如血压和脉搏）稳定，并且没有感染迹象。但是，在某些情况下，需要在几天内口服或阴道给药以促进剩余的胚胎组织排出。

流产的预警信号

- 体温在基准线以上至少18天后持续下降
- 任何程度的出血
- 痉挛
- 腹部或盆腔疼痛
- 突然失去怀孕体征
- 头晕

- 头痛
- 关节肿胀
- 异常恶心或呕吐
- 发热
- 极度或突发性疲劳
- 晕倒
- 严重或突然的背痛

在某些情况下，医生会建议一种称为清宫术（D&C）的治疗方案，在这种方法中，医生会扩张宫颈，然后使用吸力或轻柔的刮擦动作来清除子宫内容物。在有大量出血或感染的情况下，通常建议使用这种治疗方案，但是如果你没有这些症状，则应在接受清宫术之前与医生进一步沟通。这一点很重要，因为有时候一些女性在进行清宫术后回想起来，宁愿在家中等待着自然结束孕程。

最后，流产的女性要准备好应对持续数周或更长时间的各种情绪，如果有必要，应该立刻寻求专业的建议。大多数女性希望了解那些有过流产经历甚至复发性流产的女性的经历，特别是她们是否能再次成功怀孕，因为这将使她们心里能有些底气。

当然，如果你曾有两次或以上的流产情况，则应尝试从有经验的医生那里寻求诊断和治疗。生育觉知法图表会对医生们的判断有帮助，可以了解最常见的病因和治疗方法，并且你也能够更好地了解可能会遇到的问题，以及在再次尝试健康受孕时可能会出现的状况。

常见原因和可能的预防措施

染色体缺陷与着床前遗传学诊断的前景

最近，研究人员发现，大多数流产是由胚胎中的染色体和基因缺陷引起的。随着女性年龄到30多岁或40多岁，胚胎异常的概率会增加。在称为非整倍性的状况中，卵子内染色体的数量和位置会发生缺陷，最终结果会导致胚胎无法健康生长。

幸运的是，正如在上一章中提到的那样，有一项一直在持续完善的新技术方案，称为植入前遗传学诊断（PGD），使医生可以选择最可能成活的胚胎。当然，植入前遗传学诊断只能与体外受精结合使用，因为这种想法是从十几个或更多的胚胎中选择最健康的胚胎。

对于遭受多次流产的夫妇而言，植入前遗传学诊断可以成为一种为他们提高成功概率的强大的工具。但是，只能在经验丰富的医生指导下，谨慎地进行这项操作。除了可能增加体外受精费用外，植入前遗传学诊断技术并非无懈可击，目前阶段还无法检测到所有的染色体异常，甚至还有可能将正常胚胎误认为是有缺陷的。但是对许多夫妻来说，其收益显然超过了成本和风险。但是，你的底线是，如果遭受两次或以上的流产，则应认真权衡植入前遗传学诊断测试的利弊。

当然，并非所有流产都是染色体问题。实际上，如果你未满35岁，流产也可能是由以下问题之一引起的。

感染

常见的感染通常并不会导致流产。因此，在怀孕期间患重感冒、流感或发热不太可能会影响胎儿。但是，某些特定的感染包括支原体、弓形体病、衣原体和李斯特菌可能会导致流产。

此外，还有一些特定操作和来源的感染也可能会引起流产，包括宫颈环扎术、性行为时精液中的前列腺素。如果宫颈或精液样本显示感染，医生可能会给你和你的伴侣进行抗生素治疗。

最后，某些病毒也具有危险，包括风疹及疱疹。（如果首次病毒发作发生在怀孕的前20周内。）其他可能引起流产的疾病包括腮腺炎、麻疹、甲型肝炎和乙型肝炎，以及细小病毒。

内分泌（激素）问题

导致早期流产的最常见内分泌疾病之一是黄体功能异常。如前所述，为了使受精卵有机会着床并成熟，典型周期中的黄体应该在周期的后期保持至少10天。另外，一旦怀孕，它必须继续存活足够长的时间，直到发育中的胎盘有能力为胚胎提供营养。黄体应在受孕后存活约10周，因此，如果你在怀孕的前几周内流产，医生怀疑的第一件事就是黄体功能不足。

当然，如果基础体温表反映出来的黄体期少于10天，你自己就应该能做出大致的判断。医生很可能会进行血液检查和子宫内膜活检以确认这一点。如果你确实在周期的后期阶段存在孕激素生成方面的问题，医生可能会让你在每次排卵前服用某种孕酮。（但是请记住，检查孕酮缺乏的最佳时间是在你体温升高后的第7天，或者集合孕酮检查。）许多医生也倾向在周期第一阶段中开处方排卵药，如克罗米芬，希望它能帮你达到最理想的排卵，并保持正常的排卵后孕酮水平。

子宫异常

妊娠中期流产的最常见原因之一是"宫颈内口松弛"，表现为宫颈比较脆弱，在胎儿足月之前就会提前扩张。此外，有些女性患有先天性子宫畸形，子宫形状令婴儿没有足够的空间生长，而导致宫颈提前扩张。

如果你的医生怀疑复发性流产可能是由于子宫结构问题引起的，可能会做一个宫腔造影术，也就是注入染料，在X射线下确定子宫形状。另外两个经常用于观察子宫的诊断方法，是腹腔镜检查和宫腔镜检查。在腹腔镜检查中，将一根细管通过肚脐插入。而宫腔镜检查，则是将类似的装置通过阴道和宫颈插入。两种方法都能让医生查看子宫内部。

创伤性最小的一种治疗方法（尤其是在宫颈较脆弱的情况下）是宫颈环扎术，防止其过早扩张。但是，如果是子宫畸形或子宫粘连，通常只能通过手术治疗。

最后，很多人也会出现子宫内或子宫壁上有肌瘤（或良性肿瘤）的情况。到40岁时，约有40%的女性出现这些问题。除非肌瘤生长过快引起严重的出血或压迫盆腔，否则它们通常不需要任何治疗。只要肌瘤本身不会干扰怀孕，医生通常会建议不采取任何措施，因为肌瘤的切除通常会带来不必要的创伤。

抗体和其他免疫系统风险因素

复发性流产所涉及的问题之一是母亲产生的抗体会视胎儿为异物而排斥胎儿。通过血液检查、组织分型或子宫内膜活检，医生可以确定你是否产生这样的抗体。在做出精确诊断后，可能会在整个怀孕期间用低剂量阿司匹林进行治疗，以防止血液凝结，甚至使用处方抗炎药应对自身免疫性疾病，例如类风湿关节炎或红斑狼疮。因为如果不解决这些问题，就可能导致抗体的产生，让子宫和胚胎胎盘受到攻击。

近年来，人们还深入研究了未定型的"自然杀伤细胞"（或称NK细胞）在复发性流产中的作用，因为已知它们是胎儿和母亲进行生物相互作用的重要因素。以下是可能的治疗方法：

- 免疫球蛋白，可吸收这些过量的杀伤细胞
- 药物恩利（Enbrel），可显著降低NK细胞以及其他某些破坏性免疫细胞（包括巨噬细胞）的活性
- 某些类固醇，与NK细胞结合并阻止血管生长的过度增加

疾病紊乱

流产在患有部分疾病的女性中更为常见，如糖尿病、甲状腺疾病、高血压病或心脏病。如果你被诊断出上述任何一种情况，医生可能会在你尝试再次怀孕之前将你转至内科进行治疗。

阴道流产以外的妊娠流产类型

除了普通流产（即胎儿从阴道中排出）外，你还应该注意其他几种类型，所有这些类型都在下面的图表中进行了简要概括。

按照时间顺序的流产

未成功受孕		受孕，但未能分娩成熟胎儿						
假阳性	黄体化未破裂卵泡	异位妊娠	生化妊娠（被吸收的妊娠）	卵囊干瘪	葡萄胎	稽留流产（过期流产）	流产	分娩
罕见的情况。虽然没有怀孕，却在怀孕测试中得到阳性结果	卵泡生长发育，但未释放卵子	受精卵着床在子宫外（通常在输卵管中）并开始生长的妊娠	怀孕极其早期，只有在流产前通过尿液或血液才能检测到	受精卵在子宫着床，只发育了胚囊，但未能发育成胚胎	罕见情况，确认怀孕后，胎儿未能发育，子宫长出异常组织	这种妊娠状况是胎盘和胚胎组织保留在子宫中，但胚胎从未在子宫内形成或已死亡	第20周前自动发生的流产	一个健康的婴儿

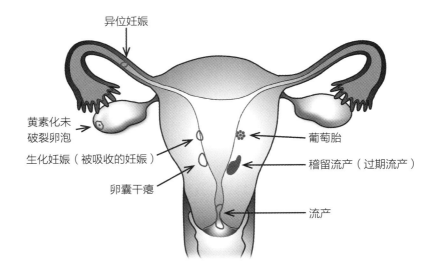

获得所需的专业知识

解决流产问题仍然是当今生殖挑战之一。然而，在治疗方面，我们仍在不断取得进步。考虑到流产问题的复杂性，因此，如果你要应对反复发生的流产，并希望生下健康宝宝，强烈建议你找一个专门研究流产的医生，这是你要采取的最重要的措施。

第十七章

——◆

特发性不育：不确定中的一些可能

毫无疑问，所有诊断中最令人沮丧的是"特发性不育"，这相当于委婉地说："我们目前还不了解……"通常，这意味着诊断测试还不够彻底，无法识别一个或多个原因。实际上，不孕不育可能是几种原因共同导致的结果，因此，你可能已经治疗了一个问题，但是发现自己仍然无法怀孕。

本章将进一步详细介绍某些疾病，这些疾病可能在你已经完成的一系列检查中被忽略或尚未发现。其中大多数已在书中其他章节进行了讨论，但是在这里有结合原因不明的不孕症的全面介绍。

以下是本章讨论的5种可疑特发性不育原因。

- 卵巢早衰（POA）
- （看似正常的）排卵障碍
- 子宫内膜异位症
- 输卵管问题
- 免疫性不孕

卵巢早衰（POA）

有些30岁出头甚至更年轻的女性无法怀孕，因为她们的卵泡刺激素水平太高了。然而，随着女性年龄的增长，卵泡刺激素在月经周期中的变化并不一致。唯一可以确定的是，一旦女性绝经，那么就不再有生育能力。绝经的定义是连续一年没有出现月经。因此，即使女性有较高的卵泡刺激素水平，只要仍然有经期表现，尽管不规律也仍然有希望。

女性不孕症最常被忽视的原因之一是卵巢早衰，简单地说，就是相对于女性特定年龄的期望值而言，卵子数量的实际数值比应有的少。你可以回忆一下，留在你卵巢中的卵子被称为卵巢储备，它会随着年龄的增长而减少，但年轻女性少到一定程度就可能是因为患有卵巢早衰。大约10%的女性面临这种情况。

及时发现卵巢早衰是至关重要的，因为一旦卵巢储备开始下降，情况就无法逆转。如果女性没有得到卵巢早衰的正确诊断，即便采用辅助生殖技术也可能无法怀孕。相对于临床常使用的激素的标准化数值，卵巢早衰诊断的标准应该是根据特定年龄的激素标准。如果卵泡刺激素水平过高或抗米勒管激素（AMH）水平过低，则被认为是卵巢早衰。事实上，特别是在年轻女性人群中，AMH被认为是卵巢储备的预测因子。

例如，一个40岁的女性可能有一个对她的年龄来说是正常的AMH水平，但在一个28岁的女性身上，同样的水平可能会反映卵巢早衰。不幸的是，超过42岁，这种激素就失去了可预测的意义。

好消息是，有了准确的诊断，女性对包括以下3个因素的综合治疗方法的反应非常好。

- 脱氢表雄酮补充剂
- 主动卵巢刺激术
- 对与卵巢早衰相关的其他健康问题进行个体化管理

有了这一策略，女性通常可以用自己的卵子怀孕，更好的是，她们的流产率比正常怀孕的情况更低。然而，这种方法要想有效，女性适时适量地进行脱氢表雄酮的个性化补充是至关重要的，并且，对卵巢进行刺激也要精确地根据个人的需要而调整。

正确诊断也非常重要，因为还有另一种经常与卵巢早衰混淆的情况，将在下面简要讨论。

卵巢早衰（POA）与原发性卵巢功能不全（POI）的混淆

原发性卵巢功能不全（POI）是指40岁前卵巢功能的丧失，这个症状甚至会影响青少年阶段的女性。但与卵巢早衰不同的是，如果卵泡刺激素超过40 miU/ml（至少间隔一个月测两次），通常就可以诊断为原发性卵巢功能不全。但是原发性卵巢功能不全很少被作为不孕症的主要原因，因为40岁以前就不来月经或出现更年期症状的女性，通常会寻医问药。有这种症状的人通常要接受激素疗法直到50岁左右。因为这种疾病最严重的表现是雌激素减少，这会提升罹患骨质疏松症和心脏病等健康问题的风险。

此外，与卵巢早衰不同，原发性卵巢功能不全可能是突然出现的，也可能是几年之内逐渐出现的，常常是月经周期不规律，伴有典型的绝经前症状，如潮热和阴道干涩。不幸的是，患有原发性卵巢功能不全的女性很少能通过自己的卵子怀孕，但结合使用体外受精手段，她们通常可以用捐赠者的卵子怀孕，直到顺利分娩。

下面的图表总结了如何区分卵巢早衰和原发性卵巢功能不全。

卵巢早衰（POA）	原发性卵巢功能不全（POI）
小于40岁	小于40岁，甚至可以发生在青少年身上
卵泡刺激素高，但在40 miU/ml以下	卵泡刺激素超过40 miU/ml
一般无症状	月经周期不规律或无月经，潮热或阴道干涩
如果不加以治疗，将是所有不孕症中流产率最高的	仅有很小受孕概率
在体外受精前补充脱氢表雄酮，也许可以用自己的卵子受孕	通过捐赠者卵子和体外受精的话，受孕机会很大

（看似正常的）排卵障碍

你现在已经知道，绘制图表可以帮助观察你周期的主要特征，比如，是否正在排卵，是否产生可育宫颈液，排卵期之后的黄体期是否够长。然而，有时即使图表和医学诊断性检查表明正在排卵，有些女性还是无法怀孕，这时候就需要深入了解是否存在排卵障碍了。

　　事实上，尽管正常的周期通常意味着正常的排卵，但情况可能并不总是如此。在患有不孕症的女性中，有多达一半月经规律的女性排卵不正常。因此，对这些女性来说，传统的排卵期检查手段可能还不够，我们来回忆一下，包括以下内容。

- 双相基础体温（BBT）模式
- 排卵预测试剂盒
- 黄体中期孕酮水平
- 子宫内膜活检

　　然而，为了更广泛地排查出隐藏的排卵功能障碍，你可能需要去看非常有经验的放射科医生，他们能熟练地诊断各种潜在的问题，特别是与卵泡活性相关的问题。这些问题包括卵泡的完整性和成熟度的缺乏，其突破卵巢壁的能力等。那些没有破裂的卵泡被称为黄体化未破裂卵泡。特别令人困惑的是，尽管排卵并没有发生，它们也会在图表上显现出排卵的征兆。有关这个主题的更多信息，请参阅第121页。

　　除了这些不同的卵泡问题，也可能有潜在的黄体期问题。之前讨论过的黄体期少于10天的问题，普遍被认为是不孕症的原因，在你的周期图表上很容易观察到。但也有可能，虽然看起来正常，但实际上你在整个排卵后期或某些关键日里产生的孕酮或雌激素太少。不管怎样，在预期的排卵期进行的各种血液检查和超声检查，通常都能发现这个问题。一旦确定，配合一些药物（比如克罗米芬）的使用，就可能成功解决问题。

子宫内膜异位症

　　正如你在第八章中所读到的，子宫内膜异位症是一种神秘的基础病，在这种情况中，子宫内膜的细胞会附着在它们不该出现的地方，通常在盆腔的其他部分。这种情况对想要怀孕的女性来说尤其是个问题，部分原因是它通常很难诊断。

一开始，你可能经历的疼痛与疾病的程度完全不成正比。例如，你可能只有一个微小的点，但却要经历使你虚弱的痛经；又或者你的整个骨盆可能被植入的子宫内膜覆盖，但却可能什么都感觉不到。同样的，你可能因为子宫内膜组织不足而难以怀孕，而另一位盆腔病情严重的女性却仍然生了3个孩子。更麻烦的是，为减轻疼痛和不孕而进行的手术可能会造成进一步的瘢痕，这会让病情进一步加重。这些都是这种常见恶疾令人沮丧的现实。

怎么办呢？如果你被诊断为特发性不育，无论你是否有任何症状，子宫内膜异位症都是你首先应该怀疑的病症之一。要知道即便你已经做了一个腹腔镜检查，子宫内膜细胞也有可能因为数量甚少而被忽略，除非检查者进行的操作对于它们出现的任何地方都能够进行精密检查，并且在"近距离接触"腹腔镜方面经过严格训练。

子宫内膜异位症对生育能力的影响

大多数医生都承认，即使是轻微的子宫内膜异位症也可能从各种方面减弱生育力，最常见的可能性是引起输卵管破损。这是因为细小的输卵管上哪怕是最轻微的瘢痕都可能使它们无法抓住卵子。此外，它还会导致毒性物质的释放，会阻止受精卵着床，并增加流产的风险。

对长期生育力影响最严重的情况是，如果子宫内膜细胞黏附到卵巢，将影响到卵巢储备和功能。而且，我前面说过，许多接受手术去除异位的子宫内膜的女性，会矛盾地遭遇卵巢储备进一步减少，甚至是卵巢早衰的发生。

如何治疗子宫内膜异位症患者的不孕？

这个问题价值千金。显然，如果仅仅为了缓解疼痛，通过改变周期的激素和药物会非常有效，不过会有许多潜在的不良反应。然而，这些药物不能治愈基础病——它们只是推迟了复发。但它们完全不适合想要怀孕的女性。这里还有几种其他选择。

生育药物独立使用或与宫内人工授精（IUI）联合

如果这种疾病已经影响了你的周期，医生可能会给你开很多药，如克罗米芬或雪兰芬（Serophene）。独立使用这种治疗可能足以让你成功受孕，但是当然了，年龄将决定你是否需要积极地走向下一个选择。

此外，如果你不能在几个月内仅仅依靠使用这些药物怀孕，医生可能会建议你尝试同样药物，结合使用宫内人工授精。其中一个原因是，这些药物，特别是克罗米芬，可能会使宫颈液干涸，让精子无法游向卵子。用宫内授精绕过宫颈会给精子带来更多机会。

手术和体外受精

尽管很多人认为子宫内膜异位症最好的治疗方法是手术，但如果你想要怀孕，手术可能是一个危险的选择，原因如上所述。事实上，某些生育专家喜欢宣传"（治疗）需要迅速而保守"。换句话说，一旦你确诊了这种病，记住它会随着时间的推移而恶化，所以治疗方案上应更积极主动些。与此同时，你需要对任何手术抱有谨慎的态度，因为它们可能留下瘢痕，特别是在卵巢。

有些女性需要结合药物和手术治疗，但不管哪种情况，如果你想怀孕，都应该在完成治疗后的6个月内努力尝试。因为这一疾病可能很快复发，并一如既往地凶猛无情。最后，如果你对以上任何一种治疗都没有反应，仍然可以通过体外受精怀孕。

衡量选择

综上所述，如果能找到一位在子宫内膜异位症切除方面经验非常丰富的手术医生，那可能是你最好的选择。然而，现在有许多医生相信，如果你的卵巢本身有子宫内膜异位，那就应该避免手术，直接进行体外受精，避免出现更多瘢痕。当然，基础病可能会在一定程度上影响体外受精的操作，所以你也许需要比别人更多的尝试才能成功。总而言之，对于子宫内膜异位症，没有理想或完全无风险的解决方案。

输卵管问题

如果你正在阅读这部分，很可能你已经做过输卵管造影来判断你输卵管是否通畅。如果输卵管的情况不错，但你还在对抗特发性不育，你要知道可以选择另一种方法来检查出更难以发现的输卵管相关问题。

在讨论这项检查之前，让我们先简单回顾一下什么是子宫输卵管造影（HSG）。在子宫输卵管造影的过程中，造影剂将注入子宫，并最终流经输卵管，显示出各种异常情况，如子宫肌瘤或粘连。如果造影剂顺利通过输卵管，大多数医生会判断检查成功，对绝大多数女性来说确实是成功了。然而，如果你仅在输卵管造影之后还在努力尝试受孕，就应该和临床医生讨论一下是否需要下面的检查。

输卵管灌注压测量和更广泛的输卵管图像

造影检测中的造影剂从子宫流出并通过输卵管只能判断输卵管是否畅通。然而，更重要的问题是它们的功能是否正常，因为一个通畅的输卵管可能仍然存在结构性的问题阻止它捕获并扫入卵子。幸运的是，被称为输卵管灌注压（TPP）检查的方法可以精确地测试这种情况。

如果你的TPP结果异常高，这可能表明输卵管虽然畅通，但存在僵化甚至病变。正因如此，输卵管末端的纤毛可能无法将排出的卵子扫入输卵管开口，从而导致最终无法受孕（见彩插第4页附图）。如果是这样的话，你最有希望的选择就是体外受精。

输卵管阻塞或功能障碍有多种原因，包括盆腔炎甚至阑尾炎，而最常见的情况，是影响绒毛的子宫内膜异位症。无论如何，进行适当的检查不仅有助于揭示你的输卵管是否畅通，还能知道它们是否真的能正常工作。

免疫性不孕

引起不明原因不孕的一个比较有争议的原因是免疫系统疾病，比如自身免疫性疾病，出于讨论的目的，我们先假设两者之间有联系。与许多其他导致生育力减弱的原因不同，这些疾病不仅会使受孕变得困难，而且一旦怀孕，也不容易维持健康的妊娠状态。

　　自身免疫性疾病是一种严重的慢性疾病，男女都会受到影响，但它们更常发生在女性身上，并且最常发生在育龄期。正常情况下，免疫系统能很好地保护人体的各种器官，但偶尔也会出现问题而去破坏那些器官。有80多种严重的慢性自身免疫性疾病会影响神经、肌肉、结缔组织，以及内分泌和胃肠道系统。

　　自身免疫性疾病的一些常见例子是多发性硬化症、溃疡性结肠炎、牛皮癣、类风湿关节炎和红斑狼疮。激素似乎在其中有所作用。虽然有很强的遗传因素，但它们在家族的聚集中并不是简单的对应。例如，祖母可能患有溃疡性结肠炎，她的女儿可能患有类风湿关节炎，而孙女可能患有牛皮癣。

　　诊断这类疾病的挑战在于早期阶段，原则上它们需要通过明显的症状、体检和实验室检查来诊断，但是症状和实验室检查常常模棱两可。有意思的是，不孕本身可能是女性处于这种疾病早期阶段的第一个迹象。

　　由于这些慢性疾病的原因尚未完全得到了解，特别是需要针对它解决生育问题和流产时，对症下药也变得很棘手。如果被诊断出患有自身免疫性疾病，你最好找一位经验丰富的医生，他可能需要相当积极的药物治疗。你可以放心，大多数有自身免疫性疾病的患者仍然能够孕育一个健康的宝宝。

揭开神秘的面纱

　　我希望这一章能给你所需要的基本信息和信心去进行各种不同类型的检查，并最终揭示生育问题的真正症结。如果有必要的话，咨询2～3个甚至更多医生的不同看法。我相信，通过更彻底地探索这些无法解释的不孕原因，女性可以显著提高找到根本原因的概率，得到必要的治疗，并且最终顺利分娩。同时，最理想的是，不必承担体外受精的创伤和费用。

第六部分

超越生育力：
周期绘图的实际意义

第十八章

保持你的生殖健康

性爱是令人愉悦的体验，但请注意"水龙头"里会有霉菌。

——莉塔·梅·布朗

你是否曾经想过，关于身体最私密的细节被归档在医生办公室，这有多奇怪？为什么不能把这些记录保存在家里？一旦女性学会绘制图表，从年度体检结果到可能需要首先寻求医疗诊治的症状，她们就可以掌控医疗保健的方方面面。

大多数女性都有在医学上被认为是正常的表现，但是因为她们没有被指导过健康的女性身体什么样，她们总是认为自己有问题。如前所述，女性可以通过绘制图表更容易地确定真正的妇科疾病，包括以下内容。

- 阴道感染
- 乳房肿块
- 异常出血
- 子宫内膜异位症
- 经前期综合征
- 多囊卵巢综合征

现在，你应该已经熟悉这个月经周期表。但是，我认为再次强调为什么绘制图表对你的妇科健康如此有益依然重要。我在本书开头提到的观点之一是，绘制图表可以使女性以实践的方式了解自己的身体。你还记得吗，我说过，每天做图表的女性非常了解自己的正常状况，因此可以帮助临床医生根据自己的症状（而非一般女性的症状）确定异常情况。本章的其余部分将讨论正常和异常的妇科情况，以及如何使用生育觉知法来区分两者。

正常健康的宫颈液vs真正的阴道感染

健康宫颈液

从健康的角度来看，了解自己宫颈液类型的明显好处是能够确定你是否以及何时真的得了阴道感染。

> 玛莎是美国生育觉知法导师，在以色列任教。在获得美国公共卫生硕士学位的同时，她还进行了每年一次的宫颈刮片测试。她也绘制周期图表，在周期中安排医生面诊，因为那个时候宫颈会稍微张开，她知道这对她来说会稍舒服一些。当然，她当时也有很多可拉伸的宫颈液。医生在取出阴道窥具时大声喊道："亲爱的，你有感染。"她回答："不好意思，我感觉很好，没有任何症状。"他回答说："看看这些分泌物！"同时向她展示刮片上明显的宫颈液。"好吧，我知道我处于可育期，而这些只是我的可育性分泌物。"
>
> 护士站在医生身后，眨眨眼并点头同意。他粗鲁而突然地回答："好吧，我们不确定。我将为这些刮片进行性病检查，包括淋病、梅毒和衣原体感染，然后给你开一周的抗生素处方直到结果回来。"
>
> 不用说，她没吃这些药。结果也未出现任何感染的阳性结果。她讽刺地说："我知道这对我来说没什么。但是，对于不知道生育觉知法的普通女性呢？这会给她传递什么样的信息？"

难怪女性长大后总是认为自己很脏，需要冲洗和喷药去除"分泌物"。持续不断的洗剂和女性喷雾广告只会加深健康宫颈液与真正感染之间的混淆。每年仅用于推广阴道冲洗的费用就高达数百万美元。

如果你认为这是无害的，请考虑这个场景：在一个著名的脱口秀节目上，有一天讨论了一个妇科话题。两位产科/妇产科医生解释洗剂和喷雾对预防感染发生是不必要的，但很快就闭嘴了，因为节目转向了商业广告。那是什么广告？你猜对了——阴道喷雾！

似乎仅仅一分钟前，其中一位妇科医生还在苦苦评论，他光是治疗那些使用了这些产品而获得感染的女性，获得的回报就足以把他的孩子们都送进大学。如今，有了现成的针对霉菌感染的非处方产品，又有多少女性要购买这些产品，是为了消除每个月不断复发的"那些烦人的感染"？

但实际上，你有时又确实有阴道感染。显然，了解自己的模式可以使你在发生感染的时候立刻察觉，并及时治疗。像上面的生育觉知法导师一样，女性经常被误诊的原因之一，是某一女性周期中的"症状"可能只是另一女性周期中的生育体征。因此，周期中出现湿性分泌物绝对是正常的，但如果在后期发生，则可能表示感染。当然，越早发现潜在感染，就可以越早进行治疗。

与普通宫颈液可以区分的阴道感染症状

幸运的是，一旦你了解了自己的宫颈液模式，就可以识别出真正的感染，它们几乎总是会有一些容易辨别的令人不悦的症状。阴道感染的范围从衣原体和疱疹等性传播疾病到各种形式的阴道炎，当然也包括常见的霉菌感染。

而那些更容易感染的女性是本身有宫颈外翻的女性，这是一种良性状态，通常位于宫颈管内的细胞迁移到了宫颈的外部。这些细胞更加脆弱，因此它们更容易受到感染。那些更容易宫颈外翻的人是青少年，服用避孕药的女性，还有孕妇。

虽然本书无法涵盖所有这些情况的个体症状和治疗方法，但以下症状绝对不属于健康的宫颈液分泌物，因此，临床医生应注意以下症状。

- 异常分泌物
- 瘙痒、刺痛、肿胀和发红
- 难闻的气味
- 水疱、疣和硬下疳

有些女性的分泌物可能呈胶质或黄色，通常很厚，像旧橡胶一样折断。尽管可能像是有宫颈发炎（宫颈炎），但这实际上也可能是正常的。因此，你需要进行相关检查以排除潜在的问题。

避免感染

首先，你可以采取某些预防措施来避免感染。除了冲洗可能造成明显后果，你还应该注意，穿着潮湿或过紧的衣服也可能会造成不健康的阴道环境。因此，如果你更想要健康的阴道，像"骆驼趾"就不仅是外观不雅，也显然是不可取的。无论如何，请务必始终穿着棉质内裤，或者至少穿上有棉内垫的内裤，以及可以使身体透气的内裤。

纳氏囊肿vs异常宫颈息肉

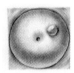

纳氏囊肿

这些囊肿是女性相当普遍的身体情况。它们是出现在宫颈表面的小突起，可能是由于宫颈腺体暂时阻塞引起的。不了解情况的女性在第一次发现囊肿时可能会感到恐慌，而没有意识到它们是完全无害的。女性第一次发现它们往往是在检查宫颈或插入避孕膜或宫颈帽时。

它们通常会自行消失，但如果不消失，你可以在下次年度体检时让临床医生检查一下，以排除其他情况。然后只须将它们绘制在图表的其他部分，并进行跟踪即可。

异常宫颈息肉

息肉是从宫颈管黏膜突出的小的泪状赘生物。与非常牢固的纳氏囊肿不同，它们往往有些接近海绵状。尽管它们被认为是异常增生，但几乎总是良性的。除非你出现症状之一——异常出血，否则甚至可能都不知道自己有息肉。这是由于它们在阴道中的位置独特，容易被接触到，尤其是在性生活时。它们通常不会引起疼痛，但是会因黏液腺的刺激而引起过多的宫颈液分泌。如果你认为自己可能有息肉，应咨询医生。

正常月经痛vs异常疼痛

正常月经相关疼痛

女性的疼痛可能会有些棘手。月经周期中的某些疼痛可能是绝对正常的。例如，周期中的疼痛，称为经间痛，被认为是由多种因素引起的。

- 卵巢内的卵泡肿胀
- 卵子穿过卵巢壁
- 输卵管收缩
- 排卵时少量出血刺激骨盆壁

这些都被认为是正常的，甚至是次要的生育体征。当你感到经间痛时，可以确定排卵即将发生或刚刚发生。

周期性疼痛的另一个例子是头痛，头痛通常发生在排卵后（黄体）期。如果没有绘制图表，女性可能不会意识到这与自己的周期有关，而并不是什么潜在的问题。如果她从图表中发现周期中的特定时间点有头痛的情况，那么她可以更有信心，这类头痛可能是激素性的。

不用说，你可以像曼迪一样在下表中记录它们。

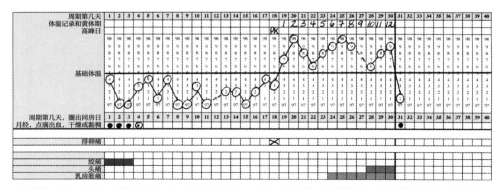

曼迪的图表，整个周期中都充斥了各种疼痛。可以用颜色追踪周期性疼痛或其他症状。请注意，曼迪在最左列中填写了她想追踪的特定症状。（彩插第8页还有另一个示例。）

异常疼痛

　　另一方面，如果你发现剧烈的骨盆疼痛，可能表示其他情况。如果你可能怀孕了，并且有剧烈的骨盆刺痛，应该立即就医，因为这可能是宫外孕的征兆。这种类型的怀孕可能破裂并引起内出血，会危及生命。发生这种情况是因为受精卵植入到了子宫外，通常在输卵管中（所以它们也常被称为输卵管妊娠），除了疼痛之外，还可能包括以下症状。

- 月经推迟
- 不正常的阴道流血
- 妊娠试验阳性
- 晕倒
- 肩痛，可能是内出血引起的

　　另一类具有潜在严重后果的疼痛与盆腔炎（PID）有关，即上生殖道的感染和炎症。这是不孕症的主要原因，因为它可能造成广泛的瘢痕，尤其是在输卵管中，但它是可预防的。尽管你可能没有任何症状，但更有可能会感到：

- 小腹疼痛
- 发热
- 阴道流液
- 排尿疼痛
- 性交痛
- 月经不调

　　最成问题的疼痛根源可能是子宫内膜异位症。你可能还记得，这是子宫内膜细胞在子宫外生长的情况，通常附着在内生殖器的其他部分。它可能导致粘连和瘢痕形成，并可能阻碍生育。子宫内膜异位症的典型症状之一是月经前、月经时，以及性交时的骨盆疼痛。

　　骨盆疼痛通常不那么严重，但是你会发现一生中某一次的疼痛可能是由于卵巢囊肿引起的。你在第八章中会读到更详细的内容，如肿胀引起的恼人的撕扯感，或者突然破裂引起的剧烈疼痛，通常是在一侧。

尽管黄体囊肿通常会自行消退，但卵泡囊肿的疼痛只能通过孕酮注射来消除。无论哪种情况，最好在下一个周期的第5天进行检查，以确保囊肿确实消失了。

卵巢癌的症状

对于女性来说，这是最可怕的癌症之一，因为通常确认的时候，它已经扩散了。但是，现在研究人员发现，如果女性真正了解自己身体的节奏，可能会注意到一些症状——这是绘制图表的另一个明显益处。

如果你连续至少3周（尤其是前3周）遇到以下任何症状，则应咨询医生。

- 腹痛
- 腹胀
- 尿频
- 少量进食就感到饱胀
- 排便习惯改变

- 食欲不振
- 不规则出血
- 性交后出血
- 腿部疼痛（由于卵巢压迫了神经）

3个V：阴道痉挛（Vaginismus）、外阴痛（Vulvodynia）和前庭炎（Vestibulitis）

女性偶尔出现阴道疼痛或刺痛是正常现象。也许是你在量少的日子里取出卫生棉条时刮伤了阴道。也许是你有阴道感染，这种刺痛提醒你别再冲洗得让自己满身野花味儿。也许是你在几个小时内做爱好几次，以至于之后第一次小便的时候疼疯了。这是可以理解的。

但是，如果你大部分时间都感到疼痛或刺痛，或者每次性生活都特别不舒服，那么你一定要去看妇科医生。你可能出现了阴道痉挛、外阴痛或前庭炎的其中一个。在描述它们之前，你只需知道你的遭遇是非常普遍的，无需犹豫，与妇科医生进行讨论。

阴道痉挛

这通常是特指与性生活有关的阴道问题，例如灼痛或疼痛，不舒服的阴道紧绷感或穿透，甚至完全无法进行性生活。阴道紧绷是由于骨盆底（尤其是PC肌）不受控制地紧绷造成的，但是女性通常不知道这是造成其穿透或疼痛的原因。

外阴痛

这是一种令人懊恼的常见状况，其特征是没有确凿原因的阴道口周围的慢性疼痛。这种疼痛，灼痛或刺激可能会令人非常不适，以至于无法忍受性生活甚至无法久坐。

前庭炎

类似于外阴痛，它会在阴道区域引起不适和疼痛，但更具体地说，通常表现为阴道口严重疼痛。该区域很敏感，包含尿道以及产生润滑作用的巴氏腺。

不幸的是，如果不加以治疗，这三种情况都可能成为慢性病，并且没有适用于所有女性的统一治疗方法。但是，临床医生已经很有经验，可以帮助患者成功地控制症状。事实上，有各种各样的可能起效的治疗方法，从涂抹局部凝胶乳膏，到物理疗法，还有可的松注射剂等。

再次说明，如果你有任何一种症状，请摆脱你的尴尬，去看妇科医生。

正常囊性乳腺vs癌性乳房包块

正常囊性乳腺

绘制周期图表可以帮助你区分正常的周期性乳房变化和异常的乳房肿块。患有纤维囊性乳腺病的女性，乳腺呈块状，在其周期的排卵后阶段更是如此。如果知道何时进入这一阶段，她们就可以确定自己的肿块是否正常且呈周期性，并进行必要的生活方式调整以尝试减轻纤维囊性乳腺病带来的不适。

自然健康界有很多人支持在黄体期使用孕酮乳膏。但是，如果肿块在整个周期中都存在，则图表有助于跟踪是否应由保健医生进行进一步检查。

图表也是一个绝佳的方法，提醒你在每个月周期的第7天进行一次乳房自我检查。（请注意主图表底部"备注"行中的BSE符号。）之所以应在这一天进行检查，是因为这是激素分泌的最佳时间，你的乳房最不易受孕酮引起的结块或触痛的影响。完成自检后，请像下面图表中的莫莉一样在图表上圈出符号。

美国癌症协会建议，大多数女性应在40岁时开始进行乳房X线检查。与你的乳房自检一样，理想的情况是在排卵前阶段进行，那时你的乳房没有压痛或可能出现囊性的表现。

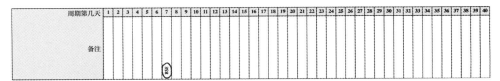

莫莉的图表。记录了乳房自检。莫莉在每个周期的第7天进行一次乳房自我检查，然后在她的图表上圈出BSE进行记录。

癌性乳房包块

乳腺癌对大多数女性而言都是极度恐惧的。但是，你要知道，大多数肿块是良性的，如果及早发现和治疗，生殖系统的癌症是可以治愈的。如果你保持健康的生活方式，每3年进行一次盆腔检查和宫颈刮片测试，每月进行一次乳房自检，注意及时处理可疑症状，你自己就可以直接增加早期发现癌症的机会。

以下是需要留意的乳房警告信号。重要的是要注意它们是始终存在，还是随着新的周期会消失。显然，任何持续的残留都应该由临床医生进行检查。

- 乳房肿块或增厚（注意坚硬、不可移动的肿块，尤其是它们通常无痛）
- 腋下或锁骨上方肿块
- 腋下肿胀
- 在乳房的某一区域起皱或凹陷
- 持续的皮肤刺激、剥脱、发红或乳房胀痛
- 乳头位置突然改变（例如乳头内陷）
- 乳头溢血

在每个周期的第7天进行乳房自检

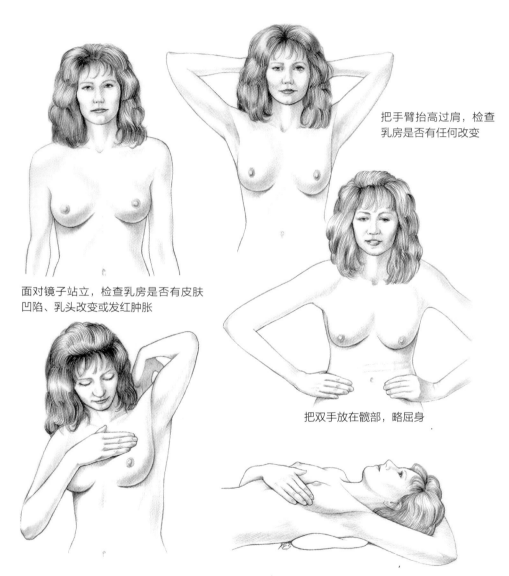

把手臂抬高过肩，检查乳房是否有任何改变

面对镜子站立，检查乳房是否有皮肤凹陷、乳头改变或发红肿胀

把双手放在髋部，略屈身

淋浴时检查乳房，用肥皂涂抹你的手，然后滑过乳房

躺在床上，把枕头放在肩下，把手臂放在头后侧，用对侧手的指腹感受乳房是否存在肿块或增厚

安排最佳日程：体检、放置避孕工具、接种疫苗、进行手术

绘制图表的另一个好处是，它可以帮助你确定周期中最有效的时间，以便进行体检、放置避孕工具、接种疫苗、进行手术。例如，安排宫颈刮片检查的最佳时间是周期中宫颈自然扩张时。如果要放置避孕膜或宫颈帽，错误的时间会意味着得不到完全的避孕保护、发生计划外怀孕！当一位女性有生育力时，她的宫颈就会变得柔软、抬高、开放，因此这是放置避孕膜或宫颈帽的最佳时间。

如前所述，你应该在周期的第7天进行乳房自检。出于同样的原因，你应该在大约同一时间安排你的常规乳房X线检查，最理想是在第7天左右。这是因为在排卵前期，乳房组织不会那么致密。而且，如果你要用两块钢板挤压乳房（指乳房X线检查时），当然是尽可能避开不舒服的时候！

一个实际的建议是，在你的月经刚结束后进行风疹疫苗接种。这样可以确保你当时没有怀孕。这对于特定的疫苗至关重要，因为风疹病毒对胎儿可能具有毁灭性的影响。

一些研究表明，排卵后进行乳腺癌手术可能会避免疾病复发，增加你的寿命。为什么会有这种结果差异，理论是在周期的第一阶段，雌激素会刺激癌细胞的生长。但是，你也应该知道，这些发现并不反映普遍共识。最后，如果你要进行清除子宫内膜异位的腹腔镜手术，有些人认为最好在排卵前进行以降低复发率。

由于进一步的研究可能证明，在周期的特定阶段进行择期手术会提高阳性结果的概率，因此你应该向医生咨询。如果只是小手术，那可能就没那么重要了。但是，如果涉及与生存率相关的手术，我鼓励你做好功课，以敏锐的眼光研究最新的研究成果。

年度体检

保健医：玛丽·康派辛奈特医生

胆固醇 190 比例 3.1 高密度脂蛋白 65 低密度脂蛋白 120 月经 第16天

日期：2001年11月29日

血液（全血细胞计数）：OK   检测时年龄：30

尿液检查：OK   身高：167厘米 体重：63公斤

宫颈刮片：OK   脉搏：76

衣原体检查（可选）：未做   血压：120/80

其他检查：—   疫苗：破伤风

	数据	备注
乳房检查		康派辛奈特医生认为我在每月乳房自检中发现的柔软包块可能不用担心，但她安排了一个X线检查以排除问题
乳房X线检查	OK	我右上乳房的肿块只是乳腺管，继续观察是否自行消退
宫颈	OK	她拉出了清亮的10厘米薄丝，用镜子观察宫颈，宫颈口张开较大
子宫	OK	
卵巢		医生在左侧发现一个小的卵巢囊肿，应该会自行消退
心脏	OK	
肺	OK	
后背的色素痣		她认为应该没事，但建议我去皮肤科医生那儿检查

处方：—

建议：多摄入富含钙的食物，让骨骼健康，预防未来出现骨质疏松症

联系：皮肤科瑞·舒尔医生（206）123-4567

接受双合诊和刮片检查的女性

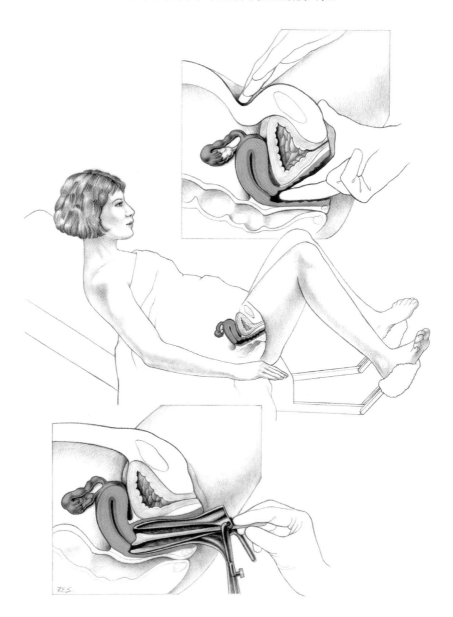

骨盆检查通常包括双合诊，以及每3年进行的一次宫颈刮片检查。双合诊是指临床医生将一根手指插入阴道，从内部稳定子宫，另一手同时轻轻地向下压腹部以从外部触诊子宫和卵巢。宫颈刮片检查主要是为了检测是否存在宫颈癌前病变细胞

保持健康，保持知情

本章是为了帮助你区分正常情况和可能需要医治的情况。

通过在图表上准确追踪症状，可以帮助医生确定是否需要进一步检查以确诊任何特定疼痛或问题的原因。因此，你应该学会识别什么是正常的月经疼痛，什么是更剧烈的或在周期意外时间发生的疼痛，因为这更可能表明存在潜在的健康问题。（如前所述，请参阅彩插第8页，以查看如何使用不同的颜色来追踪各种症状。）

本书第453页的表格可用于你的年度体检。你可以从tcoyf.com下载该文件，也可以将其复制并放大到125％，然后将其复制到你进行年度检查的那个周期的图表背面，体检的时候带去。你会发现这种方法很实用，可用于追踪体重、血压和一般妇科情况，包括诸如乳房检查，乳房X线检查，巴氏涂片检查，阴道细菌培养或任何可能的性传播感染。你可以使用常规图表的背面记录其他值得记住的内容。

正常出血vs异常出血

最后，只要你有子宫，你已经知道这个话题应该有单独的一章！

第十九章

——◆——

异常出血的原因

很有可能，你在一生中的某个时刻会经历不正常或异常的出血，这是指任何与真实月经不同的出血。而且，正如你现在已经知道的，月经是指排卵期大约两周后发生的出血。

回顾健康月经的基本知识

为了理解异常出血，你需要记住什么是正常的。作为参考：月经周期通常为21～35天，而月经平均为3～5天（但2～7天都被视为正常）。

月经的模式通常遵循以下两种方式之一：

量少→量多→量中→量少→量非常少

或

量多→量多→量中→量中→量少

此外，真实的月经通常会伴有症状，例如经前乳房压痛、腹部轻度绞痛或轻度腰酸。

正常出血

如你所知，女性在周期中非月经的其他时间可能会出现点滴出血。实际上，女性周期中最容易被误解的一点就是正常的点滴出血，出血通常是褐色的，因为血液从身体中流出来时接触到了更多的氧气。另外，许多女性犯的一个错误是认为所有的出血都是来月经。当然，真正的月经是在排卵后12～16天发生的出血。任何其他类型的出血可能是无排卵性出血、正常点滴出血或某种疾病的症状。

排卵性点滴出血

有些女性在排卵前后会有一两天的轻微出血。这种点滴出血不仅是正常现象，而且是次级生育体征，可以帮助识别自己处于周期中哪个阶段。这通常是排卵前雌激素突然下降的结果，往往在长周期内更常见。

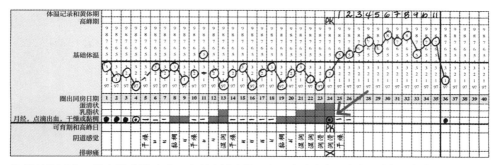

格蕾琴的图表，排卵性点滴出血。女性在排卵前后出现点滴出血是完全正常的，格蕾琴出现在第24天。（可以看到第25天出现体温升高，观察到排卵。）如果点滴出血距离排卵还有几天，可能是异常出血的迹象。

FAM的一位导师同伴曾经描述过她在学习自然避孕方法之前使用避孕膜的经历。有时，当她在性生活之后将其去除时，会有一点鲜血和湿滑的分泌物与杀精剂混在一起。她觉得这很令人困惑，想知道是否在性生活时她的伴侣伤到了她的官颈。直到几年后，她才意识到自己定期看到的血液仅仅是在避孕膜中收集到的排卵性点滴出血。

无排卵性出血或点滴出血

有时，由于多种可能的原因，女性没有排卵。其中一个原因是，雌激素没有达到排卵所需的阈值。当这种情况发生时，雌激素的下降足以引起子宫内膜的轻微剥脱。否则，雌激素可能会继续刺激子宫内膜的生长，直到无法有效支撑自身，并发生突破性出血。在40岁以上的女性中，无排卵性出血的原因通常是对卵泡刺激素和促黄体素敏感性降低的结果。结果是女性可能不排卵，并且没有孕激素来维持子宫内膜，可能会出现点滴出血。但是，在这些情况下，出血并不能定义为月经。

确定女性是否确实排卵的方法是绘制体温图。请记住，排卵性周期通常反映出经典体温模式，从排卵前的低体温到排卵后的高体温。

植入性点滴出血

同样，如果一名备孕女性发现体温升高约一周后有点滴出血，则应该考虑进行妊娠检测，因为这可能是"植入性点滴出血"，而不是月经。当受精卵钻入子宫内膜时，可能会出现点滴出血。还可以通过观察自己的体温是否会持续18天及以上保持在高体温，来确定自己是否怀孕。高体温表明黄体仍存活以支持妊娠。

哺乳期点滴出血

刚分娩的妇女可能会发现，最初的恶露（分娩后的点滴出血）停止后，她们在产后约6周又出现一段点滴出血。这通常是由于孕期体内高水平的激素此刻撤退导致的。此外，在母乳喂养期间，激素水平可能会因婴儿需求的变化而波动。由于这种暂时的激素失调，哺乳期女性可能会出现无排卵性的点滴出血。

医疗操作后点滴出血

很多女性会在医疗操作检查后出现点滴出血，例如宫颈刮片检查、宫颈活检、冷冻手术、烧灼、激光手术、骨盆检查和宫内节育器放入。这个出血是正常的。

激素替代治疗

在激素替代治疗（HRT）时出现点滴出血是正常现象，尤其是在最初的几个月中。不过，你可能还是要和临床医生讨论一下，起码排除剂量错误或其他潜在问题。

深褐或发黑的点滴出血

这种类型的出血可能发生在你月经来临或快结束的日子。血液流动过于缓慢，以至于当血液到达体外时，已经暴露在氧气中，令它由红色变成了深色——想想你身上有切割伤的时候，最初的血液是什么颜色，之后形成了深色的结痂。这种陈旧性出血如果持续两天或更长时间时，可能有潜在的问题（如下面有关黄体功能不足的部分所述）。

月经血块

从某些方面来说，血块与深色点滴出血正好相反。你的身体通常会释放抗凝剂，以防止月经血凝结。但是，如果月经出血量多，快速流动，抗凝剂没有足够时间发挥作用，血块形成。它们很常见，通常不认为是问题。但是，如果这令你不安，你可能需要看医生以排除任何严重的问题。

异常出血

你可以按照第九章有关平衡激素的建议，消除以下某些类型的出血。当然，如果其中任何一个特别严重或给你带来严重问题，你就应该去看医生。

月经出血的问题

如上所述，你的月经典型模式是出血日渐增加或减少，或者仅是第1天的出血多然后减少。你可能偶尔会有大流量，这很正常。但是，如果你经常出现月经血多，至少每小时都能浸透卫生巾或棉条，你应检查你的血常规以排除因失血过多引起的贫血，因为这可能导致虚弱或疲劳。无论如何，如果你认为自己的月经不适，请相信自己的直觉，并去看医生。

黄体功能不足

如果你在备孕，并有所谓的经期后棕色或黑色出血（定义为月经末尾出现两天或更长时间的点滴出血），这可能是由于子宫内膜不规则剥脱和子宫内膜的小碎片组织引起的。这通常是前一周期黄体功能欠佳的结果。

同样，如果你在备孕，而你在月经前经常有两天或更长时间的棕色或黑色出血，那么从理论上讲，你可能存在流产的危险。这是因为，为了进行植入，必须有足够的未脱落的子宫内膜让受精卵钻进去。这两者通常都可以治疗，主要是通过支持黄体期或治疗排卵本身。

盆腔炎症（PID）或性传播感染

你应特别注意的体征有绞痛或腹痛、白带异常、发热和发冷，或排尿、性交时出现的任何疼痛。这些症状，伴有异常出血时，可能是多种疾病的特征，从盆腔感染到各种性传播感染。

子宫内膜异位症和其他疾病

月经前点滴出血的可能原因是子宫内膜异位症，它也可能导致月经出血多或周期中不规则出血。如果你发现其他原因无法解释的出血，则应考虑进行诊断，因为它可能是由激素失衡引起的，例如，甲状腺问题，雌激素过多或多囊卵巢综合征等。幸运的是（或说不幸!），大多数由这些基础病引起的异常出血还伴有其他症状，因此应该更容易诊断。

子宫肌瘤

尽管月经中出现血块通常很正常，但如果你以前从未出现过这种情况，现在才有血块，这可能是子宫肌瘤的表现。如果它们带来许多恼人的症状，或者你希望对其进行治疗，请与你的医生讨论。另外，如果你认为自己可能已经怀孕，并排出了带有灰色组织的大血块，请立即与你的医生联系，因为这可能是流产。（有关子宫肌瘤的更多信息，请参见彩插的第10页。）

功能失调性子宫出血（DUB）

异常出血最常见的类型没有明显的器质性或结构性原因。它通常被称为功能失调性子宫出血，通常在排除所有器质性原因后才下这个诊断。通常认为功能失调性子宫出血具有激素基础，其中约90％是由于无排卵。它通常发生在周期长或不规律的女性中，例如患有多囊卵巢综合征的女性。它也经常发生在处于两个极端生殖年龄的人群中，即青春期早期或更年期。

由于异常出血存在许多潜在原因，因此，我在下表中对最常见的原因进行了更全面的总结。请注意，出血问题按其在周期中出现的大致顺序排列，从月经期开始。

当然，与你的医生分享图表，使她能够看到出血发生的时间以及血流的情况，从而使诊断变得更加容易。

周期不同阶段异常出血的原因

月经出血量大	
每1～2小时浸透卫生巾或棉条，连续数小时	
子宫肌瘤	良性，增生膨大进入子宫宫腔，位于子宫内膜下方。这种类型的子宫肌瘤更容易引起大量出血，并且更难治疗（请参阅彩插第10页的子宫肌瘤类型）
子宫内膜异位症	一种基础病，应该在月经期间脱落的部分子宫内膜细胞附着在了身体的其他部位，最常见的是盆腔
子宫内膜增生（腺癌）	子宫内膜腺体成分的过度生长，它可能是癌前期病变
囊性增生	子宫内膜中充满液体的囊肿过度生长。
子宫腺肌病	一种基础病，本应在子宫内的子宫内膜组织穿透了子宫肌层，可能导致严重的月经期绞痛和大量出血
凝血障碍	基础病如全身性红斑狼疮等，导致机体无法有效控制血液凝结
月经淋漓不尽	
在月经末出现两天或更长时间的棕色或黑色点滴出血	
子宫内膜炎	子宫内膜的感染或炎症，有时可能是慢性的
月经后棕色出血延长	
红色月经血结束后，棕色或黑色点滴出血持续数日	
黄体功能不足	3天或更长时间深色点滴出血
子宫内膜增生（腺癌）	子宫内膜腺体成分的过度生长，它可能是癌前期病变
囊性增生	子宫内膜中充满液体的囊肿过度生长
子宫腺肌病	一种基础病，本应在子宫内的子宫内膜组织穿透了子宫肌层，可能导致严重的月经期绞痛和大量出血

续表

在宫颈液积聚早期出血	
子宫内膜息肉	一种附在子宫内膜上、向宫腔突起的组织，通过粗的基底或细茎连接到内膜
子宫内膜增生（腺癌）	子宫内膜腺体成分的过度生长，它可能是癌前期病变

排卵出血 这是正常的，但包含在异常出血的定义内，因为它不是月经血	
雌激素突破	紧贴高峰日前出现的点滴出血，是过量雌激素刺激子宫内膜的结果
雌激素撤退	高峰日后随即3天内出现的点滴出血，是排卵前雌激素突然下降的结果

月经前出血延长（黄体期）	
子宫内膜炎	子宫内膜细胞的感染或炎症，有时可能是慢性的
子宫肌瘤	良性，增生膨大进入子宫宫腔，位于子宫内膜下方。这种类型的子宫肌瘤更容易引起大量出血，并且更难治疗（请参阅彩插第10页的子宫肌瘤类型）
子宫内膜息肉	一种附在子宫内膜上、向宫腔突起的组织，通过粗的基底或细茎连接到内膜

月经前点滴出血（黄体期） 在经期红色出血的第一天之前，有3天或更长时间出现浅点或棕色点滴出血	
孕酮不足	孕酮不足以维持子宫内膜，导致子宫内膜毛细血管过早破裂
子宫内膜异位症	一种基础病，应该在月经期间脱落的部分子宫内膜附着在了身体的其他部位，最常见的是盆腔

无排卵出血 这些情况也可能在绝经后出现	
雌激素突破	浅色或棕色点滴出血，或重度及长时间出血，是过量雌激素刺激子宫内膜而没有排卵后的孕酮来维持子宫内膜的结果。患有多囊卵巢综合征的女性尤其如此
雌激素撤退	出血的形式很多，从大量带血块的出血到少量点滴出血。这是因为卵泡成熟足以释放雌激素，在卵泡破裂之前，子宫内膜变厚了。这会导致雌激素下降并发生出血
子宫内膜息肉	一种附在子宫内膜上、向宫腔突起的组织，通过粗的基底或细茎连接到内膜
子宫内膜增生（腺癌）	子宫内膜腺体成分的过度生长，它可能是癌前期病变

异常出血的器质性原因

相对激素失调而言，这是子宫的解剖或结构问题引起的出血，并且可能在周期的任何时间发生出血。在上表中已记录了其中一些基础病，但为清楚起见，在此再次列出。

子宫内膜息肉	一种附在子宫内膜上、向宫腔突起的组织，通过粗的基底或细茎连接到内膜。通常是良性的
子宫内膜增生（腺癌）	子宫内膜腺体成分的过度生长，它可能是癌前期病变
子宫内膜炎	子宫内膜的感染或炎症，有时可能是慢性的
盆腔炎（PID）	盆腔感染不仅可能导致不规则出血，还会引起许多其他症状。应立即进行治疗，以防止可能导致不孕的瘢痕形成
慢性宫颈炎	宫颈的慢性炎症，通常是由于宫颈外翻，感染，宫颈损伤或罕见情况下由癌症所致。它可以由性传播感染引发，但也可能具有非传染性原因 未经治疗的急性宫颈炎会发展成慢性宫颈炎，这可能导致白带过多、周期中出血及性交后点滴出血
子宫肌瘤	良性肿瘤，可位于子宫的各个部位。它们可以长得很大，可能引起出血，子宫肌瘤的大小和位置都会影响出血的严重程度
甲状腺功能异常	一种基础病，女性可能出现异常出血，以及其他许多症状
子宫腺肌病	一种基础病，本应在子宫内的子宫内膜组织穿透了子宫肌层，可能导致严重的月经期绞痛和大量出血

绘制图表时遇到的更多异常出血，参见彩插第11页。

第二十章

感恩你的性爱，你的滋养，
你的伴侣关系

"你的性生活怎么样？你多久做一次爱？"各自的治疗师问他们。艾维·辛格想了一下。"几乎没有，也许一周三次。"他牢骚。"总是在做……我是说一周三次！"安妮·霍尔抱怨。他感到被剥夺了。她感到筋疲力尽。

——伍迪·艾伦的《安妮·霍尔》（*Annie Hall*）中的一幕，1977

听起来耳熟吗？女人的性爱未必要像很多人认为的那样。实际上，男女在性的许多方面的确存在性别差异。

许多女性倾向于将性生活视为一种情感和亲密的经历，而不仅仅是一种身体行为。因此，如果女性在性行为前的几个小时甚至几天内感到信任和喜爱，就会倾向于被唤起。另一方面，许多男性往往更重视在实际发生性行为时的视觉和其他刺激。

此外，女性的性体验与男性的完全不同，仅仅是因为其阴蒂位于阴道外部。这一事实可以极大地影响她的情感和身体性行为的各个方面。

唉，女性的性爱通常也与她的月经周期紧密相关。许多女性自己也不明白这一点。那么，男性表示搞不懂女性又有什么奇怪的呢？但是，帮助伴侣进行图表绘制的男性通常坚持认为，他们最终以一种以前常常抓不住的方式掌握了女性的性爱。他们描述了在理解女性某方面获得的新发现，而这些智慧常常被误解。

接下来的几页有望澄清这个难题，并使你欣赏性爱的秘诀。

你错过了什么：有10%～15%的女性从未有过性高潮

不仅有那么多女性从未达到高潮，而且25%的女性只能通过阴道性交体验性高潮。当然，如果你自己都不知道什么管用，那就不能指望一个男人会知道怎么让你满足。因此，如果你从来没有过高潮，下面的这个小清单很适合你。

淋浴或浴缸水流

女性学习如何达到高潮时，最好又最不令人恐惧的方法之一是点燃蜡烛，舒适地躺在浴缸或淋浴中，并在头顶下垫上浴枕，让温暖的水流流过阴蒂。如果你安排合适的时间，注意隐私，这是你第一次有希望达到多次高潮的方式中最轻松、最感性的方式之一。

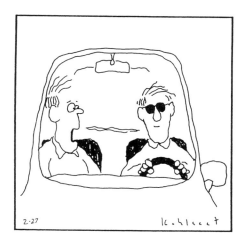

"当露易丝告诉我，我可以被一个脉冲淋浴头代替的时候，我有点儿迷失了"

振动器

毫无疑问，你肯定听说过女性对振动器的爱恋，而这是颇有理由的。男性只要看一看女性的身体就可以达到性高潮，女性却无法做到。无论如何，让女性性高潮最有效的方法就是使用振动器，前提是她们要确定哪种类型最适合自己。实际上，有数十种不同类型。

有一些阳具形状的振动器，显然可以模仿勃起的阴茎，其设计可以插入。也有些弯曲设计用于到达G点（更多信息见下文）。有一些只在阴蒂上使用，还有一些考虑周到的小设计，专门在性交时可在阴蒂上使用。最后，还有一些巧妙设计，是阴茎形但外部还有附件，可以插入阴道的同时刺激阴蒂——双管齐下，只要你想。

了解什么是对你有用的最好方法是，参观一家以女性为中心的性玩具精品店，它们遍布大多数大城市。只有形迹可疑的男人光顾情趣商店的日子，已经一去不复返了。现在，女性或伴侣可以探索各种性玩具，并参加有关人类性行为各个方面的启发性课程，当然包括如何达到性高潮（是的，有一些关于如何达到性高潮的课程）。

深入戏弄和存心收敛

在帮助女性达到高潮时，有时最简单的事情被忽略了。对于你们中的许多人来说，伴侣可为你做的最简单、最性感的事情是存心收敛，不去爱抚你的阴道区域，同时着眼于在其他一切地方，这样你必须通过恳求他最终来达到高潮。

令人难以捉摸的G点的刺激

当然，还有一个最神秘的G点——这无疑仍然是当今人类性领域最热门的话题。它是否存在？如果确实存在，到底在哪里呢？当我最初在20世纪90年代初开始研究这本书的第一版时，对G点的了解甚少，我选择不谈及它。但是当然，我认为20年后，将有足够的科学研究，以便让我们最终确定它是否确实存在！

错了。造成混淆的部分原因是，与阴蒂不同，G点尚未在科学上被识别为独特的结构。尽管许多女性经历了强烈的性快感和来自阴道顶部的性高潮，但没有人能够记录更精确的来源或描述其大小和外观。尽管如此，出于讨论的目的，我们将假定某些女性拥有的实体确实存在，或者至少某些女性确实敏感，我们将其称为G点。

根据描述，它是在尿道旁腺（尿道旁的一个腺体，类似于男性前列腺）上的海绵状组织区域。它位于阴道内2.5～5厘米的位置，在靠近肚脐那一面阴道壁上。它具有与阴道其余部分不同的质感，因为它由带有脊的可勃起组织组成，当你受到性刺激时，它会肿胀。如彩插的第12页所示，这使你的伴侣更容易在深入的前戏之后找到它。

因为它的位置是阴道上壁，女性自己很难有效地接触它。触及它的最佳方法是使用专门为此设计的振动器。当然，你的伴侣也可以轻松地刺激它，它比其余的阴道壁更加隆起。

考虑到G点的位置靠内，他可能需要加倍努力摩擦才能让你有感觉。而且，有趣的是，年龄大一些的女性可能会发现这种情况更为刺激，因为她们的阴道往往会变薄一些，从而使G点更加突出。无论如何，如果你什么都没有感觉到，你可以让他用另一只手同时按在你的耻骨上，这可能会加剧身体上的感觉。

温暖的润滑剂

导致性高潮的一种明确感觉是阴道和阴蒂的热感激增，在手淫或性交时使用温暖的润滑剂可以让你抢先一步。如果使用得当（适量使用，以免温度过高），它可以帮助你达到高潮。

为什么性交时的性高潮可能难以实现

对于某些女性，性高潮需要花费大量时间。与这样的合作伙伴敲定之前，请确保你愿意等待，例如，整个六月……

——布鲁·杰伊·弗里德曼

男人身体最敏感的部分是阴茎的下侧，靠近阴茎头。对于女人来说，是阴蒂。问题在于，由于阴蒂位于阴道外部，因此性交对女性来说通常不像男性那样强烈。实际上，正如你在前面所读到的，研究表明，绝大多数女性无法仅通过性交来达到性高潮。内化这一生理事实，并真正了解它如何影响女性的性爱，对于想要与伴侣建立真正充满爱意的性关系的男人来说至关重要。

由于许多人不完全了解人体的基本解剖结构，因此会有误解产生。例如，女性经常假装性高潮是因为她们不想伤害伴侣的感觉，或者她们不认为值得花更长的时间和精力来真正获得性高潮。这种欺骗可能会破坏亲密关系，这是不幸的，因为如果两个人都理解了男性和女性生理之间的差异，那么这种欺骗是很容易解决的。不用说，伴侣之间的沟通是建立充实而温暖的性关系的关键。

无论如何，这是一件好事，我们又不生活在19世纪70年代。约翰·达文波特（John Davenport）会让人们相信女性根本不应该达到性高潮。正如他在《好奇情欲生理学》（1875年）中描述的那样，女性性高潮的结果是：

> 她灼热了，从男性那里得到的精液被烧干了，如果偶然受孕得到一个孩子，它的成形是病态的，无法在母亲的子宫中存活九个月。

确实。无论如何，一个多世纪过去了，我们可以肯定，女性高潮并不会导致孩子先天缺陷。但是，如果人们不了解女性达到性高潮比男性花费更长的时间是多么正常，那么女性达到高潮的时间长度可能会令人沮丧。即使夫妻之间的交流是完全开放和健康的，女性通常也需要更多的刺激才能达到性高潮。

一个潜在的问题是，许多男性认为，一旦女性出现润滑液，他就可以抽插了。对于大多数女性来说，这是不正确的。阴道润滑是性唤醒的最早迹象之一。这仅表示她对进一步的前戏感兴趣了。大多数女性仍然需要大量时间和感性（而不是性感）的触摸才能完全被唤醒。实际上，女性对男性恋人最普遍的抱怨之一是，他们匆匆忙忙地进行着动作，过于狭窄地专注于生殖器而不是整个身体。

在性交中增加性高潮的机会

对于某些女性，如果在性交时被问及她是否出现高潮了，这表明她的伴侣并不真正了解是什么让她"性奋"。迈克尔·卡斯尔曼（Michael Castleman）在其出色的著作《性解决方案》（*Sexual Solutions*）中，要求男人发展一种不同的性观念：

> 想象一下，如果一位女性因为舔阴蒂而达到高潮，然后问你："你到（高潮）了吗？"许多男性会讨厌这个问题："你怎么能问我到没到？我一直在服侍你。你还没碰到我最重要的地方！"女性也有同样的感觉。

的确，有很小一部分幸运的女性仅通过性交就能达到性高潮。人类性学研究人员推测，原因之一可能是她们的C-V距离（那是什么？！）小于2.5厘米。换句话说，她们的阴蒂和阴道之间的距离较短，使她们更有可能达到性高潮，因为离阴蒂的距离越近，她们受男性阴茎刺激的机会就越大。

重要的一点是，女性自己身体各部位的性差异大。换句话说，你的性欲不仅会在周期的不同阶段每天都发生变化，而且也可能随着不同周期的变化而变化。但猜猜怎么着？男性不会懂。因此，无论是在前戏还是性交过程中，你都需要能够传达自己的需求，以便他帮助你达到性高潮。女人一旦有了一次高潮，很快再来一个就容易多了。

提供最佳刺激的体位

了解哪些体位最能刺激阴蒂，女性就可以增加性高潮的机会。许多能够在性交时达到高潮的女性说，最佳姿势是跨坐在伴侣的上方，女性还用手来刺激阴蒂。大多数人同意，传教士体位性交是远远不够的。

亲密摇摆姿势

正如我在本书第一部分中对系鞋带的描述一样，试图描述性爱体位也是完全违反直觉并且十分笨拙的。它原本在英文中的语焉不详的名称是"联合术"，你可以看到我给它重新命名了，它类似于传教士体位，但不是水平推动，而是垂直向上下摇摆，而他则浅浅地抽插。

最佳效果是男性往上躺约20厘米，把他的部分身体靠在她的上半身。好处是，他不仅可以用阴茎下部和耻骨刺激她的阴蒂，而且还可以使他持续更长的时间。通过练习，你们俩都应该能够感觉到自然的摇摆运动，并最终帮你达到高潮。

对于那些觉得这个体位很尴尬的人（天知道，光是描述就觉得尴尬了！），有一个调整后的亲密摇摆姿势，让男性推送。他进入女性身体后，让她的双腿紧紧地合拢在他两腿中间，使他的阴茎本体能刺激她的阴蒂。

最能刺激G点的姿势

对于大多数女性而言，传统的传教士体位是最无法有效达到高潮的体位，没什么其他原因的话，她最敏感的两个部位——阴蒂和G点——几乎没有被刺激。当然，如果一位女性如此幸运，不仅有明显的G点，而且与她在一起的男性阴茎末端还是弯曲的，那么她会达到高潮。否则，刺激女性的G点的最佳位置是从后面进入阴道。这是因为女性弯曲腰部，调整进入角度，使阴茎最大程度地与阴道的前壁接触。女上位也可以刺激G点，但不那么容易或直接。

锻炼增强阴道肌肉

最后，许多人没有意识到阴道的肌肉可以像其他肌肉一样得到加强。男性和女性都发现，如果女性可以控制自己的阴道肌肉时，性生活会更加充实。如第79页所述，通过凯格尔运动或阴道收缩来加强它。

仅仅在白天简单地规律地收紧和放松阴道，就可以提高你和伴侣的性满足感。你可以随意组合任何凯格尔运动的动作，只要你觉得舒服。这些练习的主要优势是，它们可以随时随地进行练习，而其他人不会发现。不管你是在和杂货商聊天还是在公司会议上演讲，都可以做凯格尔运动，没有比这更明智的了。尽可能经常做，以维持健康强壮的阴道，从而促进双方的性满足。

女性的潮吹

一小部分妇女在性高潮时会从尿道中喷出一种清亮无味的物质。跟精液相比它更像是水性的，主要由葡萄糖和酸性磷酸盐组成。而且，那就不足为奇了——经历过潮吹的女性常常毫无疑问地拥有G点。

这些类型的性高潮通过手动刺激或曲线型的G点刺激振动器更为常见，因为它们需要更多的压力和正确的角度才能向该区域提供直接刺激。如你所知，如果没有额外的刺激或直接的阴蒂刺激，大多数女性在常规的性交中很难达到高潮。

如果你想在伴侣的帮助下潮吹，他应该尝试找到你的G点（如果确实有的话）。如前所述，它在阴道内部2.5～5厘米的位置，与肚脐在同一侧，再说一次，它与阴道的其他部分感觉有所不同，因为它略带隆起。

获得这种类型性高潮的技巧之一是"推进去"，不要在即将达到高潮时停下来。当然，要在床上铺上很多毛巾，否则不可避免地要为"谁要在湿的地方睡觉？"大战一场。*

为什么你在周期中更性感

多汁、可口、香甜、肉感、美味……不，我不是在说菠萝。我指的是可育质宫颈液，这是著名的分娩教育家希拉·基辛格（Sheila Kitzinger）描述的。当然，大多数女性在接近排卵时会出现滑溜的分泌物。由于感觉潮湿且润滑，因此女性自然而然地将其与性唤起联系起来。但是当你在空气中挥手时，性润滑液往往会在几秒钟内消失。真正可育质宫颈液通常会残留在你的手指上。

除了可育质宫颈液和性润滑液之间的相似性外，还有其他原因导致女性经常感到排卵周期中更性感。排卵期高水平的雌激素可提高许多人的性欲。可能还有阴唇较为饱满，并倾向于打开。同样，这与排卵期激素增加有关。

这些身体上的变化会使女性此时特别性感。不幸的是，对于使用生育觉知法进行自然避孕的女性来说，这种增加的性感某种程度上来说是不合时宜的，因为她们常常觉得自己的生育期也是她们特别想要进行性生活的时候。但是，许多生育觉知法用户将可育期视为创造性做爱期，可以进行其他形式的性爱，她们可以在一周后再次恢复性交。（当然，在可育期也可以使用屏障式避孕工具，但是在此期间你需要格外小心，最好加倍保护。）

为什么在月经周期的某些阶段性交会感到不舒服

你可能在性交时偶尔会感到很痛。或者，你可能会在某些体位中发现不适，尤其是女上位时。请记住，当你的雌激素水平低并且你不在可育期时，尤其是在排卵后，宫颈的位置可能在阴道里略低。在这段时间里，伴侣的阴茎实际上可能在性交时敲打到宫颈。

---

* 这是特别好的建议，因为直到最近，人们才认为这种液体几乎没有尿液。但是近期在《性医学月刊》上的一项研究却相反！Salama，Samuel，等. 女性性行为中"喷出"物的本质和来源，性医学月刊. 2015，12: 661-666.

女上位时你才会感到不适，原因是宫颈在该位置倾向于向下降。这有它的意义，就像检查宫颈最好的位置之一是深蹲，这会把宫颈推到最低点。这并不意味着你永远无法在该体位上享受性爱，但你需要意识到以下事实：处于不育期时，宫颈可能太低而令人不适，你可以相应地调整你的位置。

避孕会如何影响你的性爱

毫无疑问，避孕可能成为许多夫妻关系紧张的根源。因为没有一种方法是完美的，所以总是存在一些缺点，破坏夫妻的亲密关系，而且往往是增加了女性的负担。例如，女人可能会感到不满，因为她得忍受避孕帽带来的尿路感染、药片导致的阴道干涩和性欲减退，那她对性交的接受程度就不如男性。

但是，如果她不必首当其冲地面对不良反应，并且她的伴侣能够参与图表绘制，那么她对性的反应可能会更快。基本上，通过他的行动，他可以显示他对她的身体、她的舒服的尊重程度，以及他想多分担避孕责任。事实是，避孕不应该是卧室中的分歧问题。

> 在我的第一批客户中，有一对迷人的夫妇，艾米和亚历克斯。当我们查看她的图表时，我发现字迹难以辨认。上面写着她那天有痛经什么的，但我无法破译。
>
> 当我问她这是说什么，她抬起眼睛，瞥了几眼，然后转向亚历克斯说："亲爱的，你在这里写了什么？我也看不懂。"事实证明，整个图表都是他写的，即便是她月经周期最私密的细节。

伴侣要如何参与你的图表绘制？
为什么一个敏感的家伙想这么做？

> 男人怕女人。
>
> 男人怕女人来月经。
>
> 男人怕女人的月经。

男人怕女人不来月经。*

人们经常批评男人在避孕方面没有发挥更大作用。但事实是，大多数男人都在给予关心，如果他们知道怎么办的话，可能会更乐于更积极地参与其中。如你所见，生育觉知法提供了办法。大多数人并没有把它看作是工作，反而同意每天一两分钟令人眼前一亮，它可以很有趣而不是琐事。帮助伴侣绘制图表的男性发现，他们在这个过程中发现了很多与他们自己有关的事情。最终，生育觉知法把伴侣紧密结合。

现实情况是，除了避孕套或输精管结扎术外，生育觉知法是最有利于男性参与的避孕方法。请记住，生育觉知法规则是为男女共同完成生育目标而设计的。男性每天都有生育力，而女性每个周期只有几天有生育力。女性可育期的第一阶段反映了男人的生育力（就是精子在可育宫颈液中存活5天的潜力）。第二阶段反映了女性的生育力（也就是说，卵子存活一天的能力，如果有双排卵的话就再加一天）。

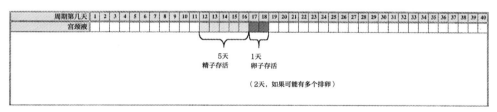

女性的可育期是由精子和卵子的存活能力共同决定的。

简而言之，女人的可育期取决于双方的生育力。确实，正如西雅图的苏珊·波佩玛（Suzanne Poppema）博士在一次NPR采访中雄辩说："我已经教过儿子，他们对每一个离开自己身体的精子都负有责任，直到他们知道精子已经死亡或已经助成了一次怀孕。"

许多了解月经周期的男性对伴侣的生育力长短主要取决于自己的持续生育力感到震惊，因此感到对避孕负有同样责任。通过了解伴侣的月经周期，他们会变得更

---

* 改编自杰克·约克和布莱恩·克鲁格的《不仅仅是放下马桶座圈》。

加理解和合作，因为他们不能再假装无知。值得记住的是，很多意外怀孕是由于两个伴侣之间缺乏沟通造成的。在夫妻生活的重要方面平等地让两个人参与，生育觉知法是一种好方法。

简单地说，生育觉知法鼓励夫妻交流，因为如果双方共同理解，这种方法会更有效。如你所见，男性经常选择进行实际的图表绘制。为了记录女性的生育体征，男性除了需要记录她的体温之外，还要询问周期的方方面面——从她分泌物什么样，到今天是否感到乳房胀痛或沮丧。换句话说，通过记录图表并帮助她解释生育期，他就可以与伴侣在身体和情感上保持亲密的共鸣。其增进亲密关系的潜力是显而易见的。我的一位男性顾客曾开玩笑说："如果你们可以讨论宫颈液，那就可以讨论任何事情！"

性爱进步指南

求偶戏

多项研究最终验证了一个大多数女性多年来的体验。放弃对阴蒂的定位吧——对许多女性来说，伴侣最性感的时刻是找到吸尘器并且好好使用！而且大多数女性可能会承认，经常让她们爱液流淌的是看到伴侣无需请求就自动卸下了洗碗机。这谁知道？

毫无疑问，一个能帮助自己解决日常琐事的男性对女伴更具有性吸引力。因为她筋疲力尽地下班回家，还得做饭、打扫卫生和洗衣服，那也不太可能在床上有什么表现。现在她能放松下来了，因为她知道水槽里没有千层面炖锅等着洗，厨房里更没有"中世纪"遗留下来的一堆溢出的垃圾。

底线是，如果女性觉得被当成无休无止的唠叨鬼，那真是最败"性"的事情了。或者，更糟糕的是，被当成是伴侣唠唠叨叨的老妈。因此，你不应该以为前戏在性交前几分钟在床上搞一下就行了，而应该假设作为性爱前戏的求偶戏是那天晚上发生的一切。

延迟性满足被低估了

尽管人们发现在大多数情况下延迟性满足颇具挑战性，但男性和女性都能获得丰厚回报的方式就是对女人进行挑逗，然后再挑逗。换句话说，这不仅与技术有关。这是建立预期的基础。因此，与其在上床的那一刻寻找抚摸她的阴蒂，不如在白天就开始用充满感情的微妙暗示或性爱短信提前几小时为她热身。一旦躺在床上，要意识到对于许多女性而言，这不仅仅是性交——这是通往这一刻的一天的旅程。

在她完全热身之前，别往下走

如果在她准备好之前，伴侣就急着去摸阴蒂，这就等于在女性的性唤起上踩刹车。对于初学者来说，别让痛苦的挫折成为性生活的全部（嗯，除了偶尔的SM环节，我们还是在另一本书里讲这个吧）。

此外，请记住，即使她变得润滑，对于大多数女性来说，这也仅表明她已经开始被唤起，并不一定表明她已经准备好抚摸阴蒂。确保她准备就绪的最佳方法，如前所述：抚摸她的所有地方来挑逗她，除了阴蒂，直到她乞求你抚摸那个地方。

在自己高潮之前，先让她高潮

什么会扼杀女性通往高潮的能力呢，就是她的伴侣抽身出来，滚到一边，开始打呼，而她甚至还没热身呢。坦白地说，一方面，一旦男性高潮了，他就不太可能还有动力去帮助他的伴侣。另一方面，如果伴侣在她获得高潮之后再完全润滑并准备性交时，她会更欣赏这种交易。或者，如果她更容易自己达到高潮，不妨在性交之前将这作为前戏的一部分。

使用允许更多阴蒂刺激的性爱体位

由于阴蒂位于阴道外，对于大多数女性而言，仅进行性交是远远不够的。当然，如果你的伴侣想在性交中达到性高潮，这才成为问题。许多女性喜欢在性交前先得到一个高潮，因为她们发现在性交时试图达到高潮太难了，既分心又费时，而她们宁愿专注于性交带来的美妙的亲密感。

第二十一章
—————◆————

经前期综合征：你说，这不是我幻想出来的吗

啊，是的。经前期综合征：研究人员和医生都无法理解的常见不适状况。有时看起来经前期综合征有多少症状就有多少理论。"这是孕酮缺乏。""不，这是由于维生素缺乏引起的。""实际上，它与前列腺素有关。""不，这显然是由于神经内分泌失衡。"

实际上，关于经前期综合征是真实存在的这一点，都经历了长期的争论才获胜，而女性会再次感到有些沮丧的是，她们的症状似乎不合逻辑。2012年，一项广泛宣传的研究发现，尤其是女性的经前情绪波动，可能只是反映了她们的……嗯，喜怒无常。好吧，作为一位查看过一两张图表的执业者，我要在这篇简短的概述中，假设经前期综合征是真实的，并且它会以各种方式在身体和情感上影响女性。*

因此，考虑到这一点，什么是经前期综合征？从根本上讲，这是一种反复发作的基础病，可在女性月经周期的黄体期（排卵后）引起各种身体和情绪的不适症状。尽管大多数女性倾向于在月经前期或接近时出现这种情况，但从排卵后任何时候都可以随时发生。它主要影响25岁以上的女性，并且随着年龄的增长而恶化，尤其是对于已生育的女性。症状的发生时间通常在每个女性中都是一致的，因此绘制图表可能会给你解决问题提供建设性的机会。

---

* 为显公平，在此列出，《情绪和月经周期：前瞻性数据研究的回顾》刊登在《性别研究》9（5）（2012）：361-84，其结果在媒体上被广泛误报，表明该研究声称经前期综合征本身不存在，而真正的重点实际上是情绪波动。该研究并未涉及与经前期综合征相关的身体症状。

这些不同的症状

　　据估计，9/10的女性在育龄中至少经历过某种形式的经前期综合征。由于尚不清楚是什么原因引起的，因此，关于最好的治疗方法，存在着不同的理论。如果你受到经前期综合征的不利影响，我建议你探索一下自己的选择，因为可以通过一些实际的方法来缓解许多症状。

　　即使在临床医生之间，症状的分类方式也有所不同。尽管如此，许多人还是根据伊丽莎白·弗利特（Elizabeth Vliet）博士在她的书《被听到的尖叫：女性怀疑的激素关联而医生仍然无视》中所说的"7个经前期综合征症状类型"的某些变体对它们进行分类。如下框所示。

经前期综合征的症状类型*

情绪	抑郁，烦躁，焦虑，愤怒，流泪，恐慌感
行为	冲动性行为，强迫，躁动，嗜睡，动力下降
自主神经系统	心悸，恶心，便秘，眩晕，出汗，震颤，视力模糊，潮热
体液/电解质	水肿，体液增加，乳房丰满，手足肿胀
皮肤	痤疮，头发出油，荨麻疹，皮疹，疱疹和过敏
认知（大脑）	注意力下降，记忆力改变，忘词，思维模糊，头脑不清晰
疼痛	偏头痛，紧张性头痛，背部疼痛，肌肉，关节疼痛，乳房疼痛和颈部僵硬

---

*　此表格摘自弗利特博士的综述性书籍《被听到的尖叫：女性怀疑的激素关联而医生仍然无视》（2001年）。

经前情绪障碍（PMDD）

如果你在黄体期的反应严重到会干扰生活的方方面面，那么你可能患有经前情绪障碍，这是经前期综合征的一种强烈形式。它类似于经前期综合征，但是如果下面的列表中至少有5个症状（包括前4个症状中的1个），你则更有可能患有经前情绪障碍。

- 感到悲伤，绝望或自嘲
- 感到紧张，焦虑或"边缘化"
- 情绪变化明显，并经常流泪
- 持续的烦躁，愤怒和人际冲突加剧
- 对日常活动的兴趣减少，可能发生回避社交关系
- 难以集中精力
- 感到疲劳，嗜睡或精神不振
- 食欲明显变化，可能发生暴饮暴食或渴望某些食物
- 嗜睡或失眠
- 主观感觉不堪重负或失控
- 其他身体症状，例如乳房压痛或肿胀，头痛，关节或肌肉疼痛，腹胀感，体重增加

为了得到正确诊断，你应该是在黄体期经历这些症状，并且通常会在数日后月经开始时得到缓解。然而，如果你在排卵前有这些症状，则很可能没有经前期综合征或经前情绪障碍，因此，需要探索其他可能的情况。

经前期综合征的诊断和绘制图表

诊断经前期综合征最重要的一点是确定症状是否具有周期性。当然，它的复发性是由排卵周期中发生的激素变化引起的。从技术上讲，这意味着从不排卵的女性也不会发生典型的经前期综合征。这包括还未到青春期的女孩以及孕妇或绝经后女性。一般认为服用避孕药的女性也不会发生经前期综合征，因为她们不排卵，但是出于莫名其妙的原因，她们经常会出现症状加重。

在尝试确定你是否患有经前期综合征时，第一步是绘制症状及生育力体征图表。同时记录两者，你可以验证它们是否为周期性，以及哪些因素可能触发它们。大多数患有经前期综合征的妇女会在每个周期中都注意到相同的症状。监视各种症状的最佳方法，是把它们写在主图表底部左侧的窄列里，如下图汉娜的图表所示。

许多女性发现，颜色编码是个极好的方法，让它们在周期中一目了然。不同的问题用相应的颜色表示。例如，如果你感到烦躁，请使用令人烦躁的颜色（荧光绿？）。或者：

抑郁	蓝色
头痛	红色
乳房压痛	粉红色
想吃巧克力	棕色

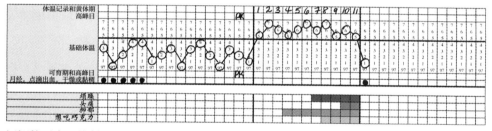

汉娜的图表。绘制经前期综合征体征。汉娜在图表底部用不同的灰度标记了各种经前期综合征体征。这使她能够快速确定其症状是周期性的还是需要医疗介入。

经前期综合征的治疗

一旦确定了你的经前期综合征症状具有周期性，就可以决定要采取怎样的处理措施。许多女性发现，仅仅能够预测症状何时发生，就已经可以帮助她们进行自理。当你意识到沮丧、易怒或头痛，只是说明你过几天要来月经了，就能够减少焦虑的理由。当女性怀疑自己是"疯了"还是患有严重疾病时，症状本身常常会产生不必要的焦虑。图表附带的知识和控制就是管理经前期综合征的第一步。

有许多自助疗法似乎对女性有效，但是如果你症状严重，我鼓励你先进行医学评估，然后再尝试通过饮食变化、维生素或矿物质来治疗自己。严重的经前期综合征（例如使人沮丧的抑郁或惊恐发作）可能表明你有需要激素疗法的潜在问题。

治疗可以从替代性医疗到传统药物治疗，中间还有自助治疗方法。你的目标应该是为你的个人情况找到最佳解决方案。我首先列出了自助治疗方法，因为对于大多数女性来说，自助治疗方法往往是最简单、最容易进行的。

自助治疗方法

自助治疗方法旨在预防经前期综合征整体，而不是纠正症状。当然，你可能并非总是能够成功，在这种情况下，你可能需要服用非处方药。如果你正在绘制周期图表，请随时注意是否有体温升高，因此，你需要特别注意以下建议。

考虑饮食

适当饮食可能是控制经前期综合征症状的最佳方法。几乎所有专家推荐的营养指南都强调均衡饮食，包括全谷类、水果、蔬菜、豆类。而且，正如预期的那样，如果大幅度减少包括大多数含有大量糖、盐和脂肪的食物，经前期综合征症状可以得到大大的缓解。应该避免的物质还有酒精、尼古丁和咖啡因，甚至包括巧克力。当然，治疗方法可能比病情更糟。但是无论如何，你可能要增加复杂碳水化合物的摄入量，同时减少蛋白质的摄入量，并且少食多餐。

你要知道，许多营养学家认为，多种维生素、矿物质和草药对于缓解各种经前期综合征症状大有用处，例如维生素B_6、维生素E、钙、镁和月见草油。最后，许多女性似乎通过使用Optivite P.M.T.补剂，以及其他成分相似的产品而获得了出色的效果。

运动与瑜伽

你似乎无法摆脱锻炼的建议，是吗？你关心的无论是体重减轻、降低胆固醇水平、保持心血管健康状况还是经前期综合征，运动都是多种疾病的绝佳疗法。原因之一是它激活内啡肽的产生，它是人体中的天然兴奋剂。这解释了为什么人们运动后通常感觉很好。让锻炼获益最大的诀窍是，维持一个定期的锻炼计划，每周至少进行3～5次，每次训练大约30分钟。除了进行剧烈运动外，瑜伽对于许多经前期综合征患者来说也是一种很好的缓解方法。传统上，瑜伽的目标是促进平衡与和谐。瑜伽的拥趸会告诉你，在身体、心理、情感和精神各个层面上，瑜伽都是再好不过了。

休息

当然，运动后你必须充分休息以保持最佳健康状态。普遍的看法是，人们每晚应至少睡眠7～8小时。有些人还需要更多睡眠。最终，身体会告诉你什么感觉才是最好的。一些女性发现像早睡这样简单的事情有助于减轻经前期综合征症状。

减轻压力

如今谁不会偶尔感到压力呢？当然，有些压力是不可避免的。无论如何，你可以用尽一切办法来减轻一些生活中的压力，无论是通过按摩、瑜伽、冥想、跳舞或是看电影。无论你做什么，至少要注意，排卵后阶段的压力会加剧经前期综合征症状。

应对情绪

对于许多女性而言，经前期综合征最令人困扰的方面之一就是每个月经周期都有感到失控的时候。好像她们的情绪被夸大了10倍。对于习惯于自视为有爱心和热情的女性而言，这尤其令人沮丧。她们通常会感到自己的愤怒、焦虑或沮丧与她们自身格格不入。但是请记住，现代社会中的女性在社会化的过程中始终保持友善，始终担起看护责任，始终奉献并从不表现出不满。或许，认识经前情绪的一种更好的方法是，认识到现在你终于可以让自己表达压抑的挫败感了。

当然，如果你觉得这段时间的情绪强度使你的人际交往能力削弱，或对你的人际关系有害，那么除了咨询临床医生之外，你还可以从治疗师的帮助中受益。由于治疗师比较客观，因此，他们通常可以帮你弄清问题是否出在激素上。请记住，经前期综合征不会引起情绪激动，但是会放大已经存在的情绪。

非处方药

当前，有许多用于治疗特定经前期综合征症状的非处方药。这些药物包括各种止痛药、抗组胺药和利尿剂，已被证明可有效治疗诸如子宫绞痛、头痛和乳房胀痛等症状。同样，我建议你阅读更全面的经前期综合征书籍的相关部分，或者至少与有经验的药剂师沟通。最后，应该明确的是，虽然泰诺（Tylenol）和阿德维尔（Advil）之类的药物肯定会缓解许多不适，但结合健康饮食和有氧运动的疗法可以更好地减少此类症状。

补充保健

如同第九章讨论了如何用自然疗法平衡激素，传统中药以及自然疗法可能对某些女性有帮助，但你需要咨询经过培训的合格从业人员，才能从整体上诊断，而不仅仅是检查你的症状。有些人通过针灸或指压法获得了成功，这两种方法都认为经前期综合征是由于重要能量，即"气"的不平衡造成的。正骨、反射疗法和芳香疗法也可能会有所帮助。当然，任何情况都需要咨询专业人士以确定它们是否适合你。许多更专业的经前期综合征书籍都详细地讨论了辅助治疗的理论和实践。

共同使用药物和替代疗法

你可能更希望尝试通过上述自然疗法消除经前期综合征。但是，你的症状可能非常严重，有时也希望用药物快速缓解症状。好消息是，自然疗法与医学疗法并不互相排斥。你可以使用药物治疗严重症状，同时改变生活方式以预防未来的经前期综合征症状。最终，你可能会完全戒掉药物，并严格依靠自然疗法来控制症状。

传统医学治疗

你可能有许多想尝试的标准医学疗法。但是，在咨询你的医生之前，先绘制几个周期的症状，这样能帮助医生有效地做出最准确的诊断。

利尿剂

许多医生使用利尿剂，因为部分女性的经前期综合征会由于体液潴留而导致体重增加、水肿和乳房胀痛。但是，一些临床医生认为，首选治疗方法应该是平衡激素并改善饮食，使症状自行减轻。

激素疗法

不幸的是，由于关于经前期综合征主要原因的理论存在冲突，因此所建议的激素疗法也有所不同。那些认为这是由于黄体期雌激素水平低下的人觉得，孕激素含量最低的口服避孕药可以为患有严重经前期综合征的患者提供实质性的缓解，但你现在可能已经知道，最好避免使用药物。那些认为是由于孕酮缺乏的人觉得，在周期的后两周内使用天然孕酮乳膏而不是人工孕酮，可以有效地减轻症状。

如果你喜欢使用更自然的方法，则应尝试咨询熟悉最新孕酮乳膏用法的医生。尽管某些女性可能会面临一些风险，但它们通常使用方便且几乎没有不良反应。孕酮疗法目前已被广泛接受，对许多女性而言具有潜在的巨大益处。

镇静剂、抗抑郁药和情绪稳定剂

如果你有严重的排卵后焦虑、情绪波动或抑郁等问题，医生可能会开任何剂量的镇静剂或抗抑郁药，尤其是5-羟色胺再摄取抑制剂（SSRIs），这些看上去至少可以有所缓解。一些方法通过提高神经递质（如5-羟色胺和去甲肾上腺素）的水平来起作用，这些是大脑中调节人格、情绪、睡眠和食欲的化学物质。

抗前列腺素药物

经前期综合征和经期最痛苦的症状可能是子宫痉挛。我们现在知道它们是由前列腺素失衡引起的，前列腺素是子宫内膜中产生的化学物质，在月经前会增加。幸运的是，有一些有效的药物，例如美林，可以消除痉挛。

经前期综合征、传统医学和长期解决方案

服用任何药物的时候，总会有潜在的不良反应。请记住，虽然药物在消除经前期综合征症状方面非常有用，但只有在你服用这些药物时，它们才有效。由于众所周知经前期综合征会随着年龄的增长而恶化（我们怎么这么幸运呢！），这可能意味着，

症状严重的女性需要长年进行药物或激素疗法。尽管如此，虽然饮食建议和其他自然替代疗法可能会带来一些取舍，但至少你知道还是有很多选择可以缓解痛苦的。

在整个周期中保持理智

身为女性的现实是，经前期综合征对许多人来说是不幸的事实，甚至部分人会陷入虚弱的状况。但是治疗方法是存在的，即使不能完全预防，也确实可以限制其严重性。或许同样重要的是，你也许可以通过绘制图表来确定自己的经前期综合征模式，从而使你能够在其准备到达的前几天内采取预防措施。

提前预警的一个小优势是可以提醒你的伴侣，伴侣可能会对你身体和情绪的变化出现周期性的敏感。适应周期之后，伴侣就能理解原因，比如你可能陷入沮丧，或在经期前对性爱或其他什么事迟钝无反应。他掌握的这些知识不会使经前期综合征消失，但是如果你们俩都对你的周期敏感，就可以最大程度地减少周期对你的影响。

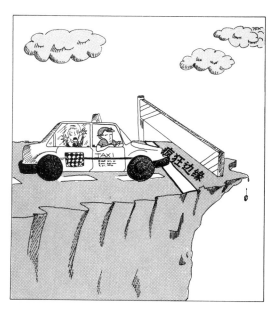

佩琦正驶向疯狂边缘

第二十二章

揭开绝经的神秘面纱

或许通过教育和正确的视角，我们可以期待人们不再将绝经视为危机，甚至不再视为"变化"，而更恰当地将其视为"不过就是个变化"。生活是不断变化的，这就是它的本质和承诺。

——凯瑟琳·麦戈德里克博士，《美国医学妇女协会杂志》前主编

绝经，这个词本身就会唤起女性无数的情感——从恐惧到激动的期待和解脱，无所不包。但是在过去，这个词甚至都不能大声说出来。由于某种原因，这是女性生命中的一个阶段，却无法被礼貌地讨论。以前与绝经有关的许多污名可能与女性的主要角色被定义为母亲有关，因为绝经的确是预示着生殖能力的终结。

幸运的是，情况发生了很大变化。女性的角色已大大扩展，社会不再仅仅根据女性的生育能力来界定女性。如今，许多女性下了决心完全不生育，但她们仍然感到女性化和满足感。

有趣的是，女性的绝经年龄与她母亲的绝经年龄有关。研究表明，如果母亲过早地绝经，她的女儿也可能如此（参见第221页关于卵巢储备的信息）。仅仅知道这一科学事实，就可以帮助女性更好地计划她们是否想要孩子、何时备孕。

不用说，更年期的话题是如此之大，以至于我无法仅用一章就说清楚。我鼓励你在当今出现的许多优秀书籍中进行更全面的阅读。现实情况是，这个主题（更具体地说是激素疗法的相关问题）代表着不断发展的知识体系。因此，需要认真研究才能为你的健康做出最明智的决定。*

---

*　激素疗法的官方名称是激素替代治疗，简称HRT。

绝经究竟是什么

"我以为是女人不再来月经了。"

"女人没卵子了不是吗?"

"我认为是女人达到五十岁左右的时候。"

"这是女人终于可以享受性生活而不必担心怀孕的时候了。"

实际上，以上所有内容都触及了真相的核心，但是我首先要澄清一些术语，在下面的表格中列出。

绝经	从严格的生物学意义上讲，这是指由于卵巢卵泡丧失活动能力而导致的月经永久停止——说"最后的月经期"基本上是说到点子上的
绝经前	在月经周期中，指的是接近绝经的几年，月经周期开始变化。但这也可能意味着女性围绝经期之前的任何时间
围绝经期	指绝经前的这一年到绝经后的第一年。或者，我喜欢称之为"美好时光"
转变期	这是一个过时的术语，表示从育龄到不育状态的过渡。一般持续约5年
生活的改变	这是一个委婉的说法，也过时了，用来指女性在这段过渡时期经历的情感、智力和明显的身体变化
原发性卵巢功能不全	这是一个正确的术语，用于描述40岁之前卵巢功能的丧失
绝经期提前	这个术语现在已经被上面所列的更准确的表达所代替，指的是40岁之前卵巢功能的丧失

简而言之，绝经之路是一个长达10年的连续过程，在这个过程中，一般来说女性的卵巢会逐渐失效，直到它们最终不再对导致排卵的激素做出反应。

但需要注意的是，对于某些女性而言，这一过程可以在40岁之前开始，因此，你可能会发现自己比想象中提前几年经历了以下讨论的一些经典的更年期体征。

出现这种情况的女性，被称为原发性卵巢功能不全（POI），但以前被称为更年期提前，她们通常会接受激素疗法直至50岁左右，因为最严重的症状是雌激素减少导致的诸如骨质疏松症和心脏病等健康问题的风险增加。此外，如果你认为自己出现原发性卵巢功能不全，并且仍然想怀孕，我建议你阅读第251页，看看有什么选择。

当然，绝经是一种独特的个人经历。有些女人无视它，根本没有注意到任何变化。另一些人则艰难得多，常常选择医疗辅助来应对它所带来的挑战。唯一可以确定的说法是绝经就是月经停止的时候，一般女性大约是51岁。

> 有一天，你也可能会将喜悦的接力棒传递给你的女儿或侄女，事情总是如此。我在55岁那年享有了这一特权，当时我哥哥罗伯特的女儿萨布丽娜17岁。当时她和我一起旅行，去探望我的一位好朋友，而在8月27日午夜钟声敲响时，我偷偷打包了一份特别的礼物送给萨布丽娜。正是在那一刻，我的图表告诉我，距我上一次月经已经整整一年了，现在我已经正式度过了更年期。是时候让我来传授卫生棉条的隐喻了。
>
> 因此，当我们两个人咯咯地笑着拥抱时，我高兴地递给她用象征性的红丝带包裹的卫生棉条。让那天晚上变得更加特别的事情是，随着时钟的分针走过午夜时分，我们庆祝了她本人初潮的5周年。

绝经临近的经典体征

判断你是否临近绝经的最明显方法是注意大多数女性在不同程度上都会出现的3个经典体征：

- 月经周期不规律
- 潮热
- 阴道干燥

医疗专业人员将它们称为症状，但是将它们称为体征更有意义。毕竟，"症状"意味着疾病，而绝经只是生活的自然阶段。正如许多女性坚持采用自然方法避孕、怀孕和分娩一样，她们对绝经的医学化提出了质疑。她们希望将其视为生活中健康的一部分，也许不太一样，但拥有独特优势。

盖尔·希（Gail Sheehy）是开创性著作《沉默的通道：更年期》的作者，描述了教育人们关于这一普世过渡的感觉：

> 我环游美国进行演讲，并出现在电视和广播脱口秀节目中时，关于绝经的讨论在每一个城市都不得不从零开始……男性脱口秀主持人的反应有时很可笑。"更年期，"一名克利夫兰男子在午间新闻中吞了口口水，"那是——无能吗？""嗯，不。"我嘀咕道，"……秃顶会和阿尔茨海默病相似吗？"

月经周期不规律

即将绝经的第一个体征是月经周期发生了变化。大约提前7年，约80%的女性会经历某种周期性的变化。通常，女性首先发现随着周期的缩短，她们的月经变得出血更多，更频繁。但最终，伴随着周期的延长和零星排卵，她们的周期开始变得出血量少，频率越来越低。后一种的变化归因于雌激素水平的不断下降。

如果你发现自己的月经出血变得异常得多，则可能需要重新考虑一些实用的技巧。每当你流血时，请尽量避免过热的淋浴和浴缸。此外，你应在整个周期中避免饮酒和服用阿司匹林，因为它们都会抑制血液凝结。但是，你可以做的更好的事情就是保持稳定而有强度的运动，这将有助于调节激素失衡，避免引起大量出血。

当然，不规则出血或大量出血可能是多种医学疾病的症状，包括盆腔感染甚至子宫肌瘤，随着女性年龄的增长，这是相当普遍的现象。因此，在这段时间内继续绘制图表并将任何明显的异常报告给临床医生，这样特别有用。

潮热

你可能是幸运的少数几位、能够顺利度过更年期而没有任何不适的人之一。但是，不幸的是，绝大部分女性在更年期都会出现一次或多次潮热。它们可能在你周期仍然正常的时候就开始了，并且通常持续到你最后一次月经后的大约两年。在某些女性当中，它们可能会持续数年。不愉快的体验可能持续几秒钟到几分钟。它们可能每周发生一次，甚至每小时发生一次！

你可能会感到潮热，无非就是在宴会上说错话时的感觉，那种脸上或上半身传来的熟悉的温暖感。但是，你也可能会感到汗水伴随着寒战而浑身湿透。在极少数极端强度的情况下，它们甚至可能伴随心悸和窒息感而发生。许多女性形容自己会提前感觉到一种"氛围"，确定她们即将出现潮热。有些人甚至提前几秒钟感到焦虑、紧张、头晕、恶心或手指刺痛。

研究人员认为，潮热是由下丘脑的变化引起的。下丘脑是大脑的主要腺体，控制着包括体温和周期性生育激素等很多方面。这些变化是雌激素水平下降的结果，具有讽刺意味的是，这触发了人体开启错误的激素冷却器。因此，从本质上讲，潮热反映出人体自然恒温器的不适当地降低。

玛辛的易怒之路

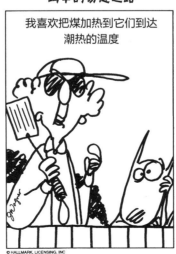

我喜欢把煤加热到它们到达潮热的温度

© HALLMARK, LICENSING, INC

这个过渡可能会经历数年，而你有几种实用的办法来使生活略轻松一些。你应该试试穿棉质的衣服，这种纤维比较透气，或者运动服中常见的吸湿排汗纤维，关键是要保持凉爽。在市场上最令人兴奋的产品中，有无数的新产品可让你一次保持长达几个小时的舒适度（例如，可以戴在脖子或额头上的凉感头巾）。显然，最好能避开炎热天气，或者至少要不断有冷水可用。

不管采取什么方法，都还是要进行足够的剧烈运动并保持均衡饮食，包括大量新鲜水果和蔬菜。许多女性在饮食中加入大豆制品后感到安慰。大豆是模拟雌激素的天然植物化合物。但是，你要警惕围绕它存在一些炒作。你可能要把它限制在每周几次，因为它会阻止必需的营养的吸收。能减少缺点的理想的形式包括豆腐、丹贝（印尼豆豉）和味噌。（当然，如果你像我同事一样，你也可能会喊："豆腐？好吧！我宁愿潮热！"）

最常见的针对潮热的处方药是激素疗法。通过替代已降至如此低水平的雌激素，激素疗法几乎可以100%有效地消除潮热。但是，如第311页所述，激素疗法是有争议的，并非毫无不良反应或潜在的严重风险。

最后，许多绘制图表的女性可能会发现自己潮热的模式。记录下来可以让你为它们重复出现时做好心理准备，从而帮助你更好地控制潮热。

阴道干燥

绝经最常经历却最少讨论的影响之一是阴道干燥，这也是由于雌激素水平逐渐下降导致。女性通常觉得尴尬而不去谈论这一点，觉得这一定是自己独有的问题。但是，实际上，大多数女性发现，随着更年期的临近，她们的阴道需要更长的时间进行性润滑。有些人甚至可能对以前令人愉悦的刺激方式感到恼火。

绝经肯定会导致阴道干燥，但你可以尝试一些实用的方法来保持阴道润滑，包括花更多时间进行前戏和使用水基润滑剂。如果你仍然发现阴道干燥导致性交不适甚至疼痛，你可能需要尝试雌激素乳霜疗法。通常应在1~2个星期内缓解阴道干燥或疼痛。通常更多建议使用乳霜而不是药片，因为乳霜没有口服药物那么多的健康风险。但是，请注意，许多临床医生认为，每次使用雌激素时，都应用孕激素保持平衡。

混淆周期不规律与怀孕

请记住，除非你绘制周期图，否则绝经可能会让你误以为自己怀孕了。这是因为你似乎跳过了几个周期（而你现在知道了，只是周期变长了）。实际上，"周期丢失"在过渡期间可能是正常的，尽管它也可能是怀孕的迹象。如果你在绘制图表，则可以通过两种方法来区分两者之间的区别。

- 如果你连续超过18天处于基准线以上的高体温，可能是怀孕了，特别是如果你还出现了乳房胀痛和恶心的情况（不过，你还是需要与医生确认。由于垂体激素的波动，绝经前用家用妊娠检测试剂并不可靠。）

- 如果你的体温模式持续显示低体温，或排卵延迟表明你只是周期很长，你可能没有怀孕。如果你出现潮热和阴道干燥，则这些周期会变得越来越长

关于绝经和排卵检测盒的只言片语

要检测你是否仍在排卵，一种诱人的检测方法是使用众多排卵检测盒之一来进行。但是你要知道，如果你确实接近绝经，这些检测盒可能特别不可靠。原因是绝经前女性的促黄体素水平过高，并不一定会触发排卵。

此外，使用检测盒检测绝经是不切实际的，因为女性在这段时间内可能会稀疏排卵，以至于几乎不可能确定何时使用它们。由于它们的耗材通常只够用5天或9天，而且一盒的价格从20美元到50美元不等，甚至更多，因此，你颇要花一笔钱才能验证自己是否还在排卵。绘制图表更便宜，更容易，并且更准确。

激素疗法

如今，并不是疯狂的激素失调令绝经后女性发疯，而是疯狂的医学辩论。3000万～4000万名美国女性希望获得有关雌激素的确切答案，但相反，她们得到的是每日赔率。

——埃伦·古德曼

　　医学上很少有问题像激素疗法那样引起这么多的混乱和矛盾。更年期女性是否应该服用人造激素？生物标识学是一条可行之路吗？辩论通常非常激烈，最终没有定论。最重要的是，没有理想的答案。每位女性的情况都是独特的，必须与自己的医生进行深思熟虑的讨论。

　　关于激素疗法的部分争议源于20世纪30年代首次为激素疗法开出处方时，当时对其潜在的长期影响知之甚少。直到数年后才发现，当时实行的雌激素疗法会增加女性患子宫癌和乳腺癌的风险。研究表明，20世纪70年代服用雌激素的女性相比未服用的女性，患子宫内膜癌的风险提高了好几倍。

　　制药公司和许多医生强调，如今的情况已经大不相同。他们列举了开激素疗法新模型处方的几个原因，比如现代疗法含有较低剂量的雌激素，并与合成孕酮结合以平衡雌激素的负面影响。但是，乳腺癌、中风和心脏病发作的风险仍然可能略有增加。

　　如今，最常用的雌激素之一是倍美力。它被称为结合雌激素，被认为是最天然的雌激素。它是从哪里提取的？当然，怀孕母马的尿液！*

简要介绍生物同源性

　　显然，在激素疗法的背景下，"天然"一词现在与生物同质性激素联系最密切，可惜的是，与通常的激素疗法一样，这是一个充满争议和困惑的领域。到底天然是什么呢？定义各有不同（当然！），尽管内分泌学会说它们是"与人体产生的激素具有完全相同的化学和分子结构的化合物"。但是，与你体内真正的雌激素和孕酮不同，它们通常来自大豆和野生山药等，并且通常在复合药房生产。

　　由药房生产的产品未经美国食品药品监督管理局批准或监管，但是某些制药公司正在生产新一代美国食品药品监督管理局批准的生物标志物。许多临床医生建议使用监管药物，因为你至少可以确保它们免受杂质侵扰，而且成分会在标签上注明。

---

*　实际上，倍美力的英文名字premarin意思就是怀孕（pre）母马（mar）尿液（in）。无论如何，使用"天然"和"合成"这样的词可能会产生误导。女性并不会产生像倍美力这样的"天然"物质，而实验室中产生的某些"合成"激素，例如17-β雌二醇，与人体中发现的雌激素化合物具有生物同源性。

无论这些物质的配方如何，很明显，数以百万计的女性已被生物同源性制剂的概念所吸引，因为她们只希望从更年期症状中得到缓解，而又不想要传统激素疗法通常会有的必要风险和不良反应。然而，尽管有这些最热心的支持者，但证据却参差不齐，目前还不清楚生物制剂是否真的比合成激素更安全。

确定适合你的东西

尽管大多数女性主要是根据更年期症状的严重程度来决定是否接受激素疗法，但你还应该对一些更细微的因素保持敏感，这些因素可能会在你自己的特殊情况中占重要位置。实际上，应该与有见识的医生讨论骨质流失、糖耐量下降或胆固醇升高的前景，还有其他因素如家庭病史。无论如何，如果你最终选择使用激素疗法，则应记住每个女性的身体和医疗状况都不相同，所服用的激素的量和类型应取决于你自己特定的健康需求。

激素疗法无法解决的问题

更年期女性通常会以激素疗法作为解决各种问题的灵丹妙药。事实是，有一些特定问题是激素疗法无法阻止的，包括抑郁、皮肤皱纹和体重增加。恐怕这是真的，随着年龄的增长，你的新陈代谢确实会减慢。但是激素疗法也确实可以治疗引起的焦虑症状，从而使你感觉更好。

激素疗法可以治疗什么

毫无疑问，激素疗法可以缓解潮热和阴道干燥。它还有助于保持阴道的酸度，避免感染。而且，更重要的是，大多数研究人员同意激素疗法可以帮助预防骨质疏松症。尽管如此，应该明确的是，仅当你服用激素时，激素疗法才能帮助解决这些特定问题。一旦中止，问题通常会再次出现。潮热尤其如此。你还要记住，激素不会使骨密度恢复到绝经前的水平。只有你继续治疗，它才可以防止骨质疏松。

激素疗法的风险

尽管添加了孕激素以拮抗雌激素的不利影响，激素疗法还是可能会增加某些女性罹患心脏病、脑卒中、血栓和乳腺癌的风险。对于那些已经具有较高风险的人来说，包括有相关疾病家族史的、患有糖尿病或严重超重的女性，最有可能增加风险。最后，已经绝经的老年女性也被认为处于显著升高的风险中。

但是，许多临床医生仍然认为，无论是合成的还是生物同源的激素疗法，对于处于严重更年期症状的女性，只要她们仍处于绝经前，没有明显的危险因素，并且给予正确剂量和混合雌孕激素的处方，就可以发挥重要作用。

不良反应

除了可能增加的医疗风险外，激素疗法还会有令人讨厌的不良反应。其中较常见的是恶心（尤其是服用大剂量雌激素时）、体液潴留和子宫肌瘤增大。有些人仍会继续出现周期性阴道出血，尽管通常比典型的月经时间短、出血少。

平衡数据

激素疗法的现实是，需要平衡潜在的严重问题和一些非常现实及实质性的好处，每位女性都要判断针对自己的个人情况时，利弊如何平衡。如果你正在考虑激素疗法，则肯定需要咨询在这个领域里经验丰富的临床医生。这显然是一个重要而又复杂的主题，我鼓励你与时俱进。有许多因素需要考虑，但是最终，只要你充分了解，就可以做出理智的决定。

绝经和性爱

绝经并不意味着女性的性生活即将结束！虽然它确实会引起阴道干燥，但它最终使女性摆脱了怀孕的恐惧。产生的解放感可能足以弥补为获得性润滑而付出的额外努力。实际上，许多女性发现不再需要担心怀孕或月经时，性生活就会得到改善。

睾酮和女性——你知道吗

尽管我们通常认为睾酮仅是一种男性独有的激素，但事实是，女性从青春期开始会分泌少量的睾酮。的确，男性的产量大约是女性的20倍，但女性的小产量却对她们的大部分健康生活至关重要。但是，不幸的是，随着年龄的增长，尤其是临近绝经，她们的睾酮水平可能下降太多，以至于引起皮肤干燥、头发变脆，以及一些真正令人不安的症状，包括以下内容。

- 性欲和敏感性
- 生命力或幸福感
- 精神敏锐
- 肌张力
- 阴毛
- 骨骼中的钙，可能导致骨质疏松
- 膀胱和骨盆的肌肉张力，导致尿失禁

在过去的几年中，补充睾酮已成为围绝经期及绝经后女性越来越流行的治疗方法。还有其他一些睾酮缺乏的女性可以从这种补充中受益，包括接受了子宫切除术（即使卵巢还在原位保留）的女性，接受了化疗导致卵巢功能丧失的女性，以及绝经早于平均年龄51岁的人。

睾酮治疗上述大多数症状的证据好坏参半，但在缺乏性欲和性冲动方面，它确实有令人鼓舞的效果。不过，无论如何，如果你正在考虑补充睾酮，则需要寻找一位熟悉这种疗法的临床医生，至少你服用适当的剂量至关重要。

更年期如何用生育觉知法进行避孕

一些医生会警告你，当你开始出现更年期症状时，不要使用自然的避孕方法，因为这段时间周期不规律，但是这一建议显示出对生育觉知法工作原理的误解。是的，的确如此，对于40多岁的女性来说，周期往往会变得更加稀疏，但生育觉知法的关键是要观察每天可能存在的可孕状况，因此周期一致性几乎无关紧要。

具有相关性的是，许多绝经前女性可能会在不断延长的时间段内出现可育宫颈液模式（例如日复一日地排卵前黏稠）。这是生育觉知法在更年期的潜在挫败，也是矛盾之处，因为该方法原则上告诉女性，她的可孕日超过以往任何时候，但事实是，随着年龄的增长，她可能的生育力正在迅速下降。

事实是，在更年期使用生育觉知法可能会令人困惑，但是，根据你自己的特定周期，它可能比以往更容易。实际上，你也可能一次几个月始终是干燥不孕的。无论如何，使用生育觉知法都会为你的身体运作提供一个令人惊叹的窗口，了解你的身体在"经历另一个变化"。

如何确定你是否临近绝经

更年期使用生育觉知法可能需要进行一些调整，但是在使用特殊指南之前，你显然需要确定你实际上有多接近绝经。一种方法，如前所述，过渡时间到来时，你极有可能处于40多岁，通常还会有明显的症状来提醒你。众所周知，绝经前过渡期最明显的征兆是月经周期不规律、潮热和阴道干燥。

确定绝经还有多久的另一种方法是，确定你怀孕机会的终极检测——也就是第148页中讨论的窦卵泡计数。其目的是预测女性卵巢中还剩下多少卵子（即卵巢储备），无论你是否还要怀孕，收集到的信息都是有用的。

在临近绝经时绘制你的生育体征

如果你决定为了避孕绘制周期图表，请打起精神！你仍然可以行之有效地使用该方法，虽然在这一阶段可能有点儿挑战。无论你选择哪种方式，绘制图表都会反映出你的激素变化，让你对自己看似不可预测的身体有控制感。

绘制绝经前图表时，请注意你典型的生育模式会有重大变化。当你的身体为停止排卵周期做准备时，你的每个生育体征都会反映出新的激素波动。

基础温度

生育能力下降最明显的反映之一就是基础体温。不再像以前那样看到每个周期的体温升高，你会看到新的变化。最初，你可能会注意到月经周期变得越来越短，越来越频繁，因此，体温升高比平常出现得更快。此外，你可能会注意到排卵后体温降低了，这反映出黄体期比以前短。

最终，你会注意到出现越来越多的无排卵周期，在这些周期中，你的体温始终保持较低水平，这表明你没有排卵。当你接近更年期时，体温模式的所有这些变化绝对是正常的，仅仅是提醒你，绘制图表可以帮助你了解身体发生了什么。

> 我自己达到绝经年龄时是50岁，当时我去参加例行的年度体检。当医生问我月经周期是否正常时，我回答是的，但事实上当时我已经出现了数次很短的周期，平均只有18～22天。当然，如果我想受孕，那将是个问题，但我并没有这个打算。她仍然表示关注，指出我应该进行子宫内膜活检以确定是什么原因导致了那些"功能性出血"。
>
> 要不是因为我有闪亮的图表（毕竟，这是我的第322个周期！），我本该接受一个完全不必要的检查。但是我能够向她保证，不仅我的周期正常，而且在正常的黄体期中我仍然有绝对明显的体温升高。这就是她所需要的全部信息——出血确实是由于排卵引起的，而不是其他需要担忧的状况或疾病。

宫颈液

随着卵巢卵泡数量的减少，你将停止频繁排卵。因此，你产生的雌激素将逐渐减少，这反过来会减少你所拥有的可育质宫颈液的量。例如，如果你以前每个周期有3天的蛋清状宫颈液，那么现在可能只有1天。但是，如果没有排卵，也不会出现孕酮来迅速使宫颈液变干燥，因此，可能很难确定你的高峰日。

你通常的宫颈液可孕模式可能会变为更多天的干燥、黏稠甚至水性分泌物，而没有任何可孕特征，例如分泌物可拉伸、透明或润滑。你的阴道感觉也可能持续变干燥或黏稠。你的身体仍会进行零星的排卵尝试，因此，你可能会遇到散发的宫颈湿润斑块。

宫颈位置

在混乱的无排卵阶段观察宫颈可能会特别有帮助。你可能会注意到，随着绝经的临近，你的宫颈通常会变得更加坚硬，闭合且低下，这证实了不孕的时间更长，并且明晰了宫颈液或体温模式可能带来的歧义。

次要生育体征

除了你在3个主要生育体征中看到的明显变化之外，你也可能会在次要生育体征中看到变化。你甚至可能会第一次注意到某些生育体征，如下所述。

月经中期点滴出血

如果你以前从未经历过月经中期的排卵期点滴出血，你可能会惊讶于现在开始出现这种情况了。它的出现是由于以下事实：排卵期点滴出血在长周期中往往更为常见，而绝经前周期的标志之一就是其长度越来越长。

经间痛

如果你习惯于排卵时出现周期中期痛，你可能会发现现在痛得没那么频繁了，因为你也没那么频繁排卵了。

乳房胀痛

无排卵周期的好处之一是你不再会经历正常周期的排卵后乳房胀痛。这是因为没有孕激素释放引起不适。

临近绝经的避孕原则

一旦确定你确实出现了更年期体征，使用生育觉知法将非常简单：你应该遵循第十一章中讨论的生育觉知法所有用于避孕的标准原则，但不要依赖前5天原则。

这意味着实际操作非常简单。像往常一样绘制周期图表，但不再假定周期的前5天是不孕期。原因是你在绝经前周期中受到激素波动的影响，这可能会导致排卵大大提前。同样，我们也要处理不同程度的风险。尽管几乎没有数据可以引用，但是一个周期的前3天很可能与你出现潮热之前的周期前5天一样安全。保险起见，你应该假设自己一直处于可孕状态，直到你可以确认一个干燥日，而你知道在出血时就无法检测了。

"难"周期，"简单"周期

随着绝经的临近，你可能会发现几个月都没有任何干燥日。取而代之的是，你可能会有连续和延长的排卵前模式的黏稠日，可能散布着湿宫颈液的斑块。日复一日宫颈液的不变模式被称为基础不孕模式（BIP），在绝经前女性中非常普遍。在这种情况下，你需要使用基础不孕模式规则。与标准生育觉知法规则相比，具有黏稠基础不孕模式的女性不孕天数要多得多。但是，基础不孕模式规则公认更难遵循，正如你在这儿读到的那样，它们对绝经前女性的怀孕风险较高。

可以理解，你可能会认为不值得费劲去应用它们。但是，在你做任何决定之前，我鼓励你继续进行几个月的图表绘制。你的生殖系统经历了生物焦虑的痛楚，但你会获得令人着迷的记录，几乎可以肯定的是，你的周期将越来越长且越来越干燥，这使得生育觉知法比以往任何时候都更容易，如下面桑迪的图表所示。

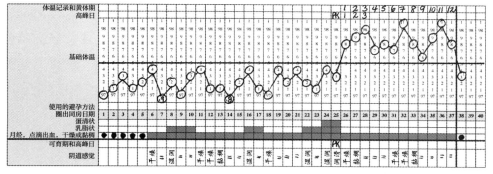

桑迪的第一张图表。具有挑战性的绝经前基础不孕模式。桑迪不幸地出现绝经前基础不孕模式，日复一日的黏稠宫颈液，间断出现湿的斑块。

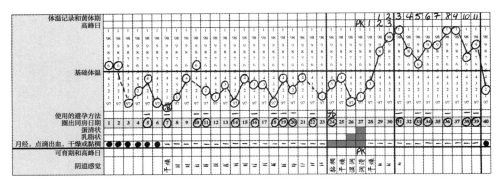

桑迪的第二张图表。简单的绝经前基础不孕模式。之后，桑迪的基础不孕模式变成日复一日的干燥宫颈液。像这样的图表，用生育觉知法进行避孕就简单多了。

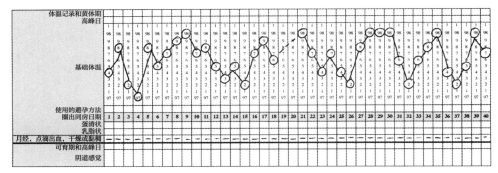

桑迪的第三张图表。最简单的绝经前模式。桑迪完全停止排卵，证据是持续干燥，没有体温升高。

该说的都说了，每对夫妇都必须决定什么是最适合他们的。你可能会认为为更简单的周期等待是不值得的。在这种情况下，你可能需要考虑使用更为永久性的避孕方法。就我个人而言，我觉得伴侣进行输精管结扎术是比输卵管结扎术更好的选择，因为这是一种更便宜、更小侵入性、更少并发症的方法。但是，无论你选择哪种方式，请记住，你在最后一个月经周期之后的整整一年内都还是有生育力的。

在更年期保持理智

最后，度过更年期的难易程度将在很大程度上取决于你在这段时间里的期望值。尽管各种更年期体征可能会令人讨厌，但肯定不必留下创伤。我们提供了合理的解决方案，因此请保持幽默感，并知道你不孤单。

　　绘制周期图表将为你提供一个难得的机会，在奇妙的转型期观察自己的身体。因为这个时期可能从不到3周到3个月或更久，你将始终处于体内激素动荡的顶峰。在你40多岁或刚过50岁的一天里，整个夏天都没有月经。你可能吓朋友一跳，你可以告诉她，你知道自己从下周开始至少还有一个周期。"你怎么这么确定?"她会问。你会说："我知道，因为我的图表是这么说的。"

第二十三章

掌握身体知识，提升自我肯定

> 一旦我们足够成熟可以获得教育，大多数人通往自我肯定的第一步不
> 是如何学习，而是不去学习。
>
> ——匿名

不利的宫颈黏液

宫颈功能不全

骨盆空间不足

老年孕妇

习惯性流产者

嗯……让我们看看：不利、不全、不足、衰老、流产。这画面有什么不好？遗憾的是，上面的清单仅描述了患有相当普遍的女性问题，例如不可育质宫颈液、宫颈功能弱、骨盆狭窄、35岁后怀孕，以及容易流产。

如果你想看看还有什么笑话，可以在tcoyf.com上查看当今仍在女性健康中使用的可疑医学术语的完整列表。你可能会认为这类用词不会影响自尊，因为大多数女性甚至都不知道这些术语记录在她们的病历里。但实际上，许多人是由好心的临床医生告知她们具有上述病症的，而医生们似乎没有意识到这些术语的冒犯性。这些术语反映了一种过时的医疗系统，该系统通常对女性漠不关心，与她们的需求脱节。

与其用上面的词汇来标识，不如想象一个完全不同的场景。想象在成长过程中，有人一直对你说，身体是一种生物美的奇迹，它将在每个周期内都会有惊人的

变化。你可以将健康的宫颈分泌物看作是体内激素系统发挥作用的反映，而不是认为你自己一直在产生具有传染性的分泌物。想象一下你去看医生，感到博学而不是脆弱。而且，你不必屈服于那些通过暗示女性肮脏来削弱自信心的广告，完全可以不用理会它们，你要知道只需要用肥皂和水沐浴就能让你保持干净和女性化。

如果青少年在来潮的第一天之前就获得了有关其周期和生育能力的实用知识，会怎么样？这不仅可以提高她们的自信心，还可以让她们有能力分辨医学问题和正常的生理现象，从而使她们避免了青春期带来的恐惧和困惑。尽管不应将生育觉知法推广为青少年的节育方法，但事实是，它提供的实践知识可以减少某个年龄组的意外怀孕。不幸的是，该年龄段的人们仍然认为第一次不会怀孕。

想象一下，能够利用身体自身的生育力体征向你提供一种完全自然、安全、有效的避孕方法，从而促进你与伴侣之间的共同责任和沟通。或想象一下，如何很好地了解自己的激素交响曲，以至于你可以瞄准想要怀孕的那一天。

万一你或你的伴侣确实有生育问题，请想象一下真正有见地的参与者之间的对话。想象一下，你、你的伴侣和你的医生通过你的图表找到创伤性最小的策略，而不会一开始就决定体外受精是你的首个及唯一的解决方案。是的，依然可能是体外受精，但是至少你会明白为什么。

用一个更平平无奇的说法，以全新的视角体验经前期综合征，完全了解你为什么周期性地出现这些症状，这不是很好吗？知道你可以采取一些步骤来减轻各种痛苦和不适，这总是有帮助的，尤其是你还可以根据可方便预测的模式、采取先发制人的步骤。在这种情况下，你的生育力图表可以作为生物医学数据库，也许可以帮助你避免在月经到来前3天那种特别不适的水肿感。

而最终来认识绝经是什么——这是女性生活中不可避免的自然过渡期。如果女性真的能学会在通往最后一次月经周期的之前几年该抱有怎样的期待，那么她们肯定不会对所有新变化感到如此困惑和迷惘。实际上，40多岁的女性在激素上与13岁的孩子是相似的。她们的身体可能制造出好莱坞神话级别的生物等效物，但是，就像她们青春期的女儿一样，当她们进入这一漫长而有趣的旅程的最后阶段时，这些女性可以消除困惑，并控制住自己。

有句谚语如实且适用：

知识就是力量。

不幸的是，人们通常想知道的很多东西都被锁定在无法访问的政府、公司和学术机构的数据库中。但是，还有大量非常实用的信息，它们在许多方面都可以用来定义你的女性身份，并且是你随时可以获取的知识。是的，每天确实需要花费几分钟，但它不需要特定的连接工作，甚至也不需要电脑。生育觉知法当然不是高科技。但是对于所有育龄的人来说，它提供的教育可以揭示你对自己的整个世界可能知之甚少。

附录

附录A

月经问题疑难解答

　　开始绘制图表后，你可能会遇到很多需要说明或指导的情况。下面是根据我十几年实践经验，总结出来的最有可能出现的问题列表。它们按照症状或生育体征以及在周期中发生的时间归类。

　　我希望这些内容可以解决你可能面临的问题。*此外，我鼓励你要么去上课，要么咨询一位认证的生育觉知咨询师。

按症状或生育体征分类

出血

月经前点滴出血（黄体期末）·······································329

月经量极少或极多···329

月经末有深棕色或黑色点滴出血·································331

异常出血···331

周期中点滴出血···332

排卵后一周到预期月经前之间任何时候点滴出血（植入性出血）·······333

同房后点滴出血···353

---

* 本附录中讨论的许多问题都有潜在的解决办法，我鼓励你们去玛丽莲·莎侬的《生育力、周期和营养》（*Fertility, Cycles, and Nutrition*）一书中进行探索。

宫颈液

日复一日持续性黏稠宫颈液（基础不孕模式）·················· 334

日复一日持续性湿性宫颈液 ······························· 334

缺乏蛋清状宫颈液或只有水性的 ························· 336

长周期中散布湿性宫颈液斑块 ··························· 337

排卵后出现湿性宫颈液 ································· 338

月经前有湿润感觉或蛋清状宫颈液 ······················ 339

感染掩盖了宫颈液 ···································· 339

宫颈口有湿性宫颈液但阴道口没有 ······················ 340

基础体温

月经期间高体温 ······································ 341

整个周期的基础体温高于或低于平均水平 ·················· 342

模棱两可的体温升高 ·································· 343

体温升高前先下降 ···································· 344

排卵后温度低于基准线 ································· 345

月经开始前一天体温下降 ······························ 345

在基准线上方的高体温少于10天 ························· 346

排卵后出现18天或更多天数的高体温 ····················· 348

排卵后出现两次高体温（三相体温模式）··················· 349

在18天连续高体温或妊娠试验阳性后体温下降 ················ 349

无法画出基准线的体温

有些女性的体温升高有时会让基准线很难画，附录G说明了以下几点：

没有体温升高 ···························· 380

体温偏离 ······························· 381

体温不稳定 ····························· 382

体温升高势头弱，第3天体温没有高于基准线0.3℉ ···· 383

体温每次升高0.1℉（慢升模式）·············· 384

体温急速升高（阶梯型模式）················ 386

体温升高第2天后下降（回退模式）··········· 387

发热 ·································· 387

宫颈

找不到宫颈 ···························· 350

宫颈从不完全闭合 ······················· 351

宫颈表面有凹凸 ························· 351

同房时疼痛或刺痛 ······················ 352

按周期中发生的时间分类

在月经期内

月经量极少或极多 ······················ 329

月经末有深棕色或黑色点滴出血 ············· 331

月经期间高体温 ························· 341

在月经中期

周期中点滴出血···332

没有体温升高···380

模棱两可的体温升高···343

体温升高前先下降···344

体温每次升高0.1℉（慢升模式）···384

体温急速升高（阶梯型模式）···386

体温升高第2天后下降（回退模式）···387

缺乏蛋清状宫颈液或只有水性的···336

找不到宫颈···350

排卵后（黄体期）

月经前点滴出血（黄体期末）···329

排卵后一周到预期月经前之间任何时候点滴出血（植入性出血）···············333

排卵后温度低于基准线···345

在基准线上方的高体温少于10天 ···346

排卵后出现18天或更多天数的高体温 ···348

排卵后出现两次高体温（三相体温模式）···349

排卵后出现湿性宫颈液···338

下次月经来临前

月经前点滴出血（黄体期末）···329

排卵后一周到预期月经前之间任何时候点滴出血（植入性出血）···············333

月经开始前一天体温下降···345

月经前有湿润感觉或蛋清状宫颈液···339

月经周期中的任意时间

出血

异常出血··331

排卵后一周到预期月经前之间任何时候点滴出血（植入性出血）··············333

同房后点滴出血··353

基础体温

体温不稳定··382

体温偏离··381

整个周期的基础体温高于或低于平均水平··342

发热···387

宫颈液

日复一日持续性黏稠宫颈液（基础不孕模式）······································334

日复一日持续性湿性宫颈液··334

缺乏蛋清状宫颈液或只有水性的···336

长周期中散布湿性宫颈液斑块··337

感染掩盖了宫颈液··339

宫颈口有湿性宫颈液但阴道口没有···340

宫颈

宫颈从不完全闭合··351

宫颈表面有凹凸··351

同房

同房时疼痛或刺痛··352

同房后点滴出血··353

月经前点滴出血（黄体期末）

月经前点滴出血，伴随体温升高，然后才有体温下降并流血的现象，通常说明你排卵状况不佳，导致了孕酮降低或黄体功能不足。主要原因是由于黄体过早分解，进而导致的子宫内膜提前脱落。无论如何，经期的第一天应该是真正红色经血流出。

如果在体温升高的第10天反复出现点滴出血，或者它持续了3天甚至更长的时间，你应该考虑去看看医生，排除包括甲状腺疾病、子宫肌瘤、子宫内膜异位症和子宫内膜息肉等的疾病。如果这些情况都不存在，可以用第九章中讨论的一些自然疗法来解决它。

对于那些想要怀孕的人来说，如果自然疗法不起作用，就需要进一步的医学干预，因为至少10天的黄体期才能让卵子着床。最常见的医学治疗方法之一是用克罗米芬确保最佳排卵。你可以在第十四章了解到更多关于黄体功能不足的内容。

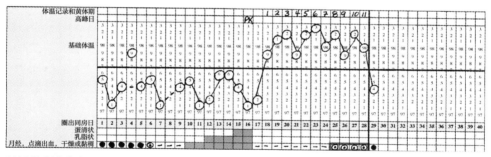

月经前点滴出血

月经量极少或极多

出血过多或过少可能是无排卵周期的结果，也就是说，这个周期没有卵子排出（在周期长且不规则的女性以及更年期女性中，这种类型的出血尤为常见）。你可以通过出血前12~16天是否有体温升高或高峰日来判断你是否排卵。如果没有，可以肯定你经历的是一个无排卵周期。

准确地说，这不是一个真正的月经期，因为它没有排卵。但是，为了有一个参考点，仍然可以认为它是新周期的第一天。不管你是用生育觉知法来避孕还是怀孕，都有必要区分无排卵性出血和排卵性点滴出血。如果想要怀孕，出现以下任何一种情况，都最好去看医生。

- 持续的月经出血过多，可能是由于子宫肌瘤或子宫内膜异位症等
- 经前点滴出血超过3天或经后点滴出血超过5天，可能是黄体功能不足
- 月经出血过少，可能是由于子宫内膜厚度不足

你可以看到无排卵性出血和排卵性点滴出血在纸面记录上看起来很不一样，就像下面佩琪和戴茜的图表。

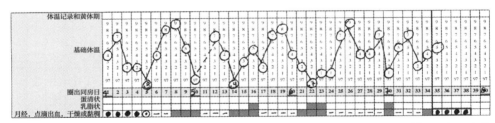

无排卵性出血。 请注意佩琪在这个周期中，始终有宫颈液斑块，这是她身体试图排卵，但没有体温升高表示她并没有排卵，所以在如此长的周期后的"经期"实际上是无排卵性出血。因此，第35天，她在一张新的图表上重新开始计算新的一个周期。

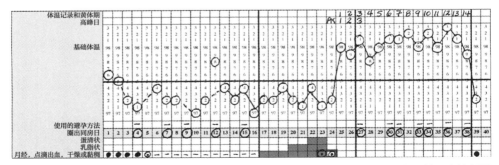

月经中期（排卵期）点滴出血。 戴茜有较长的周期与月经中排卵期点滴出血。如果她没有绘制图表，她可能会认为周期长度是22天，并且只有非常短暂的两天"周期"，出血很少。

月经末有深棕色或黑色点滴出血

其原因可能是子宫内膜在上一个周期的黄体期中缺乏足够的激素支持，或是患有子宫内膜炎，这是子宫内膜细胞的感染或炎症。如果持续超过两天，请参阅第277页了解其他可能的原因。

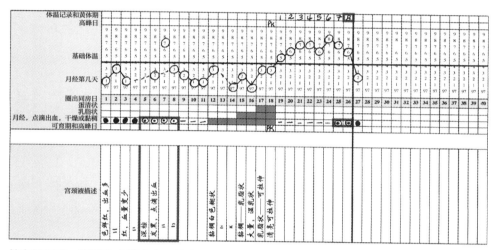

林赛的图表。深棕色点滴出血。林赛经期后往往会有几天的深棕色或发黑的点滴出血，此外黄体期短，也有几天点滴出血。这通常是黄体功能不足的表现，将会影响经期前后的子宫内膜。在这种情况下，如图顶行所示，她的黄体期只有8天。

异常出血

一旦你对自己的周期了如指掌，你就不必担心偶尔在月经前一天左右或排卵前后发现的点滴出血。但是，如果你在其他时间有红色出血或棕色或黑色点滴出血，你可能应该去找医生检查一下。在第十九章中，讨论了异常出血的原因。

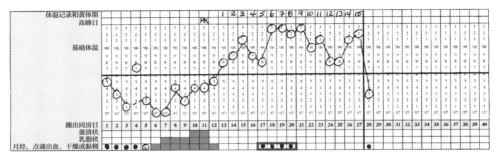

需要就医的出血。注意发生的天数和处于周期何时。这不是排卵期点滴出血，因为它在高峰日后大约一周开始。然而，如果这位女性已经怀孕，理论上它也可能是着床时的点滴出血。如果她没有怀孕，这种类型的出血就需要及时就医。

周期中点滴出血

　　一些女性会注意到，她们偶尔会在周期中排卵前后有一两天出现点滴出血。事实上，她们可能注意到可育性宫颈液（尤其是蛋清状的）偶尔混有棕色、粉色或红色。这是点滴出血与宫颈液混合，被认为是极其可孕的。不用担心，这通常是由于排卵前雌激素的突然下降导致的。如果你还不放心，可以把它作为好的次要体征记录在你的图表上。通常，这种情况在长周期中更为常见。

　　你可以看出这是排卵性的点滴出血，因为它发生在体温升高的几天内（见下面的图A）。但是，如果这种情况持续超过两天，并且呈鲜红色，又或者你并非是在排卵期左右或接近月经时出现点滴出血，它可能是在提示你，需要就医来找出原因。第十九章中讨论了其中一些（见下页图B）。一个例外是，有时这些点滴出血也意味着你正处于怀孕早期，如下页植入性点滴出血图表所示。

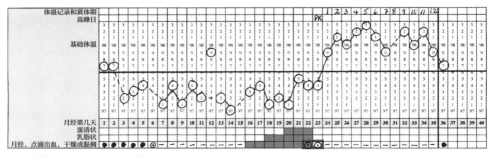

A．周期中（排卵期）点滴出血

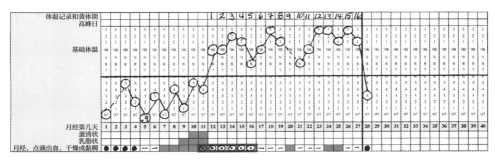

B. 需要就医的点滴出血

排卵后一周到预期月经前之间任何时候点滴出血（植入性出血）

如果你在体温升高后一周左右到预期月经日的任何时候发现出血的情况，那可能是怀孕的征兆。当受精卵进入子宫内膜时，会导致植入性点滴出血。如果你有理由认为自己可能怀孕了，那就应特别注意体温的变化，看看温度是否会保持在基准线以上至少18天，或者甚至继续上升，到点滴出血前后上升到第三个阶段，这被称为三相模式。

如果你更倾向于做妊娠测试，请注意，即使是最敏感的测试也要在你出现排卵后至少10个高体温日后才能奏效。购买的检测产品通常需要比血液检测的结果晚几天，因为它们对胚胎最初产生的微量人绒毛膜促性腺激素不那么敏感。

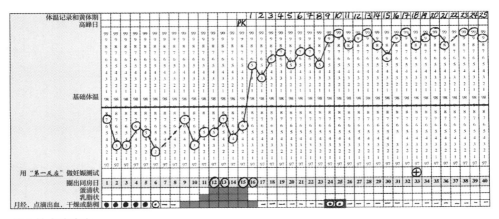

植入性点滴出血

日复一日持续性黏稠宫颈液（基础不孕模式）

一些女性注意到，她们月经后几乎没有干燥日，总是连续不断地产生分泌物。首先应该先通过适当的检查来排除感染或宫颈问题。但是，如果你的宫颈是健康的，就应该考虑把这种宫颈液模式作为你的基础不孕模式（BIP）。

在基础不孕模式里，你通常会经历日复一日黏稠或不变的宫颈液，直到出现变化点，意味着几天内即将排卵。为了确定你的基础不孕模式，你必须非常仔细地关注宫颈液的情况，月经后的两周要禁欲，不受精液、杀精剂、灌洗液或任何其他可能使你观察困难的因素的干扰。

一旦确认了你的基础不孕模式，不论你是计划避孕还是怀孕，任何有这种形态的日子都当作干燥日即可。关键是要学会辨别变化点，就是何时宫颈液变得更湿润、更可育。如果你是有正常排卵周期的基础不孕模式，关于如何使用生育觉知法进行避孕，完整说明请参阅第159页。

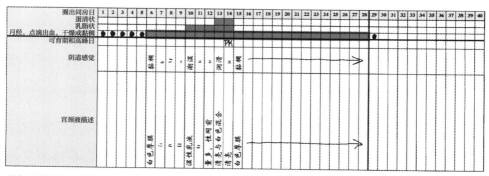

黏稠的基础不孕模式

日复一日持续性湿性宫颈液

如果你注意到有持续数周的湿性或蛋清状宫颈液，一种情况，这可能是由于多囊卵巢综合征或甲状腺功能障碍等原因导致的雌激素水平过高。

会造成长期湿性宫颈液的另一种常见的基础病是卵巢囊肿，且通常会伴有延迟的高峰日。它们是卵巢中在排卵前停止发育的卵泡，在卵巢壁上形成充满液体的囊肿，囊肿通常持续数周后自行消失。虽然一般情况下它们并没有症状，但却可能会引起慢性钝痛（通常为一侧）、痛经，甚至性交痛。幸运的是，医生通常可以通过盆腔检查或超声来诊断，而且在大多数情况下，可以通过注射孕酮来轻松治疗。注射孕酮可以打破雌激素的主导地位，减轻疼痛，并使月经在5~10天后到来。

压力也可能导致长期湿性宫颈液。但典型的压力诱发模式通常是你的身体一直试图排卵而出现的持续湿性宫颈液斑块。当然，体温升高会证明你最终排卵了。如果你正在哺乳，身体可能会多次尝试重新开始排卵，从而使得你的正常生育模式比平常更久。

不管原因是什么，如果你使用生育觉知法来避孕，请参考附录I中如何用这些宫颈液状态来绘制图表。

最后，你也可能是患有阴道感染。如果除了持续潮湿还有下列任何症状，建议你去看看医生得到正确的诊断。

- 异常流液
- 瘙痒、刺痛、肿胀和发红
- 异味
- 水疱、疣或下疳疮

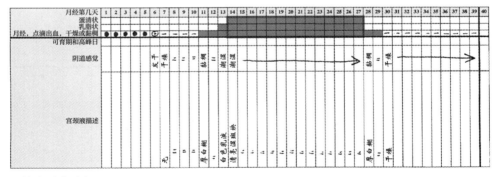

湿性宫颈液过多

缺乏蛋清状宫颈液或只有水性的

你可能会发现自己几乎没什么蛋清状分泌物。或者你只注意到偶尔会有一些类似脱脂牛奶的液体分泌。无论如何，你应该把它当成可育质的。记住，宫颈液从干到湿是一个连续过程，其中清亮、可拉伸或润滑的宫颈液是怀孕的理想状态。

你应该把它填写在"蛋清状"一栏，一定要在"宫颈液"一栏中记录液体的准确状态，如水性、清亮或牛奶状。事实上，女性偶尔会注意在清亮或可拉伸的宫颈液的最后一天之后，接踵而至的是这种蛋清状类型的宫颈液。无论如何，仍然应该把它看作是蛋清状的，如果这是干燥前的最后一种湿性类型，则把它视作高峰日。

接受过宫颈冷冻手术或锥切手术的女性可能会发现，他们根本不会产生多少宫颈液。这是因为许多宫颈隐窝可能在这些手术中被摘除了。此外，口服避孕药也可能损害隐窝，甚至宫颈感染也可能影响宫颈液的产生。

对于那些想要怀孕的人来说，这种水性分泌物可能已经足够了——就算它并不具有让精子游动所必需的黏性。最后，如果你想要怀孕，但没有产生足够的宫颈液来自然受孕，正如第十四章和第十五章所讨论的，仍然有几个可能的选择，包括使用宫内人工授精。

想了解如何记录这些问题，请看下面的两个图表。

水性宫颈液

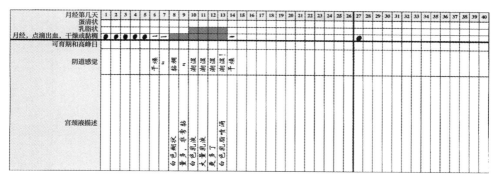

未观察到光滑的蛋清状宫颈液

长周期中散布湿性宫颈液斑块

无论你是想要避孕还是怀孕，如果你的周期非常不规则或很长，散布着滑溜或可拉伸的宫颈液斑块，可以考虑检查一下是否有多囊卵巢综合征或甲状腺等疾病。然而，这种模式也可能仅仅是由于巨大的压力造成的，正如下一页萨曼莎的图表所示。

不管怎样，在你生命中排卵较稀疏的各个时期，身体可能在真正排卵之前会经历几次努力尝试。最终，在经历了数周或数月仅有宫颈液斑块出现的"假开始"后，体温的提升才最终证实排卵的发生。

对于使用生育觉知法避孕的女性来说，这种过渡模式可能会令人沮丧，因为斑块得当成可育来对待，而体征–体温原则又要求你在所有这些斑块出现期间禁欲或使用屏障，还得加上缓冲期。如果这是你的模式，你可以应用斑块原则。

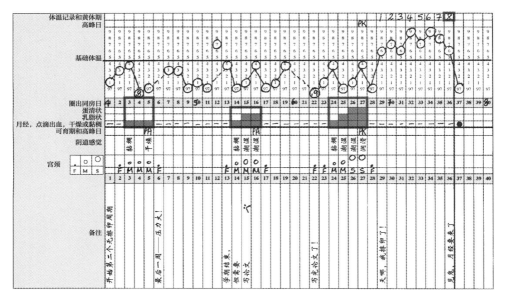

萨曼莎的图表，有压力的周期。 萨曼莎正在攻读社会工作硕士学位，这是一个极其困难的课程，让她不断感到压力。另外，她一直吃得不好，所以体重减轻了很多，导致她停止了排卵。这个图表实际上是从第41天开始的，因为之前的图表只到第40天，而且她从图表的第1天开始就没有月经。每当她注意到有宫颈液斑块时，就在最后一天标记"斑块"。

学校结束课程后，她终于看到了隧道尽头的曙光，她只需要最后在论文上做些润色。果然，交了论文后，她开始注意到自己的下一次宫颈液斑块在几天内变成了蛋清状，之后在第69天的周期中体温开始升高。然而，这次的黄体期很短，因为这是她几个月来第一次排卵，所以身体还在调整中。

排卵后出现湿性宫颈液

　　排卵后，有第二次较小的雌激素高潮进入黄体期，偶尔会导致一两天湿性宫颈液。这种情况时常与体温短暂下降同时发生。这并非说明生育能力的回归。所以，目标是避孕的人大可不必担心，特别是体温升高和高峰日的原则已经清楚地表明排卵已经发生。但如果你不确定，不要冒险。

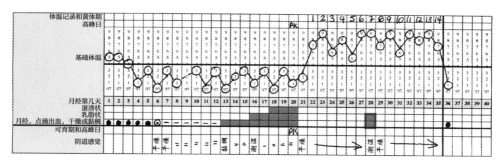

黄体中期的湿性宫颈液

月经前有湿润感觉或蛋清状宫颈液

在经期前一两天，如果出现一种非常潮湿、水性的感觉，甚至是滑滑的蛋清状的物质分泌出来，这是非常正常的。这仅仅表明黄体已经开始分解，这是月经前发生的。

孕酮下降时，流出的第一部分通常是组成部分子宫内膜的水。这种水状液体不应与可育性宫颈液混淆，它与你的生育能力甚至没有什么关系。根据定义，如果它出现在月经前，在你确定自己处于不育期之后，那么那天你确实没有生育力。

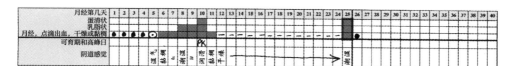

经期前一天左右有润滑分泌或感觉

感染掩盖了宫颈液

阴道感染会导致许多情况加重，其中之一是它们有掩盖宫颈液的能力。感染通常具有至少以下一种症状：

1. 真正的流液，可能是灰色、绿色、泡沫状，甚至像软干酪
2. 瘙痒或刺激，如刺痛
3. 难闻的或不正常的气味
4. 阴道颜色不正常，如发红
5. 阴道和阴道开口潜在肿胀

　　如果你怀疑自己阴道感染了，应在"宫颈液描述"一行中记录一个问号。在接受治疗期间，你不能发生性行为，这样才能让身体有机会痊愈，并且也能防止它在你和你的伴侣之间来回感染。不出意外，在感染的时候进行性生活会让你感觉非常痛。

阴道感染

宫颈口有湿性宫颈液但阴道口没有

　　在宫颈口进行宫颈液检查的女性可能会注意到，它有时看起来比同时在阴道口观察到的更湿或更丰富。这是情理之中的，因为宫颈液可能需要几个小时才能流下来。

　　切记，如果进行内部检查，你手指上带着的些许汗水，不应该与湿性宫颈液混淆。只需在空中挥动手指几秒钟，如果潮气就此消散了，你就能判断那可能只是阴道本身的水分。

如果你发现手指上有一种轻微的白色薄膜状物质，但是阴道感觉干燥，那么你可以认为那天是干燥日。这是因为即使外部看起来特别干燥，女性内部会有阴道细胞脱落。这种情况仍然是低生育力的。内部检查详情，请参见附录F。

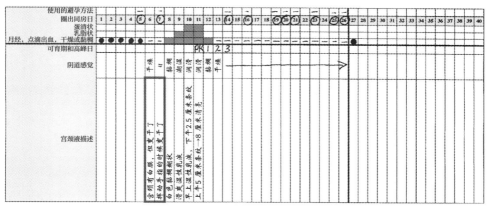

宫颈液差异。请注意，宫颈比外部更湿的宫颈液以及任何膜状物质都可以记录在宫颈液描述行中。但是你在宫颈液行记录的差别应该反映出你在阴道外口观察到的情况。

月经期间高体温

在经期，女性经历几天的高体温是相当普遍的。这通常是上一个周期残留的孕酮或月经期间激素波动的结果。

从最后一个高体温点到正常低体温点之间画一条虚线。高体温可能会高于基准线，但你可以简单地用经验法则忽略它们。此外，请记住，只有体温升高前的最近6个体温值与绘制基准线相关，如下面图表标出的6个体温所示。

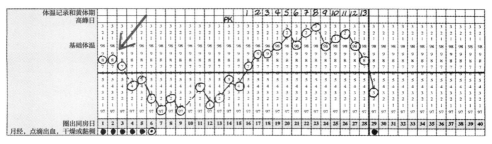

残留的孕酮导致月经期间高体温

整个周期的基础体温高于或低于平均水平

甲状腺疾病最明显的症状之一就是基础体温过高或过低。（大多数排卵前体温在97.0～97.7℉，即36.1～36.5℃，排卵后体温在97.8℉，即36.6℃或更高）。一些医生认为，任何排卵前体温持续低于97.3℉，即36.3℃的情况都应该进行检查。如果你发现有下列任何两项症状或更多，你至少应该检查你的甲状腺。

要正确诊断甲状腺的问题是很难的，如第142页所示。检查结果通常是"正常"的，而实际上，你的甲状腺功能仍然没有达到最佳状态。这就是为什么建议你必须去看甲状腺专科医生。

甲状腺功能亢进或甲状腺活性过高：

- 基础体温高（排卵前温度98.4℉，即36.9℃或以上）
- 短周期
- 月经稀发
- 黄体期短
- 非哺乳期乳房存留乳汁
- 不孕

甲状腺功能减退或甲状腺功能低下：

- 基础体温低（排卵前体温）
- 无排卵周期（无体温升高）
- 长周期
- 月经出血多或时间久
- 不可育宫颈液时间延长
- 黄体期短
- 无故不孕或流产

下图显示了每种情况在图表上的表现。

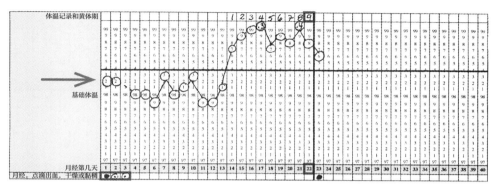

可能的甲状腺功能亢进体温（甲状腺活性高）。佐伊怀疑她可能有甲状腺功能亢进，因为排卵前的基础体温比常人高（徘徊在98℉，即36.6℃左右），黄体期短于10天，且周期极短，出血很少。

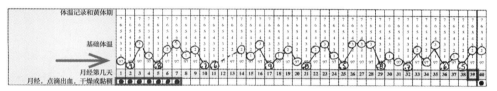

可能的甲状腺功能减退体温（甲状腺活性低）。莫莉怀疑她可能患有甲状腺功能减退，因为她的基础体温低于正常水平（通常在96℉，即35.5℃左右），很少排卵（反映为缺乏体温升高），周期长，月经（准确来说也不算月经，因为她通常在此前两周并不排卵）时间又长出血又多。

模棱两可的体温升高

有时，你可能有体温模式不明显的记录，因此可能更难以画出基准线。以下是一些示例。附录G"棘手的基准线"，对这些类型及其他几种类型进行了说明。

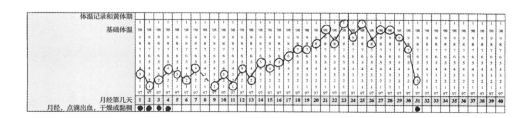

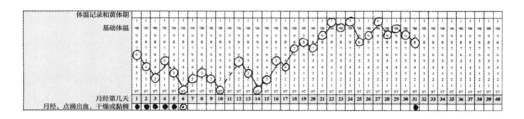

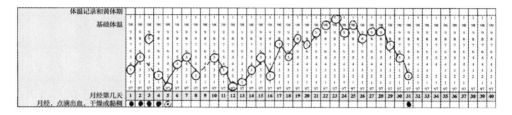

体温升高前先下降

你可能是少数几个有这类体温模式的幸运儿之一，你会在体温升高之前看到一个明显的下降。或者你可能注意到这种情况只是偶尔发生。不管怎样，人们相信它通常在排卵日出现，是高水平的雌激素令你体温降低。

对于那些需要避孕的人，这个下降不会影响你按照排卵前原则避孕的方式。对于那些想要怀孕的人来说，这将是一次极好的同房机会（当然，前提是那天你的宫颈液是可育的）。无论如何，你们应该继续同房，直到体温升高的那天。

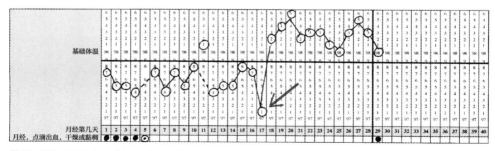

体温下降。请注意，体温骤降，远低于其他排卵前体温，通常表示排卵。

排卵后温度低于基准线

在排卵后（黄体期），会有第二次较小幅度的雌激素激增，这可能导致暂时的体温下降，通常伴随一两天的湿性宫颈液。不过，别困惑，这并不表示生育力恢复了，因为到那时卵子已经失去活力了。

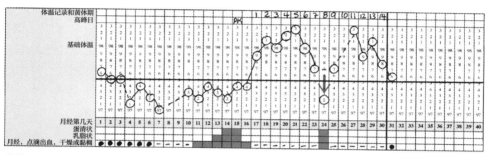

黄体期中期体温下降

月经开始前一天体温下降

有时候，你会注意到在来月经的前一天体温会明显下降。虽然这比月经当天发生的情况要少见，但仍被认为是黄体期的一部分（这种月经前突然下降是由黄体解体引起的）。

不管怎样，新周期的第一天从出血首日开始，而不是从体温下降的那天开始。因此，黄体期的长度是由周期中期体温升高的第一天决定的，直到红色月经血流出的前一天。

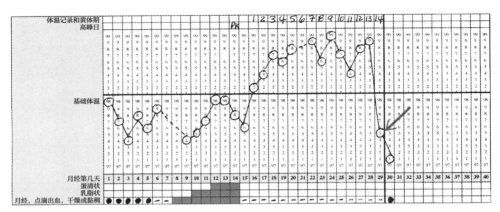

月经前体温下降。 桑迪的黄体期为14天，因为它从第16天一直持续到第29天（包括第29天），尽管那天体温有所下降。新周期的第一天开始于流血的那天。

在基准线上方的高体温少于10天

如果你排卵后基准线上高体温不能持续10天，它可能表明以下两种情况之一：

1. 黄体功能不足，如下一页摩根的图表所示。
2. 你的体温可能需要几天之后才能对排卵产生反应，如下一页克里斯蒂的图表所示。

要解决这一模棱两可的问题，方法是在体温上升的前一天确定你的高峰日，因为排卵通常发生在那一两天内。如果高峰日和体温升高之间有很大的差异，你可以认为体温在排卵期过后几天才会升高。

遗憾的是，确定排卵后体温是否延迟升高的唯一方法是超声检查，但这显然是不切实际的。不过，如果你发现自己也是这种模式，或许值得选一次机会用超声波跟踪排卵前后几天的情况，了解你的身体需要多长时间才能对孕酮做出反应。

不论你试图避孕或怀孕，如果确实黄体功能不足，请参阅第203页。

如果你使用生育觉知法进行避孕，你的宫颈在高峰日加4（不是3）可能会明确

你那天的生育力状况。如果宫颈是紧实、低位而闭合的，你可以决定只参考另两个
生育体征，不管体温升高。但你应该明白，在这种情况下，可能会冒略大的风险。

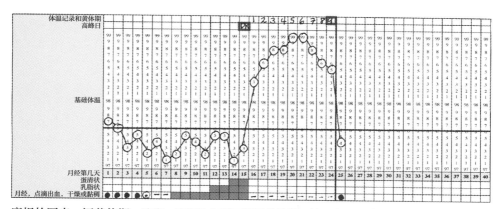

摩根的图表。短黄体期。注意，摩根的体温可能是黄体期短的一个迹象（在这个周期里是9天），
因为体温升高与她的宫颈液情况是一致的。在这张图表上，她最有可能在第15天左右排卵，因为排
卵通常发生在高峰日当天或第二天。

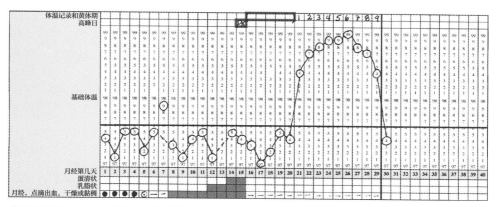

克里斯蒂的图表。可能正常的黄体期。相比之下，克里斯蒂的图表显示排卵发生的时间可能早于
体温的反映，因为宫颈液的高峰日是在第15天，但体温的升高直到第21天才出现。因此，她的身体
似乎需要几天的时间来对排卵后的孕酮做出反应，因此，她可能并不是真正的短黄体期。

排卵后出现18天或更多天数的高体温

一个可能，如果你有18天以上的连续高体温，并且没有月经的迹象，这几乎可以说明你怀孕了。持续的高体温是由于黄体继续存活并释放出孕酮，超过了其正常的12~16天的寿命。事实上，在许多孕妇中，高体温模式甚至会上升到第三阶段，这是由于体内的孕酮增加。如下图所示。

你还应该记住，大多数女性的黄体期（从排卵到月经的时间）的长度是稳定的。例如，如果你自己的黄体期通常是13天，而你的体温持续高了16天，那么你很有可能怀孕了。关键是要确定你的体温是否高于你的正常水平。

另一个不太可能导致18天连续高体温的原因是卵巢囊肿，可能来自LUFS（黄体化未破裂卵泡综合征），也可能是黄体囊肿。在这两种情况下，黄体可以继续存活超过正常的12~16天，即使没有怀孕。如果发生这种情况，体温将继续保持在较高的水平，因为黄体持续释放出孕酮。当然，如果孕酮没有下降，子宫内膜在月经期间也不会脱落，这也会让你看起来好像是怀孕了。

你也可能会注意到在你月经预期时间出现的轻微的点滴出血和疼痛。妊娠血流检查呈阳性可能会排除卵巢囊肿，但如果你的检查呈阴性且持续高体温，则需要用盆腔手检和子宫超声检查来确定你是否患有卵巢囊肿。好消息是它们通常会自行消失。第八章更详细地介绍了卵巢囊肿。

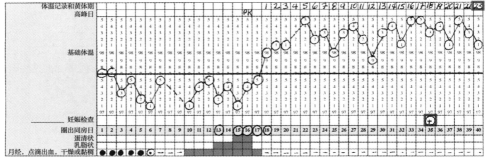

表明怀孕的高体温

排卵后出现两次高体温（三相体温模式）

如前页所述，许多怀孕的女性会出现一种三相体温模式。这被认为是女性体内循环的孕酮过多的结果，这是在受精卵着床时增加的，大约在受精后一周。

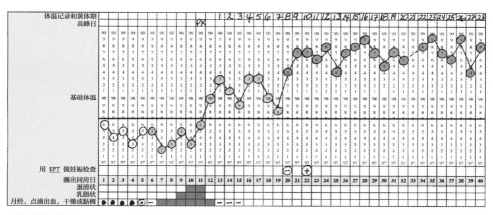

三相体温模式

在18天连续高体温或妊娠试验阳性后体温下降

如果你已经通过18天连续高体温或妊娠检查确认自己怀孕了，但随后体温开始下降，你应该尽快联系医生。骤降的体温通常是流产的强烈信号。在健康的妊娠中，由于孕酮的持续作用，体温至少在妊娠的前3个月，几乎总是保持在高水平的。

点滴出血并不一定是即将发生流产的信号，事实上，许多女性在排卵后的7~10天内注意到正常的着床点滴出血。但是，如果出血显著增加，就应该让医生进行专业检查。

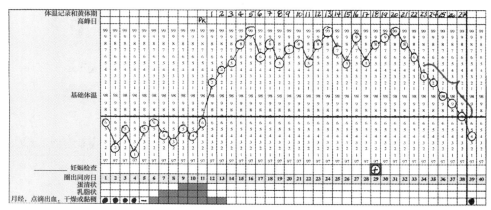

可能流产的信号

找不到宫颈

虽然有时你可能认为找不到宫颈，但事实上，它仍然在那里。接近排卵期时，宫颈常常升得很高，以至于感觉无法触及。如果是这样的话，相信你的身体。如果之前有过这种感觉，这可能意味着你在摸不到它的时候很有生育力。在这种情况下，只要在你找不到的时候在宫颈行画一个问号就可以了。

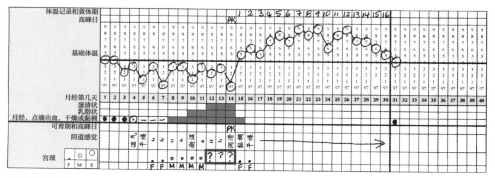

消失的宫颈

宫颈从不完全闭合

经历阴道顺产的女性，宫颈在不育期也永远不会完全闭合。在不育日里，宫颈不再像一个小酒窝，而是更像一个微张的水平缝隙。诀窍在于学会如何区分排卵临近时宫颈开口的细微变化。

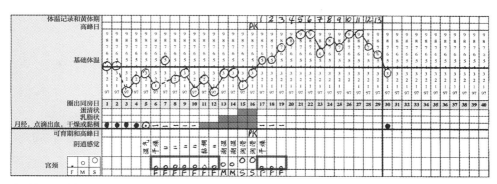

宫颈部分开放

宫颈表面有凹凸

你可能会注意到，就在宫颈的皮肤下有一些突起，感觉像是坚硬的沙粒。它们被称为宫颈腺囊肿，是因为皮肤细胞阻塞宫颈表面附近分泌液体的腺体导致的。它们通常没有什么影响，也会自行消失。不过，首次发现还是请临床医生确认来得妥帖。有的女性注意到这些囊肿随着周期的变化而变化。当然，如若不是检查宫颈，有的女性永远不会意识到自己有这些玩意儿。

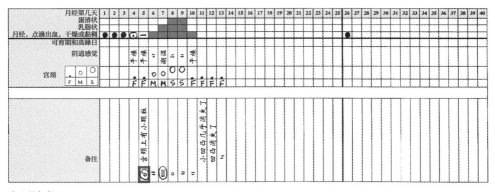

宫颈纳囊

同房时疼痛或刺痛

在同房时，你可能会偶尔感到深处的疼痛，这取决于体位和处于月经周期的哪个阶段。当女性处于不育期时，宫颈处于最低点，在性行为过程中可以被伴侣的阴茎轻触，尤其是当她跨坐在伴侣上方时。这是因为这个位置会把宫颈推到最低点。即使是最轻微的敲打也可能让即将排出卵子的柔弱卵巢或胀满的膀胱产生性交痛。可以了解周期中任一天宫颈位置的高低，避免这种会导致不适的体位。

然而，如果疼痛是深入并强烈的，这可能是卵巢囊肿扭转导致的。此外，子宫内膜异位症引起的粘连也会导致深度性交痛。

最后，如果你感到阴道疼痛或刺痛，可能的原因包括阴道感染、缺乏润滑，或对乳胶、杀精剂或肥皂过敏。如果出现下面三种可能导致更剧烈疼痛或刺痛的疾病，你可能需要花更多耐心来诊断和治疗：阴道痉挛、外阴痛以及前庭炎。这些都在第266页讨论过。

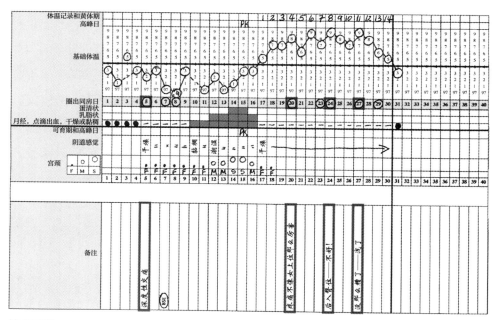

性交不适

同房后点滴出血

一些女性会注意到性生活后偶尔发现点滴出血，这通常是由于宫颈被阴茎轻触所致。在你排卵后阶段，宫颈位于最低点也最可触及时，这种情况尤其可能发生。

它也可能是由诸如宫颈炎（宫颈的一种炎症）、宫颈息肉（一种常见的宫颈突出物）或阴道感染引起的。所有这些都是良性的。但你还是应该找医生检查一下，尤其是出血比较多或比较频繁的话，以排除类似宫颈癌等更严重的情况。

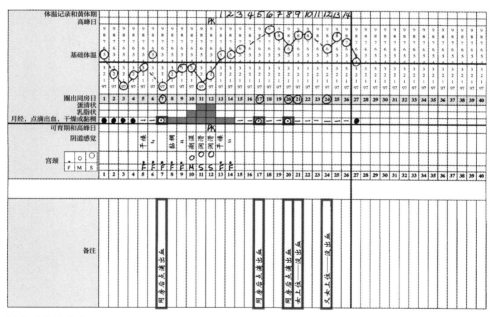

同房后点滴出血

附录B

常见问题

作为一名生育觉知法导师，我已经被问过任何关于生育力的相关问题。我选择把最常被问到的问题放在本附录中。它们按主题分类，但在本书的相关章节中讨论得更透彻。这些页面只是作为一个综述，或为你的朋友们做个介绍，如果他们有时也想了解更多此类相关问题。

生育觉知法（FAM）

生育觉知法避孕的效果如何？ ··· 356

生育觉知法和安全期避孕法有何区别？ ·· 356

生育觉知法对于每个人都受用吗？ ··· 356

在使用生育觉知法进行避孕时，你必须禁欲几天？ ····································· 357

如果我只有黏稠的（非湿性的）宫颈液，真的有怀孕的危险吗？ ················· 357

女性有真正的"干燥"日吗？ ··· 357

学习和使用该方法需要多少时间？ ··· 357

我每天都要在同一时间醒来测量体温吗？ ··· 358

如果我发热了，如何依靠体温去判断？ ·· 358

是否应该去检查我的宫颈位置？ ··· 358

是否可能在没有观察到蛋清状宫颈液的情况下进行受孕？ ··························· 359

排卵

女性是否总是在周期的第14天排卵？ ························· 359

你可以"感受"到排卵的发生吗？ ························· 360

女性每个周期能排卵不止一次吗？ ························· 360

什么是多重排卵？ ························· 361

女性在排卵时是否更有性欲？ ························· 361

高潮会触发排卵吗？ ························· 361

生育力和月经

女性在一个月经周期里的可育期天数是多少？ ················· 361

在特定周期内你受孕的机会是多大？ ························· 362

女性在月经期间会怀孕吗？ ························· 362

女性在任何时间段都能怀孕是真的吗？ ····················· 362

女性在还没有月经的时候可以怀孕吗？ ····················· 363

是否有能来月经但不排卵的月经期？ ························· 363

避孕药如何起作用？ ························· 363

压力会影响生育力吗？ ························· 364

精子可以活多少天？ ························· 364

卵子可以活多久？ ························· 364

我现在应该注意什么有助于确定未来潜在的生育问题？ ········· 364

生育觉知法（FAM）

生育觉知法避孕的效果如何？

如果在每个周期中正确使用并且你在可育期禁欲，则本书所教的生育觉知法原则每年的失败率约为2%。这被认为比避孕套（也是2%）以外的任何屏障方法的失败率都低（绝育和化学方法如得普乐和避孕药的等效失败率甚至更低，为1%以下）。但是，对于那些选择使用避孕套方法在可育期同房的夫妇，总的失败率自然不会低于只选用屏障避孕的夫妇。当然，你可以通过在可育期使用两种屏障方法来显著改善这些比率。

研究表明，在实际使用中，失效率相差很大，从每年1%到20%不等，其中大部分差异的原因是所涉夫妇的动机。有关生育觉知法和避孕效果的更详尽讨论，请参阅附录E。

生育觉知法和安全期避孕法有何区别？

可能更合适的问题是：它们有什么共同点？唯一的是，它们都是自然的避孕方法。但是，安全期避孕法是一种过时的，无效的方法，它使用基于过去周期的统计来预测未来的生育力来鉴定可育期。生育觉知法是一种经过科学验证的方法，涉及观察三个主要生育体征：宫颈液、基础体温以及宫颈位置。与安全期避孕法不同，生育觉知法非常有效，因为每一天都要确定女性的生育力。

生育觉知法对于每个人都受用吗？

不是的，尤其是作为避孕方法时。考虑到艾滋病和其他性传播感染的危险，建议仅适用于已婚夫妇。此外，这只适合那些能自律地学好方法，完全理解原则后能够遵守的人。

但是，作为备孕的一种方法，这应该是每对夫妇的第一步，能够最大程度地提高受孕机会并确定是否有任何事阻碍他们怀孕的能力。此外，这对于希望计划婴儿出生时间的夫妇来说非常有用。

生育觉知法对所有只想了解自己身体的女性也非常有益。因此，即使你对使用这种方法避孕或备孕没有兴趣，它也是掌握妇科健康和发展自我身体认知能力的一种强大手段。

在使用生育觉知法进行避孕时，你必须禁欲几天？

使用生育觉知法时，你不是非得禁欲。这与自然计划生育不同，自然计划生育在可育期确实需要禁欲。但是，如果你在可育期同房，则理想情况下应同时使用两种屏障避孕方法。可育期会有所不同，但实际上这意味着平均一对夫妇每个周期必须使用8~10天或约30％的时间使用屏障。

如果我只有黏稠的（非湿性的）宫颈液，真的有怀孕的危险吗？

是的。虽然黏稠的宫颈液肯定不如乳脂状或蛋清状可育，但在黏稠日仍可通过排卵前同房而受孕，这就是为什么在排卵前要认为它具有生育力。

女性有真正的"干燥"日吗？

当一名女性绘制图表时，她会通过不同程度的湿度来识别自己的宫颈液，如果阴道口处没有宫颈液，则记录破折号。干燥的象征是指阴道外部缺乏宫颈液，而不管阴道内部湿气，因为那在一定程度上是始终存在的。

区分宫颈液和阴道湿气很容易。手指上的宫颈液会保持湿润数分钟或更长时间，而阴道内的湿气和口腔里的一样，会在几秒钟内从手指上消失。如果没有宫颈液，通常会感到可辨认的干燥。

学习和使用该方法需要多少时间？

学习该方法所需的时间因人而异。我希望你们中的许多人能够通过通读本书的相关章节来吸收所有你需要知道的知识。还值得注意的是，通常需要大约两到三个周期来观察你的生育力体征，以使自己有足够的信心来依靠生育觉知法进行避孕。

绘制图表通常每天大约需要2分钟：醒来时使用数字温度计测量体温大约需要1分钟，而检查和记录其他生育力体征大约需要1分钟。如果最终使用第十二章中所述的捷径，则每个周期只需绘制大约10天的图表。但是，在此我要重申，虽然快捷方法确实不会损害避孕效果，但为保持连续性，我个人建议你在周期中的每一天（月经期除外）绘制图表，尤其是在你绘制的最初几个周期中。

我还应该指出，如果某些女性没有观察到反映排卵的明显体温模式，则可能无法使用数字体温计。在这种情况下，可以使用玻璃基础体温计，那么醒来时测量基础体温需要5分钟。

我每天都要在同一时间醒来测量体温吗？

应该尽量保持一致。通常，基础体温会在你入睡的每个小时内逐渐上升。因此，如果你在比平时晚得多的时间测量，可能会导致读数超出你的常规模式范围。如果你比平常醒得早，则可以在醒来时测量体温，但是如果发现自己的体温没有明显模式，请尝试在同一时间测量。

无论如何，只要遵循第89页的"经验法则"就可以轻松解决偶尔出现的温度偏差问题。正如第十二章中讨论的那样，如果感觉温度测量很有负担，实际上，只需在大约1/3的周期测量体温，也不会牺牲避孕效果。

如果我发热了，如何依靠体温去判断？

从发热、酗酒到睡眠不足，可能有多种因素会影响你的基础体温。但这并不会影响你依赖它们绘制图表的能力，因为你最终会确定一种低体温和高体温模式，而不是专注于单个温度。

通过使用第89页讨论的"经验法则"可以有效地处理偏离温度，这使你通常可以在解释图表时忽略这些温度。此外，在诸如此类存在歧义的情况下，你将始终能够依靠其他两个生育力体征——宫颈液和宫颈位置，来交叉检查你的生育力。

是否应该去检查我的宫颈位置？

有效地使用生育觉知法不包括检查宫颈，但我鼓励你学习这种做法。至少，可以通过在排卵前后几天进行检查来开始学习，这时变化是最剧烈的，至少你可以在学习该方法的前几个周期这样做。一旦你知道自己的宫颈位置如何反映出你的生育力，只要在其他两个生育力体征中发现丝毫模棱两可之处，你就始终可以将其用作交叉检查。

最重要的是，完全了解宫颈的变化将极大地提高你观察生育力和整体妇科健康的信心。而且由于每天只需要检查几秒钟，所以我的态度是，对于每个周期的这几天，去检查吧！

另一个不尽相同但密切相关的问题是，那些使用生育觉知法避孕的女性是否应该检查宫颈的宫颈液。快速回答是没有必要。如果你想要比生育觉知法原则更为保守，或者只是想提前知道宫颈液的状态，则可以阅读附录F来学习。

是否可能在没有观察到蛋清状宫颈液的情况下进行受孕？

如果你想怀孕，不要因为没看到蛋清状宫颈液而灰心丧气。这并不意味着一定有什么问题，只要你有某种类型的湿性宫颈液，精子仍应能够游过宫颈最终与卵子相遇。

试想，宫颈液是从极端干燥到蛋清状的连续状态，中间是最湿的。可以想象，理想的质量是最湿、最滑的，因为这种类型最类似于男性的精液。不过，如果你没有注意到蛋清状，那可能只是意味着你的"可育窗"比那些生产蛋清状的女性要短。

无论如何，你可以做很多事情来增加受孕的机会。最重要的是，你要确保在宫颈液或阴道感觉最湿的最后一天进行性生活，即使这仅意味着乳脂状宫颈液。此外，我在第202页列出了一些提高宫颈液质量和流动性的实用方法。

排卵

女性是否总是在周期的第14天排卵？

不是的！排卵日在不同女性之间以及每个女性的不同周期中都会有所不同。但是，一旦女性排卵，排卵和月经之间的时间是一致的，几乎总是在12~16天之间。对于大多数女性而言，这段时间差异通常不会超过1~2天。换句话说，如果周期有差异，可能是第一阶段排卵前阶段。第二阶段（排卵后）通常保持恒定。

你可以"感受"到排卵的发生吗？

有些女性可以。它被称为经间痛（或"周期中疼痛"），是卵巢附近的轻度疼痛。这可能是卵子真正穿过卵巢壁引起的，但也可能是由于排卵前卵巢内肿胀，甚至排卵后少量血液刺激了骨盆壁引起的。

但是，即将排卵的最明显的外部体征是宫颈液越来越湿滑。实际上，它很大量，以至于女性在上厕所时可能会发现一串宫颈液垂下来（开心！）。如果她确实注意到了这一点，则应假定排卵很可能在一两天内，甚至可能在接下来的几小时内发生。

当然，宫颈液是主要生育体征之一。一些女性有幸定期注意到其他的体征，比如上面提到的经间痛，所有这些都有助于进一步了解她们的周期。它们被称为次要生育体征，因为它们不一定发生在所有女性身上，也不一定发生在某一位女性的每个周期中。然而，在给女性提供额外信息以确定其生育期和不育期方面，它们仍然非常实用。

排卵前后的次要体征可能包括以下内容。

- 月经中期点滴出血
- 卵巢疼痛
- 性欲增强
- 阴唇胀大
- 腹胀

- 精力增加
- 视觉、气味和味觉增强
- 乳房和皮肤的敏感度增加
- 乳房胀痛
- 水潴留

女性每个周期能排卵不止一次吗？

不。想想看，你听说过一个女性在星期一怀孕，然后又在接下来的星期五怀孕，两周后的星期四又怀孕吗？当然不会，因为一旦女性排卵，她的身体在这个周期就不能再排出更多卵子。然而，排卵可以在24小时内发生，在此期间，一个或多个卵子可能会被排出（例如异卵双胞胎的情况）。但一旦排卵发生，女性几乎不可能在下一个周期之前释放另一个卵子。

什么是多重排卵？

多重排卵是指在一个周期内释放两个或多个卵子。这会在24小时内或更短的时间内发生，之后就要直到下一个周期才能释放更多的卵子。异卵双胞胎就是这样，而同卵双胞胎则不同，那是单个受精卵分裂的结果。

多重排卵似乎比以前想象的更常见。诚然，每60个自然受孕的婴儿中就有1个是异卵双胞胎，但研究人员现在意识到，可能还有更多的异卵双胞胎。他们当中的第二个胎儿大多在所谓的"消失的双胞胎现象"中流产。

女性在排卵时是否更有性欲？

很多女性都是这样。由于雌激素在排卵期达到高峰，女性通常会因为自己产生的可育质宫颈液而产生湿滑的感觉。这种宫颈液的感觉类似于性润滑，因此可以作为一种性感觉来体验。不过，一个进行生育觉知法的女性不必担心把两者混淆，因为宫颈液是一天中定期检查的，而不是在性唤起的时候。

高潮会触发排卵吗？

不会的！性高潮与排卵无关。为了排卵，雌激素会逐渐积累，通常持续数天。性高潮可以在周期的任何时候出现。

生育力和月经

女性在一个月经周期里的可育期天数是多少？

这个问题的答案有些棘手。一般的答案是，大多数女性每个周期只有几天可孕。但是，有几个因素需要考虑：

1. 女性的卵子只能活24小时。两个或两个以上的卵子可能在最多24小时内释放。所以，抛开其他不说，女性的生育期只有1~2天。但男性的精子能活5天，因此两人的综合生育能力约为1周。

2. 对于一对试图怀孕的夫妇来说，女性的生育期只是在排卵前有可育质宫颈液的时候。可能是几天，或者不到1天。

3. 对于一对试图避孕的夫妇，生育觉知法在其可育期的两侧增加了几天的缓冲区，以确保不会发生意外怀孕。这通常相当于每个周期8~10天。

在特定周期内你受孕的机会是多大？

没有绘制图表的普通可育夫妇，根据年龄、性生活频率和许多其他因素，在任何给定周期内怀孕的概率约为25%。当然，如果夫妇学会根据女性最有生育力的时间来准确地判断何时同房，那么这种可能性会大大增加。

女性在月经期间会怀孕吗？

答案就在问题里。更准确地说，女性在经期内基本上不可能受孕，但在极少数情况下，女性通过经期同房怀孕是可能的。注意这两种说法的区别。

由于精子可以存活5天，一对夫妇可以在女性月经末期发生性行为，如果女性排卵很早，精子可以存活足够长的时间，几天后就能使卵子受精（在这些情况下，如果性生活发生在6天或7天的月经结束时，怀孕的可能性更大）。也有可能认为自己在月经期间同房而怀孕的女性实际上是在排卵期点滴出血时发生性行为。

女性在任何时间段都能怀孕是真的吗？

不是真的。女性只有在排卵那几天，有可育质宫颈液时，才能通过性交怀孕。此外，虽然各个周期的排卵各不相同，但一旦女性排卵，在该周期的剩余时间内就不能再排卵。

女性在还没有月经的时候可以怀孕吗?

是的,但肯定不像一般女性那样。因为女性在月经前12~16天会排出卵子,所以在没有月经的情况下怀孕是可能的。因此,无论出于何种原因(身体脂肪过低、哺乳、更年期等)而没有月经的女性,总是有即将排卵的风险。这是因为引起月经不来的潜在条件可能会改变,从而意外地触发卵子的排出。

归根结底,没有月经的女性不能指望自己的状况是可靠的避孕措施。事实上,知道排卵是否临近的唯一可行的方法是绘制周期图,更具体地说,观察宫颈液的变化。

当然,对于那些想要怀孕的夫妇来说,现实是你一定会想解决阻止月经的基础病。否则,你受孕的机会将非常低,如第七章所述。

是否有能来月经但不排卵的月经期?

快速回答是,"是的,有一种。"但更具启发性,生物学上更正确的答案是,"如果你不能排卵,你所经历的出血将是所谓的无排卵性出血。"区别在于:准确地说,一个月经周期是卵子排出后12~16天的出血。所以,如果没有卵子释放,随后而来的就不是月经,而是无排卵性出血。

女性排卵但没来月经,与女性未排卵但来月经了,这两者有天壤之别。有什么区别? 在前一种情况下,这位女性几乎肯定怀孕了! 在后一种情况下,她有无排卵周期。

避孕药如何起作用?

从本质上讲,避孕药起效是通过操纵正常的激素反馈系统。最终的结果是,身体不会释放刺激卵巢排卵所必须的激素。作为后援,女性生殖系统的其他几个方面也发生了变化。宫颈不能产生精子运动和存活所必须的可育质宫颈液,子宫内膜被阻塞不能提供卵子着床的部位。

压力会影响生育力吗？

压力对一个人生育力的作用相当复杂。压力本身并不能阻止受孕。然而，它可以通过抑制排卵所必须的激素来延迟排卵。如果一对试图怀孕的夫妇坚信排卵总是发生在第14天的神话，那么他们可能会在不经意间通过选择错误的日期同房而阻挠了怀孕，从而引发一个错误的不孕不育的恶性循环，造成更多的压力。绘制她的周期图可以让这对夫妇通过正确识别女性的生育期来重新获得掌控。

精子可以活多少天？

精子在女性排卵前后产生的可育质宫颈液中一般最多能存活5天。更有可能的是精子最长存活3天，而在干燥、不可育的宫颈液中只能存活几个小时。如果没有宫颈液，精子通常会在几个小时内死亡。

卵子可以活多久？

大多数卵子在排卵后6~12小时存活。然而，为了避孕的目的，生育觉知法假定它有24小时存活期，如果有多个排卵，则额外再加24小时。

我现在应该注意什么有助于确定未来潜在的生育问题？

你如果计划有一天怀孕并遇到下面列出的任何症状，应该咨询你的医生，排除任何可能需要治疗的基础病。

- 无排卵
- 剧烈的痛经
- 黄体期短，少于10天
- 两天以上的经前点滴出血或经后棕色出血
- 月经周期不规则或无月经，常伴有超重、痤疮、体毛过多、可育质宫颈液过多

附录C

月经周期：用众所周知的28天模型进行活动总结

本书的正文提供了关于女性生殖系统如何工作的简要概述。不过，我相信在这里也值得花上几页来对典型的月经周期进行更详细的描述。对于那些经常想知道你的身体是如何和为什么这么做的人，这个总结可以提供一个更完整的主题介绍。如果你觉得有趣的话，我会鼓励你在生物学和医学文献中对这个问题进行更深入的探讨，特别是如果你遇到了严重偏离常规的妇科疾病。

就像自然界中的许多事情一样，你的身体是一个高度复杂的连续反馈循环系统。如果它们运作顺利，月经周期的激素影响将最终创造一个复杂的自我校正恒温器。当然，这个系统的主要目标是一个雄心勃勃的项目，远胜于把房间温度保持在72℉（22℃）。每一个月经周期，你的身体都会产生一个能够受精的卵子，以及培育它直至怀孕期间所需要的各种条件。

为了探索这是如何发生的，我将以28天月经周期原型为例，分析激素在时间轴上的发展。我还将涵盖主要的生育体征，以便你可以浏览所有的部件是如何共同作用的。当然，**请记住接下来的内容是对一个完美运行的28天周期的描述，但正如你现在肯定已经知道的，对简·德尔来说的28天，对你来说21~35天也是完全正常的。事实上，研究表明只有不到15%的周期正好是28天，而排卵正好发生在14天同样罕见。***

---

* 即使是育龄妇女的平均周期长度也被认为是29.5天，而不是28天。其根据是被认为有史以来对这一主题最广泛的研究，由鲁迪·F. 沃尔曼博士进行的，他是瑞士妇科专家，在该领域因这一研究而享誉。

关键激素

在开始之前，让我们回顾一下5种最重要的女性激素的主要功能和来源。虽然你的生殖系统有十几种激素，但我认为女性应该知道这5种激素。

1. **卵泡刺激素（FSH）**：对于每个周期选出的少数卵泡的最初发育是最主要的负责激素。在卵泡刺激素的影响下，十几个卵泡从微小和不成熟（窦和原基）进化到相对较大和部分成熟（囊泡）。这时，每个卵泡内的卵子逐渐接近排卵的能力。卵泡刺激素在垂体的前叶产生，但被卵泡壁上的卵泡刺激素受体细胞吸收。脑垂体位于人脑底部，是脑干和下丘脑之间的一个腺体。月经开始时身体里卵泡刺激素非常少。

2. **雌激素**：雌激素的三种主要类型中作用最大的是雌二醇，当你从月经期到排卵期时，雌二醇由卵巢内的卵泡产生。每一个周期，它负责卵子和子宫内膜的成熟，以及在你接近排卵期时形成湿性、可育质宫颈液。此外，它还负责促进女性性器官的成熟以及第二性征。当一个新的周期开始时，你的体内雌激素非常少。

3. **促黄体素（LH）**：垂体前叶产生的另一种主要激素是促黄体素，负责刺激和完成卵泡生长（与卵泡刺激素共同作用），以及破裂卵泡的黄体化，以便在排卵后将其转化为黄体。促黄体素以"促黄体素激增"而闻名，促黄体素的急剧增加是排卵的直接诱因，排卵发生在大约一天后。卵泡刺激素和促黄体素统称为垂体促性腺激素。月经开始时系统中促黄体素很少。

4. **孕酮**：主要由黄体制造的产热激素，在排卵后产生。它对排卵后阶段滋养和维持子宫内膜最为重要。如你所知，黄体是排卵后卵巢壁内部的卵泡体。月经的直接原因是黄体在数天前解体引起的孕酮分泌停止。

5. **促性腺激素释放激素（GnRH）**：下丘脑产生的激素，当分泌时，使垂体前叶增加促性腺激素的产生，特别是卵泡刺激素和促黄体素。下丘脑位于脑垂体的正上方，基本上组成大脑的底部和下壁。正是因为这个原因，一些人推测压力和其他环境因素会对月经周期的长短造成严重影响。人们认为，压力直接影响下丘脑及促性腺激素释放激素的产生，进而改变卵泡刺激素、促黄体素等激素的分泌。

对促性腺激素释放激素的了解比其他激素更具推测性。这是因为它在大脑的下丘脑和垂体之间起作用，所以更难监测。众所周知，它以脉冲形式释放，持续一小时左右，各种实验表明，正是这些促性腺激素释放激素脉冲刺激了垂体前叶内卵泡刺激素和促黄体素的产生。然而，激素系统内促性腺激素释放激素产生的强度和时间仍存在一定的不确定性。（正是由于这些原因，促性腺激素释放激素没有在彩页的图表上绘制。）

通往排卵的道路

第1天，在任何周期里都是月经的第1天。正如你现在所了解到的，这并不是最重要的一天，那荣耀属于排卵期。但对于全世界的女性来说，这无疑是最引人注目的事件。大多数人只是接受自己的经期命运，有些人（虽然我怀疑不是大多数人）甚至学会了庆祝。然而，为什么流血，为什么是现在？

与任何周期性循环一样，你不能简单地选择一个给定的日期，称之为第1天，然后解释正在发生的事情，要知道第1天发生的事情其实是前一个周期最后几天发生的事情的直接结果。在这里，正是孕酮的突然下降导致的，这种激素维持了子宫内膜层的营养和位置，现在引起了戏剧性的月经事件，标志着生殖周期的第一阶段。随着月经的开始，关键激素中没有一种是大量存在的。

在你开始月经前的几天，子宫壁或者说子宫内膜已经完全成熟，大约8~13毫米厚。子宫内膜的细胞增殖伴随着肿胀和分泌发育，以及营养和血管供应的增加，它们都是在上一个周期中积累起来的。简而言之，子宫内膜达到了其唯一目的所必须的目标：提供适当的条件来培育受精卵。

现在，在第1天，既无孕酮也无HCG（人绒毛膜促性腺激素），那本该是植入胚胎供应的；子宫内膜层开始解体。在大约5天的时间里，随着提供营养和氧气的血管开始收缩，子宫内膜逐渐被冲走。经血开始从子宫经宫颈流出阴道。最终的分泌也包含了塌陷的子宫内膜物质。在经期内，你通常会损失1~4盎司（30~120毫升）的血液和其他液体，更典型的是2.5盎司（75毫升）。

一旦你开始来月经，你身体的内分泌系统就开始起作用了。甚至在新周期的第1天开始之前，垂体就已经开始分泌少量但不断增加的卵泡刺激素，这种激素开始在卵巢中发育出十几个卵泡，几周后将竞争排卵奖。一般认为，在前一个周期的最后几天，孕酮和雌激素水平的下降是导致卵泡刺激素产生增加的原因。换句话说，正是高水平的孕酮（雌激素较少一些）阻碍了卵泡刺激素的产生。

大约在第5天，或月经结束时，垂体也开始释放少量但不断增加的促黄体素。通常认为，在月经的这一阶段，促黄体素分泌大约比卵泡刺激素分泌落后3天。事实上，促黄体素的逐渐释放是前一次卵泡刺激素激发的正反馈的直接结果。当卵泡刺激素开始作用于少数向排卵潜能移动的卵泡时，它们开始形成一层新的颗粒细胞，这些细胞又开始为新周期分泌第一批雌激素。

正是这种新的雌激素向下丘脑发出了释放促性腺激素释放激素的明确信号，进而触发促黄体素分泌的逐渐增加。这些新分泌的促黄体素与卵泡刺激素协同作用，继续令卵泡发育，它们的生长现在将卵泡发育的正反馈系统在接下来几天里延续着。随着经期的结束，激素游戏计划现在正在为排卵创造必要的条件。事实上，月经期间几个原始卵泡的大小已经增加了一倍，并且开始在这一周期成熟。

到了第7天或第8天，由于原因还不完全清楚，其中一个卵泡开始成为主导，而其他开始进入称为闭锁的解体过程。许多内分泌学家认为，在月经后的一周左右（第6~12天），优势卵泡开始分泌大量雌激素，导致促黄体素和卵泡刺激素的产生有所下降。通常认为，雌激素的增加开始向下丘脑发出信号，以减少促性腺激素释放激素的产生，从而减缓促黄体素和卵泡刺激素的产生。正是这种减速导致了大多数其他初级卵泡的闭锁，而优势卵泡继续成熟。（在多排卵的情况下，两个或更多的卵泡发育到完全成熟。）

因此，当卵泡刺激素和促黄体素在第6~12天产生减少时，新出现的优势卵泡产生的雌激素开始显著增加。雌激素水平的升高开始对你的子宫产生明显和微妙的作用。随着雌激素的升高，子宫内膜周期也重新开始，开始在子宫内产生基质和上皮细胞。大约在第12天，这个重新过程已经导致子宫内膜层接近5~7毫米厚，而当一周前月经结束时，这些结构还没存在呢。

随着这一进程的推进，雌激素水平的提高也开始产生生育体征，这是本书的基础。通常到第8天或第9天左右，它们对宫颈腺体的影响就已经触发了宫颈液的第一次流出，尽管这一过程的早期一般是黏稠质的。但在第10~13天，卵巢内发育卵泡分泌的雌激素达到最高水平，宫颈液逐渐变成乳脂状或湿性，然后变成滑溜的蛋清状。通常到第13天，雌激素水平已经达到顶峰，由此产生的宫颈液也已经达到最润滑的稠度。现在，宫颈本身是柔软的、高位的、开放的。

到了**第12或13天**，激素反馈系统发生了戏剧性的变化。如前所述，雌激素水平的增加被认为是卵泡刺激素和促黄体素生成在第6~13天保持相对较低水平的原因。但在某一点上，由于我们还未真正了解的原因，雌激素的产生达到了一个临界水平，此时它对垂体的激素作用突然逆转。垂体前叶促黄体素的分泌量突然增加到正常的6~10倍，大约在排卵前12~16小时达到峰值。在促黄体素激增的几个小时内，伴随着一个不那么激烈的卵泡刺激素激增。两者结合后，会引起负反馈效应，从而突然停止剩余优势卵泡中雌激素的产生。卵泡现在已经完全成熟，大小达到大约15~20毫米。在这28天的旅程中，你已经到达了中间点，因此排卵即将到来。

大约在**第14天**，在促性腺激素水平飙升的直接刺激下，优势卵泡开始从其表面形成的突起渗出液体。同时，它开始膨胀，严重削弱卵泡壁。在接下来的几小时里，卵泡破裂，内含的卵子被推进卵巢壁进入腹腔，排卵发生。

最有可能的是，你的宫颈液已经到了滑溜蛋清状的最后一天（事实上也已经开始迅速干涸），你的宫颈位置已经达到了最可育的状态（即柔软、高位和开放），而那天早上，你很可能在体温升高前出现了最后一次低体温。对你们中的许多人来说，第14天也会产生经间痛，这是一种次要生育体征，偶尔会发生腹部剧烈疼痛，证实卵子确实即将排出或已经排出。

完成循环

新排出的卵子被输卵管末端的纤毛轻轻地捕获，现在开始穿过输卵管。假设没有精子使它受精，它将在未来6~24小时内解体。同时，人体自身的激素水平继续保持不变进入下一阶段。回到发生排卵的卵巢中，优势卵泡的残余颗粒细胞被大量促黄体素迅速转化为黄素化细胞。数小时内，这些细胞在卵巢壁内部形成黄体，黄体又开始向体内分泌大量孕酮。在第15天醒来，你通常可以看到结果，因为这种产热激素会触发你的体温升高。

从**第15~26天**，黄体继续分泌大量孕酮和少量雌激素。这种激素刺激剂的组合会立刻产生几个结果。随着排卵前的激素活动导致雌激素分泌急剧下降，可育宫颈体征迅速逆转。到第16天，一般没有更多的宫颈液，并且宫颈位置已经恢复到紧实、低位和闭合状态。

尽管如此，黄体仍继续释放足够的雌激素，以继续积累子宫内膜层。此外，孕酮既能固定子宫壁，又有助于子宫内膜肿胀和发育，因此到第26天，子宫内膜厚度已达到7~16毫米。如果受精卵在21天以后的任何时候到达子宫内膜（如果排卵期是一周前的话，这可能是受精卵的第1天），这个子宫收容所现在就可以培育新胚胎了。

在排卵后的日子里，高水平孕酮和低水平雌激素还产生其他激素作用。最重要的是，垂体前叶和下丘脑现在收到孕酮的预警，要急剧削减促性腺激素释放激素、促黄体素和卵泡刺激素的产生。因此，从排卵到接近周期结束时，或第27天，这些激素将保持在很低的水平。同时，黄体本身在促黄体素激增的最初影响下继续生长，但在排卵后一周左右达到高峰。到了第21天，它大约为2~5厘米，一般已经完全成熟。

如果没有促黄体素的持续存在来维持，黄体现在要开始分解了。它继续分泌大量但数量逐渐减少的孕酮（从而维持子宫内膜），但到第26天左右，其分泌功能消失，细胞迅速退化。如果怀孕了，发育中的胚胎会释放人绒毛膜促性腺激素，标志着黄体会在几个月内保持存活，直到胎盘成熟到可以接管其功能。

因此，到了**第27天**，体内孕酮（以及雌激素）的释放量急剧下降，为下一次月经的激素过渡和另一个周期的开始奠定了基础。一旦黄体死亡，卵巢激素的缺乏会导致卵泡刺激素的初步积累。最具戏剧性的是，正如前面所讨论的，孕酮分泌的骤降很快就会触发子宫内膜层的解体，并引发下一个月经的开始。我们现在又一次回到了这次航行的起点。

描述月经周期的常用术语

排卵前	排卵后
雌激素期	妊娠前期
卵泡期	黄体期
增殖期	分泌期

记录月经旅程

最后，我想重复总结一下我希望这本书已经阐明的内容：虽然典型的28天周期是描绘时间顺序和生物因果关系的有用工具，但事实上大多数女性的周期性经历并非如此。正如你已经了解到的，典型的周期长度在21~35天，当然在女性个体中，随着时间的推移，也可能会由于压力、饮食和其他影响而有所变化。

你已经知道，考虑到这些因素，不可能预测排卵前阶段的长度，因此前面的描述是关于活动顺序的，而不是它们实际发生的时间。我希望，即便没说别的，这本书也已经告诉你，在生育力这件事上，如果你想知道你位于周期什么时候，你只需要绘制图表。

附录D

自然避孕方法之间的差异

基于生育觉知的方法（FABMs）是自然方法，需要观察至少一种主要的生育力体征：宫颈液、基础体温和宫颈位置。因此，下表的前三个方法严格来说不是FABMs，但有时会归为一类，因为它们仍然属于自然疗法。

方法	安全期避孕法	标准天数法	周期念珠法	两天法
观察的生育体征	无	无	无	宫颈液
注释	一种基于数学公式的过时方法，使用过去的周期长度来预测未来的可育期	类似于安全期避孕法。如果女性周期稳定在26~32天，则假定该女性第8~19天为可育期，避免进行无保护的性生活	周期念珠只是一个小工具，可与左侧的标准天数法一起使用。但是，这很容易造成困扰，因为珠子上没有印实际的日期。因此，实际上，它更适合与"标准天数法"一起使用	右侧列出了比林斯方法的简化版本 本质上，此方法仅询问你是在这一天还是前一天观察到分泌物。如果你对其中任何一项回答是"是"，那这一天你将被视为是可育的 它不用区分分泌物的质量，因此很容易理解和应用
有效性	不可靠，因为它不需要每天观察生育体征，因此它不考虑早于或晚于预期的排卵。不建议	它对于周期长度一致的女性可能是有效的。但是，与安全期避孕法一样，它不需要每天观察生育体征，因此它不考虑早于或晚于预期的排卵 因此，对那些只是想拉开孩子间隔或可以接受意外怀孕的女性，可以使用	与左侧的标准天数法完全相同	因为只观察分泌物，所以无法获得体温升高确定排卵的益处 而且，由于其原则不像其他仅观察宫颈液的方法那样严格，因此它可能不那么有效

生育觉知法（FAM）与自然计划生育（NFP）的区别在于，实施自然计划生育的人选择在生育期禁欲，而实施生育觉知法的人则允许自己在生育期使用屏障方法。夫妻联盟是最著名的教授自然计划生育的组织。

比林斯（排卵）法	克雷顿模型系统（CrMS）	杰斯法	BBT（基础体温）法	体征-体温法（FAM / NFP）
宫颈液	宫颈液	宫颈液（加上可选的基础体温或宫颈位置）	基础体温	宫颈液和基础体温（以及可选的宫颈位置）
仅观察宫颈液的方法中首个也是经典的	也称为生育关怀系统。与比林斯法类似，但使用极为精确和标准化的宫颈液描述	类似于左侧列出的克雷顿模型系统，因为它们使用的宫颈液描述几乎是完全一样的精确和标准化的 还为遭遇不同类型月经问题的女性提供全面的保健支持	排卵前的日子是无法进行无保护性交的，因为体温升高仅表示排卵后你是安全的	这种方法至少要观察三个主要生育力体征中的两个，还可以加上两个次级体征（如排卵痛或点滴出血）
相当有效，因为在避免自然怀孕时，宫颈液是最重要的检查指标 但无法获得体温升高确定排卵的益处，所以没有本书中教授的体征-体温法那么有效	和左边的比林斯法一样，它是相当有效的，因为在避免自然怀孕时，宫颈液是最重要的检查指标 但同样的，无法获得体温升高确定排卵的益处，所以没有本书中教授的体征-体温法那么有效	同样，和比林斯法一样，它相当有效，因为在避免自然怀孕时，宫颈液是最重要的检查指标 由于杰斯法也教你使用可选的基础体温和宫颈位置，所以它可以和体征-体温法一样有效	它非常有效，但仅在排卵后有效	这被认为是所有自然方法中最全面和最可靠的，因为这两个主要体征必须相互印证，才被认为是安全的 这是本书中教授的方法

附录E

——✦——

只绘制一个生育力体征的避孕原则

最有效的自然避孕方法是绘制至少两个主要生育体征以相互印证的方法，就像本书中所教的体征-体温法。然而，在你的生活中，有时候不方便绘制一个以上的体征，所以下面的原则更为保守。尽管如此，你还是应该意识到，仅仅绘制一个体征，即使使用这些调整后的原则，也可能导致避孕有效性降低。

在继续阅读之前，你应该确定你已经消化了第六章和第十一章中的概念，包括如何画基准线，如何建立你的基本不育模式（BIP），以及如何识别你的变化点。

此外，在你生命的各个阶段，当你连续数周到数月没有排卵的时候，你会希望遵循附录I中的原则。

只记录体温原则

体温升高原则

安全期是体温连续高于基准线的第3天的晚上，并且第3天的体温至少高出0.3℉。

如果你只记录你的基础体温，那么只有在排卵后你才能认为无保护性交是安全的，因为体温无法预警即将排卵，它们只在排卵已经发生后才能确认。

　　此外，直到体温在基准线上的第4晚，你都不要认为自己是安全的，因为你没有观察到宫颈液是否印证你的体温。最后，如果你发热了，就会影响你的体温；或者你的图表没有清楚地显示排卵的体温升高，你就不能依赖这一条规则。

只记录宫颈液原则

　　请注意，如果你没有绘制体温图表，则必须遵循以下所有原则。

排卵前

出血原则

避免在任何出血的日子进行性交。

　　因为你不能观察到体温升高，也就无法确认你正在经历的出血是排卵后12~16天发生的真正月经，所以你必须认为任何出血都有潜在的生育力。这是因为你不能冒险误解了排卵期点滴出血或其他原因出血。

干燥日原则

排卵前，你阴道干燥的每个晚上都是安全的。但第2天，残留的精液可能会掩盖你的宫颈液，因此那是潜在可育的。

　　等到晚上可以确保你不会错过白天出现的宫颈液。但如果第2天有精液残留，可能会掩盖宫颈液，所以那天应该禁欲。

排卵后

修正的高峰日原则

你在高峰日后连续第4天的晚上是安全的，这是蛋清状宫颈液或润滑阴道感觉的最后一天。如果湿的宫颈液、出血或阴道润滑感再次出现，你必须重新开始高峰日计数，然后再考虑自己的安全期。

这条规则之所以被修正为比第160页上的正常高峰日原则更严格，是因为没有体温升高来确认排卵是否真的发生了。

附录F

排卵前检查内部宫颈液

这种观察是相当棘手的，不容易从书中学习。所以，如果可能的话，我会鼓励你要么去上课，要么去见一位生育觉知法专业人士，要么去做一个电话咨询，以便更好地了解内部检查的细微差别。

生育觉知法的体征-体温法的原则是基于检查阴道口的外部宫颈液。关键的概念是学习如何在月经结束后的几天内确定变化点，当你接近排卵期时，你的宫颈液开始由干变湿。几乎所有的女性在变湿之前都会有过渡型的宫颈液，不管是黏稠的、乳胶状的、块状的，甚至是不湿的。你应该能够在阴道开口处找到所有这些类型，用叠平的纸巾从前到后擦拭会阴时可以观察。

但是，如果你使用生育觉知法进行避孕，在排卵前可能会有一些情况需要检查宫颈处的宫颈液。

● 你需要确保可以正确解读宫颈液

● 你不确定你是否辨认出了排卵前干燥日

● 你在阴道口看不到多少宫颈液，所以想检查一下你的宫颈流出了什么

● 你的感觉和你看到的不一致（例如，你感到完全干燥，但看到内裤上有一个圆形的湿圈；或者你感到潮湿，但在阴道口处什么也没看到）

● 你一天中大部分时间都在运动，因此出汗很多

● 你正在哺乳或更年期，或其他任何不规律排卵的时间，并且严格依赖宫颈液

当然，唯一值得进行内部检查的时间是在你确定外部干燥的日子，因此你想确认自己排卵前性交确实是安全的。一旦在外部找到了任何东西，就得认为你处于可育期，因此无需再进行内部检查。*

对于大多数女性，最简单的触及宫颈的方法是蹲下，但你可能更喜欢将一只腿放在浴缸上。无论如何，在选择自己觉得最舒服的位置之后，请先插入中指，然后将其略微抽出，一同插入食指，把它们分别放置在宫颈的两侧。

如果你发现自己确实很干而很难这样做，那么这本身就是雌激素水平低下的好兆头，说明你那天可能是不育期。无论如何，诀窍是要用两侧的手指在宫颈轻轻地抽出宫颈液，然后把双指并拢抽出。因为仅靠一根手指无法带出宫颈上任何类型的宫颈液。

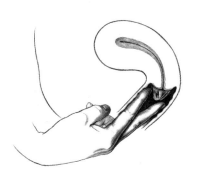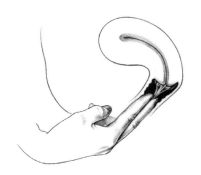

你通常会感觉到某种湿气，因为你的阴道和你的口腔内部相似。当你检查内部时，你经常会发现手指上有一层白色的糊状或云状的薄膜。这很正常。你所看到的很可能只是阴道细胞脱落，这是阴道自我清洁的结果。取出你的手指后，把它们分开，这样你就可以确定指尖之间是什么。是湿的吗？乳脂状？清亮？拉伸性？挥动你的手指几秒钟。如果手指间的分泌物干了，很可能不是宫颈液。

---

* 有两个例外：第一个例外是你的月经周期之后从来没有干燥日。第二个例外是如果你禁欲两周来建立基本不育模式（BIP），并且确定是日复一日地保持不变的非湿质感。如果是这样，那么这些日子你将被视为是干燥的，如附录I中所述。

如果你真的打算在这段时间内进行内部检查，你会希望自己真正熟悉你的内部宫颈液与外部宫颈液的不同之处（特别是，你的阴道内部水分如何影响你观察到的外部情况），这样你就永远有一个日后的参考点。你可能更喜欢使用专门为内部/外部检查而设计的特殊图表。

关键是在排卵前，你应该时刻注意当天你最湿的情况，不管是内部的还是外部的。所以，举个例子，如果你感觉外部干燥，但内部，你注意到宫颈分泌出湿的乳脂状分泌物，保守点说，你判断安全期的时候需要纳入这个观察结果。

其次，在实施本书中体征-体温法避孕的时候，不需要检查你的内部宫颈液，或者说它对有效率没有影响。然而，这是你可以采取的一个步骤，以真正最大限度地发挥它的避孕效果，特别是当你需要比外部宫颈液和基础体温更多一点保证的情况下。当然，和往常一样，你的宫颈的位置也可以帮助证实其他的体征。

你可以在下面的图表上看到内部检查是如何记录的。另外，请注意，tcoyf.com上有一个特殊的主图表，其中有一行是关于内部宫颈液的。

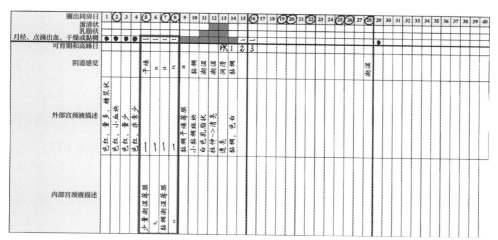

肯德尔的图表。检查内部宫颈液。 肯德尔决定，她想更保守一些，所以需要检查内部宫颈液。这么做以后，在第5~8天，她注意到，即使外部干燥，当她拔出手指时，两个手指上仍有一层微湿的黏稠薄膜。但由于没有任何实际的湿性宫颈液，她放心了，她确实在安全期。

一旦她看到高峰日+3天（由基准线上方的三次高体温证实，本图未显示），确定排卵后安全，她就认为自己在下一个周期前是安全的，不再需要麻烦地检查她的宫颈液。然而，在第28天，也就是月经前一天，她有一种阴道湿润的感觉，这在月经前一天是很常见的。这只是她的月经即将开始的又一个迹象。

附录G

棘手的基准线

没有体温升高	380
体温偏离	381
体温不稳定	382
体温升高势头弱，第3天体温没有高于基准线0.3°F	383
体温每次升高0.1°F（慢升模式）	384
体温急速升高（阶梯型模式）	386
体温升高第2天后下降（回退模式）	387
发热	387

在浏览棘手的基准线之前，你可能需要重新阅读第九章有关激素平衡的信息，因为这些类型的模棱两可的体温变化可能反映出微妙的失衡或黄体功能不足。

没有体温升高

有时你可能会出现无排卵周期。如果发生这种情况，你将不会看到体温从低到高的变化，因为黄体中没有释放出能升高体温的孕酮。

此外，你可能是一小部分对孕酮的效果无反应的女性之一，因此，即使你排卵也不会表现出体温变化。最终确定是否已发生排卵的方法之一是通过超声检查。如果不做这个，经过数周却没有体温升高，你可以进行血液孕酮检查，但是它不如排卵前后的超声检查准确。

你可能由于多种原因而经历暂时性无排卵，例如疾病、压力或卵巢滤泡囊肿。但是，如果你发现好几个无排卵周期，你可能有基础病，例如第八章中讨论的多囊卵巢综合征（PCOS）。最后，你也可能开始接近更年期了，在这种情况下，你将不再像以前一样经常排卵。

如果你正在使用生育觉知法进行避孕，并且已经确定自己确实是少数几个体温根本无法反映排卵的女性之一，那么你仍然可以通过仅绘制宫颈液图使用自然避孕方法。尽管不如本书所教的"体征-体温法"有效，但你也可以通过观察宫颈位置来提高其有效性，从而在出现歧义的情况下提供另一种可以交叉印证的体征。

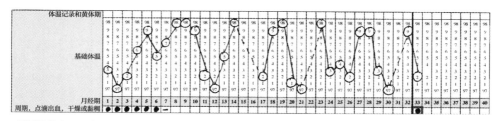

无体温升高。 显然没有排卵后低至高体温的模式。

体温偏离

如果你的体温明显偏离（例如，由于发热、前一天晚上喝酒或者由于睡着了而没有准时量体温），只需应用"经验原则"，用经验遮盖所有偏离体温。在异常体温两侧的正确体温之间绘制一条虚线。如第89页所述，在计算基准线时，你要计算上升之前的6个低体温，注意，其中不包括偏离体温。

如果体温升高后偏离体温较低，则可以采用相同的虚线原理。但是，如果你使用生育觉知法进行避孕，则在体温升高后的3天之内，绝对不要忽略低体温。为了安全起见，在你认为自己不育之前，你必须在基准线以上计算3个正常体温。当然，观察你的宫颈液和宫颈位置将有助于澄清任何歧义。

有关在体温升高之前和之后如何使用"经验原则"的两个示例，请参见下图。

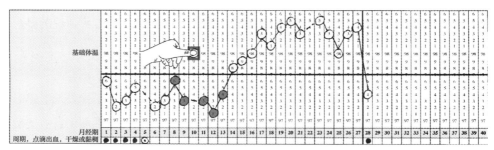

露西的图表。体温升高前6天内的偏离体温。请注意，露西在进行体温升高之前先算出6个低体温，但是由于她应用了经验法则，因此绘制基准线时不包括偏离体温。

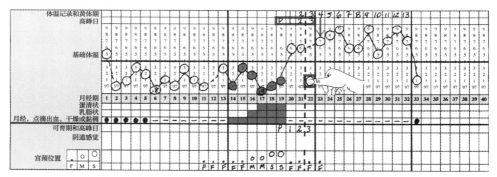

劳伦的图表。体温升高后第一个3天之内的偏离体温。请注意，为了避孕，劳伦认为自己仅在体温升高后的第4天安全，因为在3天的计数中，她的体温之一降至了基准线以下。如果她想特别保守，可以等到基准线以上的高体温连续第3个晚上。但是在这次情况下，她的高峰日和宫颈位置都很明显，因此，她能够把第23天视为第1个安全期夜晚。

体温不稳定

有些女性可能发现她们的体温似乎并没有遵循低开高走的经典模式。对于这些女性，请考虑尝试以下任何一种方法。

1. 如果使用电子体温计，请检查电池电量是否充足。

2. 在哔声之后再增加保持体温计1分钟。

3. 考虑尝试使用玻璃体温计，因为数字体温计可能对某些女性而言不太准确。如果换了，请务必在测量体温的时候保持整整5分钟。

4. 无论使用哪种体温计，都应考虑通过阴道而不是口腔来测量基础体温。（当然，在整个周期中保持一致。）

5. 请记住，某些因素肯定会提高基础体温，例如发热，前一天晚上喝酒或缺乏连续3小时的睡眠。

6. 尝试每天大约在同一时间测量体温。如果比正常时间晚睡觉，你的体温可能会上升。请在表格的适当位置记录测量时间，并使用第89页上讨论的经验法则来降低睡眠可能导致的偏离体温。（这会防止你将高体温视为体温升高，而实际上还未发生。）

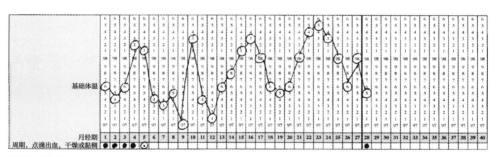

体温不稳定。

体温升高势头弱，第3天体温没有高于基准线0.3℉

并非所有的体温升高都是显而易见的，这就是为什么绘制你的其他两个主要生育体征（宫颈液和宫颈位置）非常有用。无论如何，研究本附录中的图表将有助于提高你的解释技巧。

你必须能够准确地识别你的体温升高以便能够应用体温升高原则。这条原则说，当你的体温高于基准线连续3天，只要第3个体温在基准线以上0.3℉，第3个晚上就是安全期。然而，如果它没有达到0.3℉，你仍然可以依靠生育觉知法来避孕，但要等到第4个体温高于基准线的晚上，如下图所示。

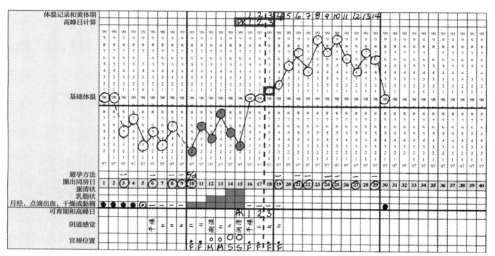

卡莉的图表。微弱的体温升高。卡莉通常有很明显的体温变化，但在这个周期里，她第18天的体温没有达到基准线以上至少0.3℉。然而，那一天已经是她高峰日后过了3天，而且她的宫颈又恢复到了低位、闭合而硬实。不过，为了更保守，她还是选择等到她有4个体温高于基准线，也就是从第19天开始。

请注意，在第10天，她已经开始进入可育期，因为黏稠宫颈液开始出现了，她性交时使用了避孕套和避孕膜。不过，那天之后，她和她的伴侣禁欲了，直到第19天。

体温每次升高0.1℉（慢升模式）

一些女性会注意到，她们的体温不会比前6个低点组高出至少0.2℉，而是偶尔一次只上升大约0.1℉。虽然这种类型的转换看起来很难解释，但实际上是相当容易的。

注意你的体温第一次至少比前6次最高体温高0.1℉的时候。当它再次升高0.1℉时，回顾并标明第一次升高前的6天。把它画出来。当你的体温高于基准线至少3天后，且第3个体温高于基准线至少0.3℉时，你可以认为第3个晚上是安全期。

对于避孕者，要在这种相当罕见的体温模式保持保守，如果你的体温没有上升到至少基准线上方0.3℉的第3天，你可以选择更谨慎，不能认为自己已经进入不育期，直到：

- 第4个体温高于基准线的晚上（而不是第3个）
- 高峰日加4的晚上（而不是加3）

对于备孕的人来说，你应该考虑到排卵后期是指所有体温高于基准线的阶段，但是要意识到你的排卵可能提前了一天左右。请记住，排卵最可能发生在高峰期或后一天。

在下图中看慢升模式在图表上会是什么样子。

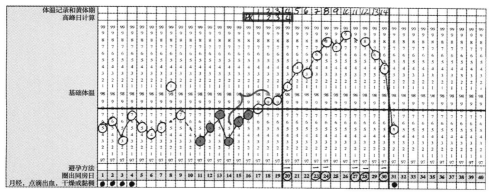

基拉的图表。慢升模式。注意第17天出现的体温的细微上升，只有0.1℉，这是第1个高于它之前6个的体温。需要保守避孕的话，基拉认为自己不是安全期，直到第4个高体温，也就是真正在基准线以上的第3个体温，在这个周期中是第20天。注意，她依然保守地等到高峰日加4而不是高峰日加3。在这种情况下，这两个保守原则是一致的。如果它们不一致，这是个好机会来观察宫颈是否与这两个体征吻合，如果宫颈低位、闭合、紧实，则可以认为是安全期。

体温急速升高（阶梯型模式）

最常见的一种体温模式是在最初的几天内发生较低的体温增加，然后出现较高的体温。换句话说，你可能会注意到6个低体温的集群，然后出现0.2℉的升高，持续3或4天，然后是更高的体温。基准线画在比之前的低体温集群至少高0.2℉的第一次提升之后。

对于避孕者，如果你的体温在第3天没有上升到基准线0.3℉以上，你不能认为自己是安全的，直到：

● 第4个体温高于基准线的晚上（而不是第3个）
● 高峰日加4的晚上（而不是加3）

对于备孕的人来说，在计算黄体期的时候，你应该考虑到排卵后期是指所有体温都在基准线以上。

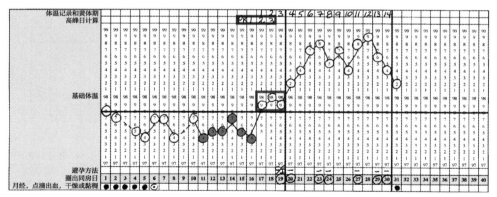

丹妮尔的图表。阶梯型模式。注意第17、18天和19天3个高体温的初始增加。为了保守地避孕，丹妮尔可以等到基准线上的第4个晚上，因为她的体温在这附近开始上升。但是因为她的高峰日是在第15天（从图表顶部的高峰日记录行可以看出），第19天对于高峰日原则来说已经是保守的了，因为在那个点上它是高峰日加4。她仍然不愿冒险，选择在那一天使用避孕套和避孕膜，然后认为自己在第20天是完全安全的。

体温升高第2天后下降（回退模式）

一些女性注意到，她们的模式是在体温升高的第2天会有下降，随后体温会持续上升，直到月经期。如果只是单日下降，就没有必要重新划定基准线。

对于避孕者，保守地说，你应该在第2次持续上升后重新开始计算，以绝对确定卵子已经死亡。如果你不想额外等待2天，你可以依靠高峰日原则来标志不孕期的开始。不可否认，这可能会影响避孕的效果，但是如果你确认你是干燥的，你的体温回到了基准线以上的高体温，你的宫颈回到了低位、闭合、紧实的不孕状态，那么怀孕的风险就会很小。

对于备孕的人来说，你应该假设自己在高峰日的那一天或后一天排卵。如你所知，这是湿性宫颈液或阴道感觉润滑的最后一天。

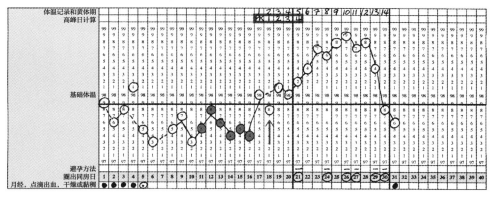

卡特琳娜的图表，回退模式。 在这个周期中，卡特琳娜的体温在提升的第2天跌到基准线以下了。保守做法，她需要重新开始计数，直到它再次升到基准线以上。（事实上，即使她的体温没有下降到基准线以下，按高峰日加4计算也是最安全的，因为她在第19天，也就是升高的第3个体温没有达到基准线以上的0.3℉。）

在这种情况下，因为她的高峰日和她体温升高是同一天，也就是第17天，她需要按照高峰日加4计数而不是高峰日加3。这些保守的调整意味着她到这个周期的第21天才安全。

发热

在绘制图表的时候，你不可避免地会时不时地发热。实际上来说，它最好是用经验法则来处理，如第89页所述。假设体温超出图表范围（就像以前那样），你可以简单地记录超过99℉（37.2℃）的体温，在备注行中记录你的疾病症状。一定要在发热两边的正常体温之间画一条虚线。此外，请记住，如果你使用的是玻璃BBT体温计，在你生病的日子里，你需要切换到数字或发热体温计。

根据发热的强度和在周期中出现的时间，有三种可能的结果。

1. 没有影响
2. 排卵延迟，导致周期延长
3. 抑制排卵，导致无排卵周期

如果发热发生在你排卵之后，它几乎肯定没有影响。如果它发生在你排卵之前，三种情况都有可能。

对于避孕者，你可以继续使用生育觉知法避孕，可以用所有在第十一章中描述的原则。然而，如果你发病是在排卵前，你显然必须消除因发热而影响的体温，因此你不能按照体温升高原则从第3天开始计算，而要等到你病好。千万不要假设你已经进入了排卵后不育期，除非你可以在没有任何发热干扰的情况下，清楚地验证体温升高，也就是连续3个高体温。最好确认一下你的其他生育体征也反映了你已经进入了不育期，再确定你是安全的，正如对页翠西的图表所示。

月经周期中有一段时间会比较棘手，那就是你在马上要排卵前的几天里生病了，就像在对页艾丽的图表中看到的那样。不过，你应该能够确认排卵已经发生，因为一旦你不再生病，你的体温就会下降到正常排卵后的较高范围。如果发热延迟（或抑制）排卵，你的体温会一路下降到排卵前的较低范围。

和往常一样，你应该记住，使用生育觉知法作为避孕方法的最有效的方式是确保至少两个主要的生育体征相吻合。这样一来，你就不太可能把发热误解为体温升高。

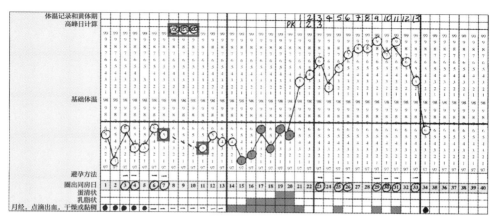

翠西的图表。排卵前发热。在周期第8天，翠西醒来的时候发现自己重感冒了，这令她的体温连续3天偏离图表。她在第8天到第10天使用了经验法则，在本例中省略了那些大于等于99℉（37.2℃）的体温。在恢复后，她能够确认自己仍然没有排卵，因为她的体温在第11天恢复到较低的排卵前范围。在她继续绘制图表的过程中，她的体征反映了排卵延迟，在这种情况下，排卵可能发生在第20天左右。

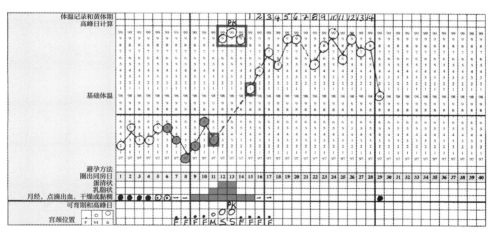

艾丽的图表。排卵时发热。艾丽从第12天开始，醒来的时候有感冒和低热。她根据经验，忽略了第12～14天。到第15天完全恢复时，她注意到她的体温只下降到相对较高的排卵后范围。因此，她可以在第15天开始记录体温，并在第17天通过她的另外两个主要生育体征——宫颈液和宫颈位置——确认她已经排卵（如果她的病情严重到推迟排卵，她的体温就会回到排卵前的较低范围）。

附录H

哺乳期使用生育觉知法

请注意，如果你没有掌握第六、七章和十一章中讨论的基本原则和条款，那么这个附录将会使你感到困惑。此外，你还需要阅读下一个附录，以应用无排卵周期的避孕原则。

如果可能的话，我建议你在哺乳期间依赖自然避孕措施之前，先咨询生育觉知法或自然计划生育顾问，因为你在这段时间内的生育体征可能是模棱两可的。

对于那些认为生完孩子后你会有时间做爱的乐观主义者来说，这个附录是为你准备的。尽管哺乳对于大多数女性来说是一段美妙的经历，但要确定何时会恢复生育力却很有挑战性，即使是对那些之前已经绘制过图表的女性来说也是如此。所以让我们从一开始就把问题说清楚。

女性在哺乳期也可能会怀孕，
尤其是她们不记录宫颈液的话！

那么，为什么会有这么多关于女性在哺乳期间是否有生育力的困惑呢？事实上，每个人都知道有邻居、朋友或亲戚发誓说她在哺乳时怀孕了或没有怀孕。这些女性随后成为人们判断哺乳避孕效果的标准。

部分问题在于，大多数哺乳的女性错误地认为，只要月经没有恢复，她们发生性行为就不会带来后果。没有月经，没有问题，对吧？

错了。你们中那些已经读过这本书的人，可以在睡梦中背诵这种思维的错误逻辑。请记住：排卵早于月经，因此，即便你还没有月经，仍然可以释放卵子并怀孕，到分娩之前一个卫生巾也用不上！

在任何情况下，为什么一些哺乳的女性确实怀孕了，而另一些却没有，原因在于她们如何哺乳，或者更具体地说，是哺乳的强度和频率。这其实是简单的生物学原理，因为每次婴儿吮吸乳汁时，母亲就会释放催乳素和催产素，从而抑制各种排卵激素，包括促黄体素。

哺乳如何影响生育力的恢复

不同的哺乳类型在女性恢复排卵周期方面会产生不同的结果。如果你打算亲力亲为，你可能要考虑三种不同方法的优点、缺点、便利和后果。更具体地说，抑制哺乳期间排卵的三个因素如下：

- 持续几个月
- 每24小时的哺乳频率
- 哺乳强度——更具体地说，你什么时候开始使用奶瓶、固体食物等

哺乳持续时间

在所有的关键问题中，这是最直接的问题。这只是指你哺乳期持续的时间。当然，如你所料，哺乳期时间越长，你抑制排卵的概率就越大。

吮吸的频率

婴儿吮吸得越频繁，排卵的可能性就越小。尽管有很多因素会影响哺乳期月经周期的回归，但对女性生育力影响最大的是哺乳频率，而不是持续时间。因此，举例来说，如果你的宝宝只是每20分钟吮吸乳房2分钟，这比他每小时吮吸6分钟更有可能释放抑制排卵的催乳素。

更现实的情况是，你的宝宝可能需要在白天至少每2~3小时吸一次奶，晚上至少每4小时吸一次奶，以延长你的不育期。不管怎样，关键是你的宝宝离开你乳房

的时间越长，频率越高，你就会越早开始排卵。

哺乳的强度

本质上有两种不同类型的哺乳：部分母乳和纯母乳。和所有事情一样，两者都有利弊。

部分母乳是发达国家女性最常见的喂养方式。通过部分母乳，女性可以按照时间表对婴儿进行哺乳，而且她可以高高兴兴地看到宝宝尽早睡整觉（你能责备她吗？！）此外，她可能会在分娩后的几周或几个月内开始补充配方奶、婴儿食品、谷物。

她也可能为她的宝宝混合进行母乳亲喂、母乳瓶喂和配方奶粉。当然，这种哺乳方式非常方便，但它严重限制了吮吸乳房的频率，这意味着有时女性会在产后3个月左右就出现首次排卵和月经周期。

纯母乳的定义是，在宝宝出生后的6个月里，无论何时，只要宝宝需要，都日夜哺乳。换句话说，他所有的营养都来自你的乳房，因为你不给他奶瓶、固体食物，甚至不给他奶嘴。你的宝宝离你如此亲近，你可以在任何他想要的时候给他喂奶或安抚他。*

通过这种哺乳，婴儿完全从母亲身上获得母乳，无需补充。事实上，母亲可能离家工作，挤奶，而通过其他人用奶瓶给孩子喂奶。然而，你需要意识到，如果你的宝宝在他想要时没有吮吸，你的生育力可能比你认为的恢复得更快。

---

* 事实上，全世界的计划生育专家已经确定，如果你符合以下泌乳闭经法（LAM）的3个标准，你排卵的机会只有2%。（lactation指泌乳，amenorrhea指月经不来。）

- 你的月经还没来
- 你正在纯母乳或几乎纯母乳
- 你的宝宝还不到6个月

然而，我之所以只把LAM作为纯母乳的脚注，是因为他们的研究结果主要是基于发展中国家的女性，在这些国家，母乳的实践方式通常与西方社会非常不同。例如，他们的婴儿经常被婴儿裹布或包带持续抱在身上，日夜不停地吮吸乳房，抑制排卵的益处最大。
此外，婴儿通常和他们的母亲一起睡，可以有更多的吮吸机会。当然，这种形式的哺乳不包括定期喂养、补充、奶嘴、奶瓶，甚至是母乳瓶喂。
由于显而易见的原因，在工业化的文化中，很少有女性能够成功地维持这种形式并总是和孩子们一起。因此，她们通常不能仅仅依靠哺乳作为一种有效的避孕方法。

尽管许多母亲在晚上至少每4~5小时给哺乳一次，宝宝也可能长时间睡在另一个房间。事实上，即使这理论上被认为是"纯母乳"，对一些人来说，它可能包括计划哺乳，以及相对较长的与宝宝分开的时间。这一类型的女性通常会在一年内恢复第一次月经。

无论如何，上天开玩笑似的，把全母乳女性设计成拥有无排卵的天赋，但是，唉，睡眠被剥夺的疲惫阻止了她们获得避孕的益处。

决定什么类型的哺乳适合你

选择自己的哺乳方式是一个非常个人的决定。分娩后哺乳的方式和时间取决于很多因素，包括你自己的目标和生活方式。你的决定也会受到你和宝宝整体健康状况的影响。不管你做什么决定，都别管别人怎么说。

当然，一个新妈妈不仅要考虑自己的需要和愿望，还要考虑孩子的。如果她的目标是长期哺乳，将需要进行频繁的哺乳，白天和晚上都要保证持续的乳房刺激和足够的乳汁供应。在这种情况下，在晚上她可能会考虑让孩子和她一起睡在床上，或婴儿床就在大床旁边，在白天用婴儿包带裹起宝宝。所有这些事将使频繁吮吸变得轻松和容易。

如果一位母亲知道她将在3~4个月内返回工作岗位，并且她想要长期哺乳孩子，她需要考虑有离家外出的时候，多久可以挤奶一次。想要长期哺乳的女性还需要决定，当宝宝晚上开始连续睡4或5个小时以上时怎么办。她要叫醒宝宝，让宝宝睡觉，还是选择吸出母乳？如果一个刚开始全母乳的女性决定在6个月之前就引入辅食，她要知道，在享受时间灵活性和独立性的自由增加的同时，也要为更早的第一次排卵做好准备。

无论如何，如果哺乳成为一种负担，也许是时候重新评估你的目标和计划了。没有正确答案。每位女性都需要找到适合自己的平衡。定义这种平衡将需要考虑她的个人喜好和生活方式，以及她的真正承诺，这是一个最终非常可喜但往往相当耗时的过程。

绘制图表，生育觉知法和恢复生育的过渡

哺乳女性几乎总能通过观察她们的宫颈液得到生育力恢复的警告。事实上，在经过几个月的无排卵后，当身体最终试图排卵时，她们可能会有许多比正常时久一点的宫颈液斑块。更具体地说，你可能会注意到相当多的"假性启动"，当你的身体试图越过排卵必须的雌激素阈值时，你会出现越来越多的可育质宫颈液斑块。

在任何情况下，为了在哺乳期进行图表绘制，你首先要等到恶露停止。恶露是属于子宫内膜的流血和点滴出血，来自胎盘在分娩排出前嵌入子宫内膜的位置。当它愈合时，通常会变得不那么红。恶露可能继续到分娩后大约5周。

为了让你的身体和宫颈有机会从分娩中恢复过来，你应该在6周左右的时间内都不要同房。但是如果你继续检查你的宫颈，你会注意到，在阴道顺产之后，宫颈更像是一个微微张开的水平裂缝，而不再是一个小的圆凹。因此，你可能需要一些时间来了解现在宫颈打开和闭合时的感觉。

无论如何，一旦你准备好再次绘制图表，下一个附录将详细说明在经历无排卵（无论什么原因，包括哺乳）时如何使用生育觉知法。另外，第396~397页有一个总结表，根据你哺乳类型的不同列出了各种生育觉知法的原则。如果你计划将哺乳用于避孕，你可能需要把以上这两种方法都多看几次。

分娩后至正常周期的过渡

分娩前的典型周期

第1阶段	第2阶段	第3阶段
排卵前	围排卵	排卵后
低生育力	可育的	不育

分娩后的前3个周期

你分娩后的第1个周期可能要等几个月甚至1年，直到你最终排卵。最初大约5周，你正在愈合的子宫中会排出血性分泌物（称为恶露）。即使在不育的那几个月里，你还是可能会遇到大量的湿性宫颈液，你需要把它们当作潜在的生育力来处理。最后，你会排卵，产后的第1个黄体期通常比正常短。

第1个产后周期	1 低生育力	2 可育（湿性斑块）	1 低生育力	2 可育（湿性斑块）	1 低生育力	2 可育（湿性斑块）	1 低生育力	2 可育（湿性斑块）	3

你的第2周期可能相对正常，但如果你的排卵期较长，黄体期仍较短，不要感到惊讶。

产后第2个周期	1 低生育力	2 可育	3 不育

你的第3个周期通常会回到你生孩子前的正常周期。

产后第3个周期	1 低生育力	2 可育	3 不育

关于哺乳时自然避孕的结束语

在经历从分娩到恢复月经周期的转变时，要时刻注意宫颈液的变化，这可能预示着排卵的到来。在你看到变化之前，可能不愿意测量体温，但是一旦你测量了，你也可以在任何不确定的时候检查你的宫颈。

如果你经过几周甚至几个月的湿性宫颈液才回到正常的周期，也不用感到惊讶。可以理解的是，如果你试图避免再次怀孕，这会非常令人沮丧。所以你需要决定是在可拉伸宫颈液期间禁欲还是使用屏障法。

记住，你的身体已经很长时间没有排卵了，它可能需要一段时间才能恢复到正常的生育模式。虽然这可能会考验你的耐心，但请试着客观看待这一切。用不了多久，你的宝宝就会长大并开始约会了，那你要处理的事情可比你自己的避孕问题大多了！

哺乳期间的自然避孕原则

哺乳的程度	自然避孕原则	何时恢复观察宫颈液、体温和宫颈位置	备注
完全不母乳（奶瓶喂养）	不变日原则 湿斑块原则 上面列出的两条原则将在下个附录讨论，直至确定排卵后加上体温升高 然后返回到普通生育觉知法原则如下： 前5天原则 干燥日原则 高峰日原则 体温升高原则	**宫颈液** 在分娩后大约5周，恶露消失后 **体温** 分娩后约3周 **宫颈位置** 在医生允许你继续性爱后——通常是产后4~6周	周期可能在产后7~9周后恢复 你必须考虑你自己处于排卵前，直到你可以证实排卵，出现体温升高后大约2周来月经（但要记住这一点，产后最初的几个黄体期可能是短暂的）

续表

哺乳的程度	自然避孕原则	何时恢复观察宫颈液、体温和宫颈位置	备注
部分母乳 用奶瓶、果汁和固体食物补充。可以给安抚奶嘴 这也意味着哺乳少于白天每4小时1次，夜间少于每6小时1次	不变日原则 湿斑块原则 上面列出的两条原则将在下个附录讨论，直至确定排卵后加上体温升高 然后返回到普通生育觉知法原则如下： 前5天原则 干燥日原则 高峰日原则 体温升高原则	**宫颈液** 在分娩后大约5周，恶露消失后 **体温** （会最先出现） ● 你觉察到基础不孕模式变成湿性宫颈液模式 或 ● 出血 或 ● 哺乳频率减少 或 ● 你开始引入辅食 **宫颈位置** 在医生允许你继续性爱后——通常是产后4~6周	部分哺乳的图表绘制是最具挑战性的，因为它更难预测你什么时候会恢复排卵 你必须考虑你自己处于排卵前，直到你可以证实排卵，出现体温升高后大约2周来月经（但要记住这一点，产后最初的几个黄体期可能是短暂的）
全母乳 日夜哺乳，按需喂养。宝宝的所有营养来自你的乳房，因为你不给奶瓶、固体食物，甚至是安抚奶嘴 它至少也意味着白天每2~3小时、夜间每4~5小时哺乳	不变日原则 湿斑块原则 上面列出的两条原则将在下个附录讨论，直至确定排卵后加上体温升高 然后返回到普通生育觉知法原则如下： 前5天原则 干燥日原则 高峰日原则 体温升高原则	**宫颈液** 在分娩后大约5周，恶露消失后 **体温** （会最先出现） ● 你觉察到基础不孕模式变成湿性宫颈液模式 或 ● 出血 或 ● 哺乳减少，日间超过3小时，夜间超过4~5小时 或 ● 你开始引入辅食 **宫颈位置** 在医生允许你继续性爱后——通常是产后4~6周	你可以在前6个月使用泌乳闭经法（LAM）作为指导方针。但是，你仍然应该检查宫颈液，以避免任何意外 LAM的使用标准如下： 1. 月经还没有恢复（你可以忽略前56天的流血） 2. 婴儿小于6个月 3. 你在全母乳，如第一列中的定义

附录I

在长周期和无排卵期使用生育觉知法

> 如果你的图表显示你的排卵期正常，就没有必要阅读这几页。但是如果你没有，或者你的周期超过38天，你应该在进一步阅读之前回顾并理解第六章和第十一章的基本原则。哺乳期女性应另外阅读附录H，专门讲述哺乳期的生育觉知法用法。
>
> 不管你为什么不排卵，你都要知道，在这些月经变化的时期开始学习生育觉知法是更困难的。如果你感到困惑，我建议你在这段时间找一位家庭顾问咨询。

典型的女性一生中会经历大约400次月经。好吧，你可能忍不住要发牢骚了！但请记住，并非每次出血之前都有排卵，因此，准确来讲，这种出血不一定是来月经。事实上，女性可能几个月甚至更长时间不同时出现排卵或出血——或者就是无排卵性出血。最有可能经历无排卵周期的女性是：

- 青春期少年
- 避孕药停药
- 治疗多囊卵巢综合征或其他激素性基础病，如甲状腺功能亢进或减退
- 运动强度高或体脂过低的女性
- 因疾病和旅行等因素而承受压力时
- 产后，不论是否哺乳
- 更年期

从其不同原因推断，无排卵可以是暂时性的，持续时间不超过一两个月，或者可能持续数年。不管怎样，大多数女性会时不时地有一个无排卵周期。要理解的关

键是，如果你排卵，你将有一个月经周期（当然，除非你怀孕了），但如果你流血，这并不一定意味着你排卵！

当然，当一个女人不排卵时，很明显她没有生育力，对吗？这个，对，也不对。当女性不排卵时，她们显然没有生育力。然而，具有讽刺意味的是，无排卵周期，或者更通俗地说，异常长的周期，可能更难以解释，因为不会发生明显的生育模式。你不会看到预测性的可育质宫颈液的积聚，随后也没有干燥和体温升高。因此，从本质上讲，你必须把每一天都当作是排卵前的，因为排卵仍有可能发生。*

不排卵时的基础不孕模式（BIP）

如第六章所述，所有排卵女性都有一个基础不孕模式，是她们在经期后的几天和变化点之前产生的某种类型的宫颈液，表明雌激素水平正在上升。

对一些人来说，可能是干燥几天。对于其他人，可能是黏稠的或其他非湿性质。重要的是，它的性质是相同不变的，日复一日。对于月经周期很短的女性来说，她们可能根本不会有基础不孕模式，而是可能会在月经后立即产生湿性宫颈液，这意味着在每个月经周期都会提前排卵。

然而，在无排卵或异常长周期中，你的基础不孕模式可能会延长数周甚至数月。再说一次，许多经历了漫长的无排卵期的女性每天都是干燥的。另一些人可能会注意到，她们在不排卵的日子里经历的不是干燥，而是日复一日的相同类型的不变的非湿性宫颈液。不管怎样，如果你在经期结束后一周左右的时间里没有正常类型的月经后宫颈液，你的身体显然反映了你的卵巢缺乏活动。因此，这样的日子可以被认为是干燥日，但只有在你明确地建立了你的非排卵基础不孕模式之后才能如此，如下一页所述。

---

* 虽然本附录讨论的是在无排卵期的避孕问题，但月经周期异常长的女性也应该使用本附录，因为她们有同样的问题。无排卵和长周期的根本原因，以及避孕的方法，基本上是一样的。

建立你的基础不孕模式（BIP）

为了建立基础不孕模式，你应该禁欲两周，以免受到精液和杀精剂的干扰，或者其他任何可能掩盖观察宫颈液的东西。一旦你连续两周仔细观察并绘制出你产生的不变模式的图表，你就建立了你的基础不孕模式。只有到那时，你才能应用下面列出的两个无排卵规则。

不变的干燥日原则

如果你的两周基础不孕模式（BIP）是干燥的或本质上日复一日都是相同质量的非湿性宫颈液，你在每一个干燥日或不变的黏稠日的晚上进行无保护性交都是安全的。

然而，如果第二天残留的精液掩盖了你的宫颈液，你应该用一个问号来标记，而不能认为那天是安全的。此外，湿性宫颈液基础不孕模式的女性，只有在基础不孕模式改变的时候才能认为自己不育。

正如第79页所述，性交后将精液从阴道排出的一个技巧是做SET，即精液排出术。然后，如果在性交后的第二天，你再次经历了本质上相同的没有变化的干燥或非湿性的宫颈液，你在那个晚上进行无保护性交是安全的。

黏稠的宫颈液不变日原则示例

蔻莉的基础不孕模式图表。蔻莉禁欲两周，以便确定自己的基础不孕模式。一旦她发现应该是不变的黏稠状宫颈液，她在每个黏稠日的晚上都可以认为是安全期。

两个具有挑战性的基础不孕模式

干燥和黏稠宫颈液同时出现

你的宫颈液并非日复一日的干燥，在你的生活中，你可能会在确定基础不孕模式的两周时间内观察到一种干燥和黏稠的模式。

如果你是生育觉知法的新用户，我建议你只认为干燥日的晚上是安全期，直到你完全确定你的模式总是在干燥和黏稠之间来回切换至少2周，最好是更长的时间。对于生育觉知法的有经验的用户，你可以选择把这种组合模式作为你的基础不孕模式，但是请记住，关键点是要特别注意湿性宫颈液的任何变化。无论如何，你应该意识到，当你是干燥和黏稠组合性不孕模式时，你可能会冒更大的风险。

出于这个原因，我建议你在性交前检查一下你的宫颈有没有湿性宫颈液（关于内部检查，请参阅附录F）。或者你至少应该确认你的宫颈位置是坚实的、低位的、闭合的。但是，最终你可能会认为这种干燥和黏稠的模式带来的风险不是你愿意承担的，因此选择在非湿性的日子里禁欲或使用屏障。

要查看如何记录干燥和黏稠组合的基础不孕模式，请查看下一页萨莎的图表。

湿性宫颈液

基础不孕模式是每天都有少量湿性宫颈液的女性，应该考虑自己是有生育力的。虽然这种类型的模式可能令人沮丧，因为要区分一种类型的湿和另一种类型的湿实在是太冒险了。你可能还得检查一下，以排除感染或宫颈问题。但是如果你的一切都是健康的，在这些阶段，你可以禁欲或使用屏障，直到你恢复正常排卵。

过渡：即将排卵的迹象

在每个长周期或没有发生排卵的阶段，你的身体可能在为了排卵经历无数次的尝试。在这些过渡期里，经过几周或几个月相同的基础不孕模式（例如，日复一

干性和黏稠组合不变日原则示例

使用的避孕方法																																								
圈出同房日	④	②	③	4	⑤	⑥	7	⑧	9	⑩	11	12	13	14	⑮	16	17	⑱	19	⑳	21	22	23	24	25	26	27	㉘	㉙	30	31	32	33	34	35	36	37	38	39	㊵
蛋清状																																								
乳脂状																																								
月经，点滴出血，干燥或黏稠																																								
可育期和高峰日																							PA	1	2	3	4			PA	1	2	3	4						
阴道感觉		干燥	干		黏稠	干		干燥	黏稠	干		黏稠	干燥			湿润	湿润			干燥	干	黏稠	干	湿润			干燥													
外部宫颈液描述		黄色蛋清 黏稠			白色小块			白色黏稠	糊状	黏稠黄糊	黏稠黄糊	湿、乳脂状 白色可拉伸				黏稠黄糊	糊状	糊状	黏稠黄糊 透明	湿、可拉伸								白色小块												
内部宫颈液描述		黏稠湿润			黏稠湿润		厚白黏	黏稠湿润			黏稠						更多，但黏稠			更多，但黏稠							更多，但黏稠													

萨莎的图表。 由于她是一位保持良好身材的专业花样滑冰运动员，萨莎体脂很低。竞争的压力和她较低的体重使她在比赛期间停止了排卵。所以她选择在图表开始前的两周内禁欲，以建立她的基础不孕模式（BIP），结果得到了一种干燥和黏稠交替出现的组合。

在她干燥或黏稠的日子里，任何一天她都可以认为是安全期，但她仍然选择只在干燥日进行无保护的性交。但是在第55天，在她有黏稠宫颈液的时候，她的伴侣使用了避孕套。在她无排卵的几个月里，她一直密切注意任何湿性宫颈液的斑块，并且在那些日子里禁欲，直到斑块结束的4天后（即PA＋4）。下一页将讨论这个斑块原则。

注意，在第64天，她几个月来第一次出现了蛋清状宫颈液。如果她也记录了体温，那么体温的升高会帮助她了解是否最终排卵。结果是，她没有排卵，而且她能看出来，因为她在接下来的12～16天内没有来月经。

日的干燥，或日复一日的黏稠），你可能会注意到一些变化，比如在干燥或非湿的日子里，散布了一些更有生育力的宫颈液斑块或感觉。持续时间可能从一天到几天不等。

注意到这些变化是至关重要的，因为这是你的身体反映激素活动的方式，最终会导致再次排卵。因此，如果你开始注意到在干燥期有一些斑块或黏稠的湿气，或者在黏稠期有些湿气，为了避孕，你必须遵循下面的原则。

斑块原则（斑块+4）

如果你的两周基础不孕模式（BIP）是干燥的或本质上是日复一日相同质量的黏稠宫颈液，你在每个干燥或不变的非湿性的日子的晚上，都是安全期，可以进行无保护性行为。但是一旦你发现你的基础不孕模式发生**变化**，成了湿性宫颈液，湿的阴道感觉，或者有出血，你必须认为自己是有生育力的，直到斑块日之后的连续第4个非湿日的晚上。

斑块日是基础不孕模式中更具生育力的宫颈液斑块的**最后一天**。

干燥基础不孕模式下斑块原则示例

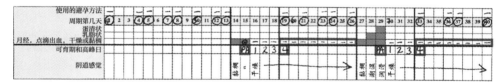

杰奎琳的图表。在她的干燥日里，散布着点滴出血、黏稠或湿性宫颈液的斑块，她一直认为自己是有生育力的，直到她能辨认出斑块日再加1、2、3、4天。所以，在这个图表中，她认为第一个可育期是从第54天开始，一直持续到高峰加4，也就是第59天的晚上。然后她认为自己在干燥日的所有晚上都是安全的，直到第67天她的下一个斑块出现。还要注意的是，如果周期超过40天，你可以将图表的第一天重新编号为41，如上所示。（不育的夜晚用粗线框起来。）

黏稠基础不孕模式下斑块原则示例

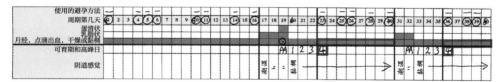

克斯汀的图表，基础不孕模式为黏稠的斑块原则。当克斯汀在她的黏稠日里散布了点滴出血或湿性宫颈液的斑块，她认为自己是可育的，直到她能识别出斑块日加1、2、3、4。所以在这个图表中，她认为第一个可育的斑块开始于第57天，一直持续到斑块加4，也就是第63天的晚上。然后她认为自己所有黏稠日的晚上都是安全的，直到她的下一个斑块出现在第71天。在第72天，她把它标记为斑块加4，在第76天的晚上她又安全了。（不育的夜晚用粗线框起来。）

在无排卵期点滴出血或流血

正如上面的原则所看到的，当女性在无排卵期出现点滴出血或流血时，她们必须将这些特殊的日子视为潜在的可育期。流血可能是激素开始为排卵做准备活动，或本身就是排卵期出血。当然，确定真正月经的关键是观察12~16天前有体温升高。但是，即使你在排卵期没有测量体温，你也需要密切注意类似高峰日的情况（或者在这种情况下，更具体地说，是一种以透明、有拉伸性或润滑的分泌物为顶点的宫颈液斑块）。如果12~16天后出现类似月经的出血，你可以相当肯定地说，你现在所经历的出血是真正的月经。

在任何情况下，决定什么时候开始一个新图表的第一天，可能有点令人困惑，尤其是当你不清楚你目前是不是真正的月经出血。因此，你可以选择在每次出血的第一天开始一个新的图表，或者你可以保持相同的长图表，就像你正在经历一个连续的，可能长达几个月周期的间歇性出血。关键是要能够识别出什么时候的出血是真正的经期。

当然，如果在出血前12~16天出现了体温升高，可以用基础体温证实排卵。但是要注意，当你连续几个月不排卵后第一次恢复排卵时，你的黄体期最初可能很短。举例来说，你可能有一个真正的高峰日，紧接着8天之后就出现了月经。无论如何，一旦你开始观察更多可育质宫颈液斑块，你应该重新开始测量你的基础体温，因为其中的一个斑块将最终导致排卵，而体温升高将明确地证实这一点。

检查你的宫颈

正如你所知道的，你的宫颈位置是一个很好的生育体征，能帮助证实其他体征，尤其是在其他体征模棱两可的情况下。它应该是坚实、低位、闭合的，然后你才能认为自己在安全期。*

---

* 有过阴道分娩的女性的宫颈口可能从来不会完全闭合。相反，它更像是一条微微张开的水平裂缝。无论如何，新妈妈在分娩后至少两个月左右的时间内不应该检查自己的宫颈。

排卵期点滴出血示例

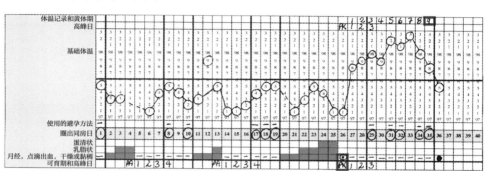

杰拉丁的图表。 杰拉丁有几个月没排卵了，所以她对于任何干燥日里散布的宫颈液斑块都格外警惕，并应用斑块原则，即斑块日+4。但有一天，她注意到她的宫颈液不止是一小块斑块，而且在一两天内变成乳脂状。

这种特殊的斑块从第20天开始，在2天后达到顶点，出现明显的蛋清样宫颈液，随后是一天的轻微出血，这是典型的排卵期出血。果然，她的体温在点滴出血后的第二天，也就是第27天升高了，这证实了排卵很可能发生了。然而，她的黄体期相当短，只有9天。这是一段时间没有排卵的女性的典型症状。黄体期可能需要几个周期才能恢复到更典型的12～14天。

注意，杰拉丁的月经周期可能是80天，甚至是120天，但是她选择像第1天那样重新开始绘制图表（而不是像你前面看到的那样标为第41天）。你怎么舒服怎么来好了。

不那么保守的方法

当你经历一个无排卵的长周期，没有出现体温升高时，你必须认为自己在出现宫颈液斑块的任何一天都是可育的，直到斑块结束后的第 4 天晚上。然而，一些临床医生认为，如果斑块是非湿质的，你只需要等到斑块日后第2个非湿日的晚上（不用等到第4天），如下图奥利维亚的图表所示。理论是，只有两天的非湿质分泌物，然后又干燥了，这是一个雌激素水平不够高的征象，不会导致排卵或改变阴道的pH。

这种方法仍然被认为是安全的，但是如果你绝对不能冒怀孕的风险，你应该等到第4个非湿日的晚上，或者在性交前确认宫颈口没有宫颈液。

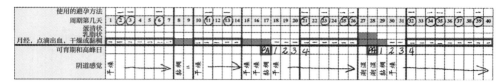

奥利维亚的图表，不那么保守的方法。奥利维亚几周前确定了她的干燥基础不孕模式。所以她认为在所有干燥日的晚上都是安全期。一旦她开始出现任何类型的宫颈液，她基本上就会"静观其变"。如果她只有一两天的非湿性（黏稠）分泌物，比如第8天和第9天，她会在那些日子里禁欲，但在那些黏稠日过后，她会在每个干燥的晚上再次认为自己是安全期。但在第15～17天，她注意到再次出现黏稠，她认为自己在那些日子里是可育的，并应用了斑块+4原则，因为黏稠一旦出现，至少持续3天。最后，在第27～29天，她又有了另一个分泌物斑块，这次是两天的潮湿（乳脂状）和一天的黏稠。所以她再次运用了斑块+4原则，但这次，她最后一天的潮湿实际上是第28天，所以她开始+4的时候，把这一天作为斑块日。因此，她认为从第32天晚上开始是安全期。（不育的夜晚用粗线框起来。）

高峰日和斑块日的区别

两者的主要区别如下。

1. 高峰日通常发生在正要排卵前，通常是宫颈液清亮、有拉伸性，或阴道感觉润滑的最后一天。（相关避孕原则为高峰日+3，或PK + 3。）*

2. 斑块日往往发生在无排卵周期，而且通常是来自不变的基础不孕模式中出现更具可育性宫颈液的斑块的最后一天，例如在不变的干燥日中出现的黏稠斑块。（相关的避孕原则是斑块日+4，或者PA + 4。）

因此，基本上在无排卵周期中，当你的身体试图排卵时，你可能每天都有不变的宫颈液穿插着斑块。最终，其中一个斑块将演变为较湿的典型模式，最终形成清亮、湿滑或润滑的宫颈液或阴道感觉。诀窍是寻找表示最有可能发生排卵的斑块。

---

* 当然，高峰日+3原则也适用于体温升高符合高峰日的女性。如果只检查宫颈液，则运用高峰日+4原则。

正如第十一章中所述的原则，如果确认有体温升高，则最后一个斑块将被视为正常的高峰日模式处理。换句话说，当你达到以下两个条件时，你再次被视为安全：

- 在你的高峰日之后的连续第3天的晚上
- 体温高于基准线，且第3个体温至少升高0.3℉的连续第3天的晚上

从下面图表中可以看到，你如何记录一个包含斑块日和高峰日的周期示例。

斑块日和高峰日原则共同使用示例。

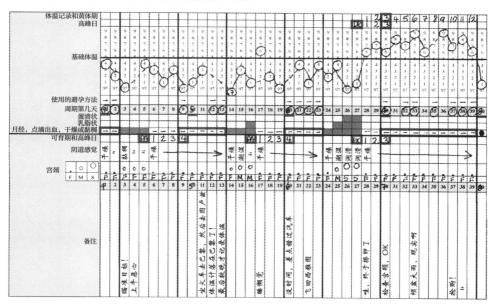

莎拉的图表。宫颈液斑块。莎拉夏天去巴黎旅行时，她的周期被打乱了，因此她直到第67天才排卵（注意这个图表是从第41天开始的）。整个夏天，她的身体有几次"准备"排卵，但随后突然停止，这可以从她体温升高前几周出现的零星宫颈液积聚看出来。对于这些斑块，她使用了斑块日原则。在第66天和第67天，她出现了蛋清状宫颈液，并意识到她很有可能真的要排卵了，这通过第68天的体温升高得到了证实。因此，她运用了高峰日原则，并认为自己在高峰日和体温升高之后的第3天的晚上开始是安全期。（不育的夜晚用粗线框起来。）

关于不同的无排卵情况的特别说明

停服避孕药或其他避孕激素

从口服避孕药转换到自然避孕方法是很困难的，因为你已经习惯了绝对有规律的人工周期。因此，很自然地，最初绘制周期图对你来说会更有挑战性。但一旦你回到正常的生理周期，你就会得到充分的回报，因为你知道你的身体是健康的，远离可能导致的各种不良反应和医疗风险的化学物质。

在任何情况下，当你第一次停用人工激素时，你可能会注意到三种截然不同的基础不孕模式中的一种。

- 没有任何宫颈液
- 持续可育宫颈液，可能是水状的或乳液状的
- 不同类型宫颈液的不规则斑块

如果你的阴道每天都很干，那很好。尽管如此，当你最终接近排卵时，你仍然需要特别注意你周期中发生的变化，并非常小心地遵循本附录中的两条原则。但如果你发现其他两种模式在你的身体再次适应排卵时太模糊，你应该禁欲或使用屏障，直到你看到明显的体温升高来证实排卵。

产后（无论是否哺乳）

关于产后生育力的转变，最重要的一点是了解什么是可生育质的宫颈液。一旦你的月经周期恢复（通过体温升高反映出来），任何排卵前的宫颈液都被认为是可生育的，就像你怀孕之前一样。底线是你将需要回到在第十一章中讨论的用于正常周期的四个标准原则。

更年期

遵循基础不孕模式原则的更年期女性怀孕的风险可能比她们的同龄人更高。因此，尽管女性在40多岁时确实生育力较弱，但具有讽刺意味的是，她们的宫颈液会更快变湿。因此，如果一个女性的基础不孕模式是黏稠的，那么她可能会发现自己比以前更湿，在几天里的转变也会更缓慢。结果，她的身体可能会比前几年更快地接近排卵。因此，更年期女性可能更喜欢将排卵前性交限制在干燥日的夜晚。

如上所述，如果你检查你的宫颈位置，可以令增加的风险最小化。它应该是紧实、低位、关闭的，然后你才能认为自己安全。此外，正如附录F中所讨论的，在性交前检查宫颈内部的宫颈液，以证实没有湿性分泌物，也可以将你潜在增加的风险降到最低。

当绘图变得更具挑战性时：你的基础不孕模式发出转变时的信号

如果出现了与你的第一个基础不孕模式不同的宫颈液模式，并在至少两周内保持相同，这就变成了你新的基础不孕模式，你必须注意这个变化。举个例子，如果你的阴道每天都很干燥，持续了一个月左右，然后形成了一种持续至少两周的黏稠宫颈液，这种黏稠就会成为你新的基础不孕模式。

然后你在接下来这些连续的黏稠夜晚可以认为是安全期，直到你观察到一个更具可育质的斑块（如乳脂状），或经历点滴出血或流血。然后，你必须将这些斑块视为可育的，直到你能够应用你学到的斑块原则。

生育觉知法和无排卵期的总结

在经历无排卵期时，最重要的一点是要时刻注意宫颈液的变化点，因为这可能预示着即将排卵。理想情况下，你应该继续测量体温，确定你没有排卵。事实上，在这段时间进行体温监测的好处之一是，如果你的体温非常不稳定，这本身就是一个好迹象，说明你还没有排卵。然而，如果你在长时间看不到体温升高的情况下感到乏味，你可以选择等待，直到你看到宫颈液变化到更有生育力的形态。

不管怎样，记住，在模棱两可的时候，检查宫颈位置总是有好处的。虽然这些原则看起来比标准的生育觉知法原则更复杂，但是你会发现它们其实是相当简单的，特别是当你持续几个月阴道干燥或有相同的宫颈液的时候。

在任何情况下，你都应该知道，当你的身体试图排卵时，会有大量的宫颈液斑块积聚，来预警正常月经周期的恢复。最后，尽管有时可能令人困惑，但请记住，无排卵期可能只占你生育生活的一小部分。

术语表（按拼音字母排序）

A.P.L.：一种天然的人绒毛膜促性腺激素生育药物，用于刺激卵巢。通过注射使用。

AI：参见人工授精（Artificial insemination）。

AMH：参见抗米勒管激素（Antimullerian Hormone）。

ART：辅助生殖技术，如体外受精和GIFT。

BBT法：基础体温法。一种自然避孕类型，通过基础体温的持续上升来辨认月经周期中排卵后的不育期。由于使用此方法的人不绘制宫颈液图表，因此在周期的整个排卵前阶段必须禁欲或使用屏障避孕法。

BIP：基础不孕模式。

BMI（体重指数）：根据身高和体重来衡量身体脂肪的指标。

d-手性肌醇：一种自然产生的物质，用于治疗患有多囊卵巢综合征的女性，因为它提高了胰岛素的功效。

DC术：见扩张与刮宫术。

DHEA补剂：DHEA是一种自然存在的激素，男性和女性体内都会产生。这对女性健康卵子的生产和发育至关重要。在那些通过体外受精怀孕的女性中，医生开这个药主要是为了治疗卵巢储备减少（DOR），这是卵巢早衰（POA）或整体衰老的结果。

DUB：见功能性子宫出血。

FMRI：见脆性X染色体。

FSH：见卵泡刺激素。

GIFT：输卵管内配子转移。将女性的卵子从卵巢取出，然后与伴侣的精子一起植入输卵管的手术。与体外受精不同，受精是在输卵管内进行的，而不是在皮氏培养皿中进行的。

GnRH：参见促性腺激素释放激素。

G点：位于阴道内侧上壁的海绵状组织区域，对某些女性来说是非常敏感的性敏感区。然而，它是否存在仍然在广泛争辩中，因为它还没有被科学地确定为一个独特的结构。

HCG：人绒毛膜促性腺激素，通常被称为"妊娠激素"。它是由发育中的胚胎着床在子宫内膜时产生的。它的主要作用是维持黄体，从而维持雌激素和孕酮的分泌，直到胎盘发育到可以取代激素的产生。参见妊娠检测。

HIV：人类免疫缺陷病毒。是引起艾滋病的病毒。

HRT：参见激素替代疗法。

HSG：子宫输卵管造影。通过宫颈注射一种特殊染料后拍摄X线，以得到子宫和输卵管内部的图像。用于确定输卵管是否堵塞或有瘢痕。

HT：参见激素疗法

ICSI（胞浆内精子注射）：一种操作，通过使用高科技设备将单个精子直接插入卵子。

IUD：参见宫内节育器。

IUI：子宫内人工授精。一种用导管直接插入宫颈把精子注入子宫的操作。

IVF（体外受精）：一种操作，在一个有盖培养皿中放入取自女性卵巢的几个卵子，用她伴侣的精子受精，然后一个或多个胚胎被放回女性子宫。

LAM：参见哺乳期闭经法。

LH：参见促黄体素。

LMP：末次月经的缩写，怀疑或确认怀孕前最后一次月经的第一天。最常用的确定怀孕日期的方法，但其实怀孕的日期更准确。

LPD：参见黄体功能不足。

MESA（显微外科附睾精子抽吸术）：一种将男性精子直接从附睾取出的手术，通常用于体外受精。

NK（自然杀伤）细胞：一种免疫系统细胞，被认为在许多流产中起作用。

OPK：排卵预测试剂盒。

PCOS：参见多囊卵巢综合征。

PC肌：骨盆底的耻尾肌的俗称。它们的功能是支撑膀胱、直肠和子宫。

PESA（经皮附睾精子抽吸术）：将男性精子直接从附睾取出的一种操作，通常用于体外受精。

PGD（早期遗传诊断）：在体外受精过程中产生的成形胚胎，在细胞水平上进行检查的过程。它主要是用来筛选那些带有各种遗传疾病标记的人。

PGS（早期基因筛查）：在体外受精过程中产生的成形胚胎，在细胞水平上进行检查的过程。它主要是用来筛选那些染色体数目异常的人。也经常被用作一种高科技的性别选择形式，尽管存在相当大的争议。

PID：参见盆腔炎。

PMDD（经前情绪障碍症）：经前期综合征的一种严重形式，常使人丧失能力，有一些交叉症状，如焦虑、易怒，以及各种身体状况，如乳房胀痛和肌肉疼痛。

PMS（经前期综合征）：出现于排卵期后（黄体期）并在月经发生时消失的身体及情绪症状的集合。大多数女性在不同程度上都有经前症状。

POI：参见原发性卵巢功能不全。

PVSA（经皮输精管精子抽吸术）：一种将男性精子直接从输精管中取出的手术，通常用于体外受精。

SET：参见精液排出技术。

STD：参见性传播疾病。

STI：参见性传播感染。

TESA（睾丸精子抽吸）：一种使用精密显微外科器械的手术，在这种手术中，精子数量接近于零的男性仍然可以得到直接从他睾丸中提取出来的精子用于体外受精。

TESE（睾丸精子提取）：一种使用高能针头的操作，通过它，精子数量接近于零的男性仍然可以得到直接从他睾丸中提取出来的精子用于体外受精。

TPP：参见输卵管灌注压。

ZIFT：合子输卵管内转移。一项操作，在有盖培养皿中，女性的卵子由伴侣的精子受精。得到的合子随后被放回输卵管。

巴氏涂片：宫颈涂片检查。

巴氏腺：阴道口两侧分布的两个小腺体，当女性性唤起时，它们会产生稀薄的润滑剂。

斑块原则：无排卵阶段使用的两种自然避孕原则之一。它认为如果你的两周基础不孕模式保持不变，每天晚上你都是安全的。但是一旦你看到你的基础不孕模式发生变化，你就必须考虑自己是可孕的，直到高峰日后连续第四个非湿日的晚上。

倍美力：激素疗法中常用的雌激素。

比林斯法：一种自然的避孕方法，通过观察阴道口的宫颈液来确定生育期。由约翰和伊芙琳·比林斯医生制订。

比林斯排卵法：见比林斯法。

闭经：月经长时间不来。其原因包括压力、疲劳、心理障碍、肥胖、体重减轻、神经性厌食症、激素避孕药和健康失调。

避孕套：套在阴茎上用来防止受孕的薄橡胶套。

变化点：指的是当你的宫颈液从干涩或黏稠的基础不孕模式（BIP）转变为较湿的类型，如乳脂状或蛋清状。

标准日法：为发展中国家女性设计的一种自然计划生育方法。它的前提是，如果女性的月经周期是26～32天，那么她们在第8～19天是可育的。但它并不比节律法更可靠，因为它无法令女性了解自己不同周期的排卵日可能出现的变化。

哺乳期闭经法（LAM）：一种自然的计划生育方法，用于尚未恢复经期的哺乳期女性。如果女性完全或几乎完全母乳喂养，而且还没到产后6个月，则认为这种方法非常有效。

不变日原则：在无排卵期使用的两种自然避孕原则之一。它认为，如果你的两周基础不孕模式（BIP）是日复一日干燥的或相同质量的黏稠宫颈液，你在每一个干燥或不变的黏稠日的晚上进行无保护性交都是安全的。

不透明：在生育觉知法中，指宫颈液不透明的程度。

不育：不能怀孕或不能维持妊娠，或不能提供有活力的精子。

不育期：周期中不能发生怀孕的阶段，女性有排卵前和排卵后不育期。

不育宫颈液：一种厚重、黏稠或不透明的宫颈液，产生阴道干燥或黏稠的感觉。精子在里面很难存活。

产后：分娩后。

超声波：一种利用声波而不是X线来观察身体内部结构的诊断技术。

潮热：一种通常影响面部和颈部并持续几秒钟到几分钟的发热感觉。它可能会蔓延到身体的上部，并伴随着出汗。大多数更年期女性都会有这种经历。

撤退性出血：由于雌激素水平不足以维持子宫内膜而引起的阴道出血。它通常发生在无排卵周期。

耻尾肌：参见PC肌。

冲洗剂：一种冲洗阴道的清洁液体。但使用冲洗剂冲洗阴道是不必要的，应该强烈反对，因为正常的阴道环境会被改变，阴道生理性的自我清洁机制会被破坏。

处女膜：典型是一层薄膜，用来保护和部分遮挡阴道的入口。有的女孩身上有，有的女孩身上没有，这取决于一些因素如身体创伤。

垂体：位于大脑底部的主要腺体，产生许多重要的激素，其中一些会触发其他腺体产生各自的激素。垂体功能包括卵巢和睾丸的激素控制。

雌二醇（E2）：主要类型的雌激素，由卵巢产生，它刺激卵泡生长和排卵，与孕酮一起，帮助子宫内膜为受精卵的着床做好准备。它也作为雌激素的一种形式，负责女性第二性征的发育。（通常被称为17β-雌二醇。）

雌激素：主要在卵巢产生的激素，负责女性第二性征的发育，也是控制月经周期的主要激素之一。在月经周期的第一个阶段，雌激素水平的升高会引起宫颈液和宫颈的显著变化，这表明生育力的增强。

雌激素撤退性出血：见排卵性点滴出血。由于雌激素水平的下降，会在高峰日之后立即点滴出血。此外，它还指服用避孕药的女性在不服药的那一周内发生的出血。

雌激素期：排卵前月经周期中以雌激素为主的第一阶段。也称为卵泡期或排卵前期。

雌激素突破性出血：参见排卵性点滴出血。淡色或褐色点滴出血，并随后出现高峰日，这是由于雌激素过量，而没有孕酮来维持。它也可以指在无排卵周期中可能发生的大量出血，在此期间，由于雌激素的作用而形成的内膜无法维持自身，因此脱落。

雌三醇（E3）：妊娠期间胎盘分泌的雌激素。

雌酮（E1）：绝经后女性的主要雌激素。

次要生育体征：身体和情感上的变化，可能为可育期提供补充证据。次要体征包括经间痛（排卵痛）、点滴出血、乳房胀痛和情绪变化。

促黄体素（LH）：垂体分泌的一种激增性激素，引起排卵和黄体发育。

促性腺激素：由男性和女性垂体分泌的调节精子和卵子成熟的激素。最重要的促性腺激素是卵泡刺激素和促黄体素。

促性腺激素释放激素（GnRH）：一种由大脑中的下丘脑产生的化学物质。它刺激脑垂体产生和释放卵泡刺激素和促黄体素，这两种激素反过来促进卵泡发育和排卵。

催乳素：一种垂体激素，刺激乳汁分泌，抑制卵巢分泌雌激素。

催乳素过多：参见高催乳素血症。

脆性X染色体：一种被发现在卵巢功能中起重要作用的基因，可能是导致卵巢早衰的原因。它还与各种智力障碍有关。

达那唑：一种用于治疗子宫内膜异位症的合成激素。

丹那唑：参见达那唑。

单相体温模式：没有显示低体温和高体温双相模式的图表，表明该周期可能没有排卵。

蛋清状宫颈液：女性产生的最具生育力的宫颈液。像生蛋清，偏透明、滑溜，可拉伸。它通常出现在排卵前2～3天。

得普乐：一种持续3个月的注射用激素性避孕药。

低生育力：低于正常生育力的状态。

第二性征：青春期在激素影响下形成的男性或女性特征。对于男性来说，除了胡须、腋毛和阴毛的生长外，还包括声音的低沉，它们受到雄激素的影响。女性的第二性征包括胸部、腰部和臀部的圆润，以及腋毛和阴毛的生长，它们受到雌激素的影响。

点滴出血：在月经周期里不是真正月经的少量红色、粉色或褐色血液。

定期禁欲：家庭计划生育的各种方法，其基础是在周期的可育阶段自愿禁欲，以避免怀孕。

窦状卵泡计数：一种超声检查，用来确定女性卵巢中未成熟的休眠（窦状）卵泡的数量。这个结果可以用来估计女性的卵巢储备，或者估计女性在绝经之前还有几年生育力。此外，它可以帮助确定女性对体外受精使用的卵巢刺激药物的预期反应。

短黄体期：月经周期的第二阶段，某些女性体内孕酮不足，通常导致黄体期不够长，不能满足成功着床的需要。女性通常需要至少10天的黄体期才能维持妊娠。

多次排卵：在一个月经周期内至少释放两个单独的卵子。每一个卵子都是在24小时内释放的。

多毛症：女性身上通常没有体毛的部位，如脸部、胸部、腹部和大腿内侧有过多的体毛。

多囊卵巢综合征（PCOS）：一种常见的内分泌疾病，通常会导致月经不规律和其他激素问题，在这种疾病中，发育中的卵泡经常被困在卵巢内，然后在卵巢内壁形成囊肿。被认为是由高胰岛素水平引起的。

恶露：分娩后最初几周子宫和阴道的血状分泌物。

二甲双胍（格华止）：多囊卵巢综合征患者用来帮助治疗胰岛素抵抗的药物。

方法失败率：这是指一种避孕方法在理想条件下的有效性，前提是正确使用。

分泌期：参见排卵后期。

妇科医生：专门研究女性生殖健康的医生。

附睾：精子管的起点，精子在这里储存、成熟和运输。它附着在睾丸上。

腹腔镜检查：一种手术，通过肚脐上的一个小切口插入腹腔镜，这是一种较细的可伸缩仪器，用于检查腹部内部，特别是卵巢。常用于诊断子宫内膜异位症。

干燥日：当你观察到没有宫颈液或出血，并且感觉阴道干燥的日子。

干燥日原则：自然避孕四大原则之一。在排卵之前，你在每个干燥日的夜晚都是安全的。但是如果有残留的精液掩盖了你的宫颈液，第二天要被认为是可育的。

高催乳素血症（催乳素过多）：一种疾病，催乳素分泌过多，这种激素通常负责分泌乳汁，会阻碍正常排卵。它甚至会发生在从未生育过的女性身上。

高峰日：在任何一个特定的周期中，你产生可育质宫颈液或有湿润的阴道感觉的最后一天。它通常发生在你排卵的前一天或排卵的当天。

高峰日原则：四大自然避孕原则之一。它表明你在高峰日之后连续第三天的晚上是安全期，前提是你有至少三个高于基准线的高体温（参见体温升高原则）。

睾酮：由睾丸产生的一种激素，负责男性第二性征的发育和男性生殖器官的功能发展。

睾丸：男性性器官，产生精子和男性性激素（雄激素），包括睾酮。

睾丸测绘：一项操作，用于精子计数为零或接近零的男性，使用细针抽吸来观察他的睾丸的哪些部位实际上还能产生一些精子。

睾丸精子抽吸：参见TESA。

睾丸精子提取：参见TESE。

睾丸衰竭：一种疾病，垂体分泌的生殖激素足量，但睾丸仍不能产生精子。

格华止：参见二甲双胍。

更年期：绝经前几年的统称，月经周期开始出现很大变化。

更年期症状：围绝经期女性通常会出现的症状，包括潮热、阴道干涩和月经不调。

功能性子宫出血：最常见的异常出血类型，无明显的激素或器质原因。尽管如此，大多数病例被认为是激素性的，且与无排卵有关。

宫颈：子宫下端伸入阴道的部分。

宫颈触诊：用你的中指触摸宫颈以确定其高度、柔软度和开口。

宫颈端：见宫颈口。

宫颈口：宫颈的开口，它本身是子宫的较低部分。

宫颈黏液：见宫颈液。

宫颈涂片检查：从宫颈取出细胞样本以检查异常情况（如宫颈癌）的一种临床检查方法。

宫颈位置：描述三大主要生育体征之一的术语。在本书中，宫颈的位置指宫颈的三个方面：它的高度、柔软度和开口。

宫颈息肉：宫颈表面典型的良性泪滴状增生。如果它们阻碍了精子通过的宫颈口，可能会干扰受孕。

宫颈炎：宫颈的炎症，通常由宫颈外翻、性传播疾病或其他感染、对宫颈的物理损伤造成，罕见的也由癌症引起。

宫颈液：宫颈内产生的一种分泌物，是精子传播的媒介。它的存在和质量直接关系到雌激素和孕酮的产生，类似于男性的精液，它和基础体温、宫颈位置一起列为三大主要生育体征。随着排卵的临近，宫颈液通常会逐渐变湿。参见乳脂状、蛋清状、可育质和黏稠宫颈液。

宫颈液结晶试验：见结晶试验。

宫颈异常：宫颈表面存在异常细胞，分为轻度、中度和重度。不是癌性的，但可能最终发展成癌症，所以值得关注。

宫颈隐窝：位于宫颈内壁的小窝，是产生宫颈液的地方，在女性的可育期起着临时庇护精子的作用。

宫内节育器（IUD）：放置在宫腔内以防止怀孕的装置。某些类型会释放激素。

宫腔镜：检查子宫内部的手术。

骨质疏松症：老年女性由于钙和其他物质的流失而导致骨骼变得更加脆弱的一种疾病。

刮宫：见扩张和刮宫术。

过期流产：胚胎组织保留在子宫内，而未以常规流产的形式脱落。

过早绝经：指代原发性卵巢功能不全的过时术语（参见本术语表），女性通常会在绝经前数年甚至数十年停止正常排卵。

合子：受精卵。由精子和卵子融合而成的单个受精卵。合子进一步分裂，得到囊胚，然后成为胚胎。

合子输卵管内转移：参见ZIFT。

后退体温升高模式：一种体温升高模式，在体温已经上升到基准线以上的第二天，体温下降到基准线之上或之下。

胡内尔试验：参见性交后试验。

怀胎：怀孕。

怀孕轮：医生用来确定孕妇预产期的一种计算装置。它是基于排卵发生在第

14天的假设，因此往往是不准确的。

缓慢上升的体温升高模式：一种体温升高的类型，这种体温在几天内每天只上升0.1℉。

黄体：排卵后由破裂卵泡形成的黄色腺体。如果卵子受精，黄体继续产生孕酮来支持早期妊娠，直到胎盘形成。如果不受精，黄体会在12～16天内退化。

黄体化的未破裂卵泡：一种未释放的卵子，卡在卵巢壁的内部导致不能正常排卵。

黄体囊肿：黄体囊肿是一种罕见的暂时性病症，黄体在它通常12～16天的生命周期后仍未解体。这可能导致女性误以为自己怀孕了，因为她们月经推迟了，并保持了超过16天的排卵后高体温。

黄体期：月经周期从排卵到下一次月经开始的阶段。它通常持续12～16天，在每个女性身上很少有超过一两天的变化。

黄体功能不足（LPD）：排卵后黄体产生孕酮（和较少雌激素）的功能出现障碍。

黄体期囊肿：参见黄体囊肿。

黄体期缺陷：见短黄体期。

会阴：位于外阴和肛门之间的一层膜性结构，它可以在分娩时显著扩张，让婴儿的头部从阴道口露出来。

会阴切开术：通过会阴进行的一种切口，用于在阴道开口没有足够的张力使婴儿通过时方便分娩。

活检：从体内取出组织进行显微检查和诊断。例如，宫颈的锥形活检用于宫颈癌的诊断和治疗。

基础不孕模式：月经后观察到的宫颈分泌物或阴道感觉的不变模式，表明卵巢不活动，雌激素和孕酮水平均低。

基础体温：身体静息时的体温，需要在醒来时立即测量，在任何活动之前。通常被称为身体基础体温（BBT）。

基准线：用来帮助在生育图上描绘排卵前后体温的线。

稽留流产：胎儿流产或死亡，但未能自然脱落。

激素：一种化学物质，在一个器官中产生，通过血液输送到另一个器官，在那里发挥作用。卵泡刺激素就是一个例子，它是由脑垂体产生的，通过血液到达卵巢，在那里它刺激卵泡的生长和成熟。

激素疗法（HT）：使用人工合成的激素，特别是雌激素，来替代围绝经期和绝经后女性自然减少的激素供应。开药是为了缓解更年期症状，如阴道干涩和潮热，以及预防骨质疏松症和可能的心脏病。

激素替代疗法（HRT）：参见激素疗法。

继发性不孕：指一对夫妇在已经有了孩子后，出现无法怀孕或不能怀到足月的情况。

甲状腺：位于颈部下端的蝶形内分泌腺，产生甲状腺激素（包括甲状腺素），调节体内激素的使用和平衡。甲状腺功能亢进（甲状腺过度活跃）和甲状腺功能减退（甲状腺不活跃）都是会影响女性生育力的甲状腺疾病。

假性体温升高：由排卵以外的原因引起的体温升高，如发热、失眠或前一天晚上饮酒。如果你测量体温的时间晚于平时，也可能出现这种情况。

阶梯式体温升高模式：一种体温升高模式，在这种模式中，最初的体温突增在几天内发生，然后是更高的体温变化模式，通常类似于钟形曲线。

节律法：一种不可靠的计划生育方法，月经周期是根据以前月经周期的长度来计算的。由于它依赖于规律的月经周期和长时间的禁欲，它既不有效，也不被广泛接受，不是一种现代的自然计划生育方法。

结晶试验：可育质宫颈液在玻璃载玻片上干燥后，会产生的特征图案。它像蕨类植物。

禁欲：避免性交。在使用自然计划生育（NFP）避孕时，禁欲包括在月经周期的可育期里避免所有的生殖器接触。

经间疼痛：参见排卵痛。

经皮附睾精子抽吸术：参见PESA。

经皮输精管精子抽吸术：参见PVSA。

经前情绪障碍症：参见PMDD。

经前期综合征：参见PMS。

经验原则：忽略异常基础体温的指导原则，特别是在计算基准线时。

精囊：向男性尿道顶部开口的一对囊。它的分泌物是精液的一部分。

精索静脉曲张：男性阴囊内的一种静脉曲张，它可以通过提高睾丸体温来阻碍男性生育力。

精小管：睾丸中产生精子的微小管。

精液：男性高潮时从阴茎射出的液体。这种黏稠的液体含有精子和来自精囊、前列腺的分泌物。

精液排出技术（SET）：使用凯格尔运动来消除阴道内的精液。

精子：类似于雌性卵子的成熟雄性生殖细胞。

精子数：对男性生育能力的一种衡量，计算出每次射精的精子总数，以及向前移动（运动性）和正常形状及大小（形态学）的精子的百分比。

绝经：排卵的永久停止，因此月经停止。一位女性在没有经期整整一年之后，被认为已经绝经。

绝经年：一个描述日期的术语，指紧靠绝经前和绝经后的年份。

绝育：使一个人永久不能生育的操作。

凯格尔运动：一种收缩和放松阴道肌肉以增强其力量的运动。它也被用来帮助将宫颈液和精液推出阴道口。

抗米勒管激素（AMH）**试验**：检测窦前卵泡分泌的激素量，可以很好地了解女性剩余的卵子供应量。

可育宫颈液：湿性、滑溜、可拉伸或类似生蛋清的宫颈液。这种类型的宫颈液出现在排卵期，允许精子存活并在其中活动3～5天。

可育期：月经周期中性交或授精可能导致怀孕的日子，它包括排卵前和紧随排卵后的几天。

克莱顿模型系统（CrMS）：一种前瞻性和标准化的手段，监测月经和可育期。只绘制宫颈液，但使用非常精确的描述，让女性更好地了解她们的生育力和健康。

克罗米芬：一种常用的处方药，主要用于诱导排卵。

克罗米芬柠檬酸盐：见克罗米芬。

空囊：没有胎儿在妊娠囊内发育的妊娠。

窥器：一种双叶不锈钢或塑料器具，用于检查阴道和宫颈的内部。

扩张与刮宫术（DC术）：一种医疗操作，用刮宫器刮除子宫内膜表面。在刮宫之前，用叫作扩张器的工具逐渐打开宫颈。

离心分离机：一种由一个围绕中心轴旋转的部件组成的装置，用来分离不同密度的物质。用于清洗精子。

利普安：一种用于诱导"假性更年期"的药物，为高科技手术以及子宫内膜异位症和子宫肌瘤的治疗提供了一个新的起点。

例假：参见月经。

两日避孕法：一种基于简单算法的避孕方法，帮助女性确定哪些日子可以避孕。它只观察宫颈液，如果女性在当天或前一天注意到任何类型的分泌物，就假定她可育。

淋病：一种高度传染性的性传播疾病。

流液：从阴道排出的分泌物。在本书中，它指的是一种不健康的感染症状。

卵巢：一对女性性器官，它产生成熟的卵子，反过来产生雌激素。

卵巢储备：卵巢中所剩卵子的数量，在某种程度上也指卵子的质量或活力。

卵巢囊肿：卵巢上的一个卵泡在排卵前停止发育，在卵巢壁上形成一个充满液体的囊肿。

卵巢切除术：切除卵巢。

卵巢楔形切除术：一种外科手术，有时用于想要怀孕的多囊卵巢综合征女性。它从扩大的卵巢中切下一块楔形物，以减少多余的雄激素的产生。

卵巢早衰（POA）：一种医学状况，女性的卵子相对于她的正常年龄来说太少。

卵巢钻孔术：一种手术操作，有时用于想要怀孕的多囊卵巢综合征女性。它使用激光或电针。卵巢被轻轻刺穿多次，以减少雄性激素的存在。

卵泡：卵巢中含有卵子的充满液体的小结构。卵泡破坏卵巢表面，在排卵时释放卵子。

卵泡刺激素（FSH）：由脑垂体产生的激素，刺激卵巢产生成熟的卵子和雌激素。

卵泡囊肿：在正常月经周期的第一阶段在卵巢内形成的充满液体的囊状物，但随后因扩大并持续产生雌激素而发生错误，使卵子无法释放。最好是通过注射孕酮而不是手术来解决。

卵泡期：见排卵前期。

卵细胞：成熟的雌性生殖细胞，或称卵子。类似于男性精子。

卵子（细胞）：见卵细胞。

卵子移植：用男性的精子使捐赠的女性的卵子受精的过程。然后，胚胎被植入他的伴侣的子宫，这个伴侣甚至可能是绝经后的女性。

迷你丸：一种避孕药，含有孕酮但不含雌激素。

泌乳：乳房分泌乳汁的过程。

牡荆：一种复合性草药，最广泛用于自然辅助治疗女性激素失衡。它被认为作用于脑垂体。

纳氏囊肿：官颈表面的无害囊肿。

囊瘤：见囊腺瘤。

囊胚：新产生的受精卵在着床前的状态。

囊腺瘤：从卵巢组织发展而来的囊肿，充满水性物质。它们通常是良性的，但往往带来疼痛。

囊性乳房：正常但经常有肿块的乳房，尤其在排卵后阶段。

囊性增生：子宫内膜充满液体的囊肿过度生长。

囊肿：一种不正常的囊状结构，含有液体或半固体物质，可能在身体的不同部位形成肿块。大多数囊肿是良性（非恶性）的，不会引起不适，但有些可能会癌变。

内分泌学家：专门研究激素功能的内科医生。

黏稠官颈液：一种官颈液类型，通常具有糨糊或胶状物的质地。它通常是女性月经周期中出现的第一种官颈液类型。精子在里面很难存活。

黏液：见官颈液。

黏液成丝现象：可育官颈液，通常是可拉伸的、滑溜的、透明的。

黏液法：见比林斯法。

黏液塞：在官颈开口处积聚的黏稠、不育质的官颈液，它通常会阻碍精子通过官颈。

尿道：将尿液从膀胱输送到体外的管道。女性尿道很短，从膀胱一直延伸到外阴的排尿口。男性尿道较长，沿着阴茎的长度延伸，它也携带精液。

尿道球腺：一对小腺体之一，在男性体内分泌有润滑作用的射精前液体。

诺普兰：一种激素避孕药具，把六个火柴棍大小的胶囊植入上臂皮肤下，作用持续5年。已经不再使用。

排卵：从卵泡中释放出成熟的卵子。

排卵点滴出血：参见雌激素撤退或雌激素突破性出血。排卵前或排卵后雌激素水平变化引起的点滴出血。

排卵法：见比林斯法。

排卵后期：参见黄体期。

排卵前期：周期中从月经开始到排卵的阶段，长短不等。见月经周期。

排卵痛：排卵期前后发生的下腹部疼痛。它最可能是由于少量出血引起的盆腔内膜的刺激，或由于卵子实际穿过卵巢壁时的突破。

排卵预测试剂盒（OPK）：检测即将排卵的试剂盒，通常方法是检测尿液中是否存在促黄体素（LH）。

排卵周期：发生排卵的周期。

胚胎：受精卵发育到怀孕后6周左右的最初阶段。

配子：精细胞和卵细胞成为成熟的生殖细胞。

盆腔：由髋部包围，包含生殖器官和其他器官。

盆腔炎（PID）：一种感染，是女性生殖器官的炎症，特别是输卵管和卵巢。

皮样囊肿：一种卵巢囊肿，可包含毛发、牙齿、骨骼和其他生长的组织。可能很大，引起疼痛。

屏障避孕法：任何使用物理屏障阻止精子进入卵子的避孕方法，如避孕套或子宫帽。

葡萄胎：一种罕见的情况，正常妊娠时出现差错，在10周左右变成良性肿瘤。

普格纳：一种用来刺激排卵的强效药物。它通常会引发不止一个卵子的释放。

前5天原则：自然避孕的四大原则之一。如果你在月经周期前的12～16天有明显的体温升高，那么你在月经周期的前5天是安全的。

前列腺：位于男性膀胱底部的腺体。它的营养分泌物有助于形成精液。

前列腺素：一组脂肪酸，被认为是引起严重痛经的原因。

前庭炎：一种引起阴道区域疼痛和不适的疾病。

巧克力囊肿：见子宫内膜异位囊肿。

青春期：此时生殖器官开始发挥功能，出现第二性征。

染色管术：一种操作，通常在腹腔镜检查中进行，以确定输卵管是否通畅。类似于HSG，但使用的染料只能通过腹腔镜看到。

人工授精：用注射器将男性的精子直接注入女性宫颈内或外的过程。精子可能来自丈夫（AIH）或捐赠者（AID）。参见IUI。

人类免疫缺陷病毒：参见HIV。

人绒毛膜促性腺激素：参见HCG。

妊娠检查：对清晨的尿样或血液进行检查，以确定是否存在人绒毛膜促性腺激素（HCG），即妊娠激素。血液检测往往更敏感，因此可以比尿液检测更早进行。

日历节律法：参见节律法。

乳腺纤维囊性疾病：一个误导性的术语，指的是一种常见的良性疾病，其特征是在一个或两个乳房中形成充满液体的囊。

乳脂状宫颈液：宫颈液的质量描述，通常是湿性的，类似于洗手液的浓度。它被认为是可育质的，尽管其生育力不如随后的蛋清状宫颈液。

润滑感觉：阴道湿滑的感觉，通常出现在可育质宫颈液存在时。即使你没有感觉到宫颈液，你仍然是可育的。

三相体温升高：一种通常反映怀孕的体温升高模式。大约在第一次体温升高后的7~10天，第二次更微妙的体温升高经常是由于妊娠激素人绒毛膜促性腺激素的影响而发生的。

杀精剂：能静止或破坏精子的阴道药膏、凝胶、薄膜或海绵。

射精：性高潮时从阴茎排出精液。

射精前液：性兴奋时射精前从阴茎排出的少量润滑液。可能含有精子。

生化妊娠：一种妊娠类型，由于流产发生在过早阶段，只能通过血液或尿液检测发现。

生命的变化点：更年期，这期间生殖功能逐渐停止。

生物等价激素：从大豆和野生山药等植物中提取的化学物质合成的激素，它们在分子结构上与在女性体内产生的孕酮和雌激素完全相同。

生育觉知法（FAM）：一种通过观察三个主要生育体征来确定你生育力的方法：基础体温、宫颈液和宫颈位置。与自然计划生育不同的是，生育觉知法的使用者可以选择在生育期使用屏障避孕还是禁欲。

生育力：产生后代的能力。

生育药物：用来刺激排卵的药物。最常见的两种是克罗米芬（克罗米芬柠檬酸盐）和普格纳。

生殖内分泌学家：专门研究生殖激素的医生。

生殖器官：尤指外部生殖器官。

生殖器接触：阴茎和外阴之间的接触，没有插入。

生殖腺：卵巢和睾丸的主要性腺。

圣洁莓：参见牡荆。

受精：精子与卵子（卵细胞）的融合，通常在输卵管的外1/3处。

受孕：精子和卵子的融合。

输精管：把精液从睾丸输送到尿道的一对管道。

输精管切除术：一种男性绝育手术，切除两侧输精管以防止精子通过。

输卵管：连接在子宫两侧的一对管子。精子要上升移动到输卵管外1/3处，才可能与卵子结合，然后受精卵通过输卵管进入子宫。

输卵管对比剂造影术：参见输卵管造影术。

输卵管灌注压（TPP）测量：一种操作，观察需要多大的压力才能使染料通过输卵管，从而分析输卵管的实际健康状况和功能。

输卵管结扎术：一种绝育手术，将女性的输卵管结扎起来，以防止精子和卵子结合。

输卵管镜：用来观察输卵管内部结构的细观察镜。

输卵管内配子转移：参见GIFT。

输卵管妊娠：异位妊娠的一种，受精卵着床在输卵管而不是子宫。

输卵管造影术：一种操作，用于观察输卵管内部结构，通过宫颈将少量液体注入子宫。

双排卵：在一个月经周期内释放两个不同的卵子。这两个卵子是在24小时内释放的。

双胎消失综合征：一种令人惊讶的常见现象，两个异卵双胞胎胚胎之一在怀孕早期自然流产或重新吸收，导致单活胎出生。

双相体温模式：一种体温图表，显示在月经周期的排卵前阶段体温相对较低，排卵后12～16天内，体温较高，直到下一次月经到来的模式。

胎儿：指受孕后3个月至出生时的发育中的胚胎。

胎龄：根据怀孕日期确定，从末次月经的第一天（LMP），而不是受孕日期开始计算。根据定义，胎龄通常比胎儿实际发育时间至少大两周。

胎周龄：描述胎儿发育时间的最准确方法，以确定受孕日期为基础，而不是末次月经。

特发性不孕：不明原因的不孕。

提前排卵：在月经周期中比通常或预期更早地排出卵子。

体外受精：见IVF。

体温法：参见BBT法。

体温升高：在双相图上，基础体温的上升将排卵前的低体温与排卵后的高体温区分开来。它通常会导致体温比前6天的体温团高出至少0.2°F。

体温升高原则：自然避孕的四大原则之一。它表明你在体温连续第三天高于基准线的晚上是安全的，前提是第三天的体温至少高于基准线0.3°F。如果没有，你必须等待4天。

体温图表：显示每日基础体温变化的图表。参见双相和单相体温模式。

体征体温法（STM）：一种自然计划生育方法，结合了观察基础体温、宫颈液和宫颈位置，以及其他任何次要生育体征。是最全面和有效的自然方法，并在这本书中以生育觉知法为名进行教授。

痛经：月经期疼痛。子宫的疼痛性痉挛收缩，通常发生在月经前或月经最初几个小时，然后逐渐消退。

突破性出血：由于雌激素分泌过多，导致子宫内膜生长超过维持自身功能的限度而引起的出血。它通常发生在无排卵周期。

脱氢表雄酮：参见DHEA补剂。

外阴：女性的外生殖器，包括阴蒂和两组阴唇。

外阴痛：外阴的疼痛，以阴道口瘙痒、灼烧、刺痛或阵痛为特征。

围绝经期：指绝经前的几年，女性开始出现绝经前症状，如月经不规律、潮热和阴道干燥，并持续到绝经后的第一年。

无排卵性出血：看起来像是经期出血，但准确来说不是，因为出血前12~16天没有发生排卵。它通常是由雌激素下降引起的子宫内膜脱落（雌激素撤退出血）或过量的雌激素导致子宫内膜生长过快以致无法支持自身（雌激素突破性出血）。

无排卵周期：没有发生排卵的周期。

息肉：一种柔软的、肉质的、非癌性肿瘤，通常呈泪滴状，由茎状结构附着在正常组织上。多见于宫颈或子宫内膜。

洗精：把精子在培养基中混合，然后放在离心机中，令精子的运动能力显著提高的操作。

下丘脑：大脑的一部分，位于脑下垂体上方，控制着身体的几种功能。它产生影响脑垂体的激素，并调节卵巢和睾丸的发育及活动。

纤毛：输卵管靠近卵巢的末端。在排卵后，纤毛会立即捡拾起卵子。

显微操作：在高科技仪器的帮助下，将单个精子直接注入卵子的过程。然后，把新产生的胚胎从培养皿转移到女性的子宫。

显微外科附睾精子抽吸术：参见MESA。

腺体：产生包括激素等化学物质的器官。

性病（VD）：参见性传播疾病。

性传播感染（STI）：通过性接触或性交传播的感染。过去被称为性传播疾病（STD）。

性传播疾病（STD）：通过性接触或性交传播的传染病，也被称为性传播感染（STI）。

性高潮：男性或女性性兴奋的顶点，男性高潮时会射精。

性交后避孕：紧急避孕措施，如在无保护性交后在指定时间内服用大剂量药片或放置节育器。

性交后试验：性交后不久对宫颈液进行的检查，以确定精子是否能在其中存活。

性交困难：性交疼痛或困难。

雄激素：男性激素，负责男性第二性征的发育，包括面部毛发和低沉的声音。大多数雄激素，包括最主要的睾酮，都是在睾丸中产生的。女性的卵巢和肾上腺也会产生少量的雄激素。

溴隐亭：一种用来减少催乳素生产过剩的药物。

选择性子宫输卵管造影：用一根导管观察输卵管的内部结构并清除输卵管内的阻塞物。

雪兰芬：参见克罗米芬。

羊膜穿刺术：通过腹壁和子宫，穿刺包围胎儿的羊水囊，获得羊水样本进行检测的技术。这项操作在怀孕16周左右进行，可用于鉴别各种先天缺陷。

衣原体：一种高度流行的性传播疾病，它可能在输卵管上留下瘢痕导致不孕。

异位妊娠：受精卵在子宫外着床和发育，通常在输卵管内。

溢乳：乳汁的自然流出，与分娩或哺乳无关。

阴唇：围绕阴道口的两组嘴唇状结构，构成女性外生殖器的一部分。

阴道：从宫颈延伸至外阴口的肌肉管道。在性交过程中精子被储存在阴道内。婴儿也是通过这条通道出生的。

阴道感染：阴道内异常的细菌或病毒的生长。

阴道痉挛：一种疼痛性的阴道痉挛，会阻止阴茎舒适地插入。

阴道镜检查：一种操作，通过阴道镜设备在放大镜下检查阴道和宫颈的方法。它在宫颈癌的早期诊断中具有特殊的价值。

阴道炎：由感染或其他刺激引起的阴道炎症。

阴蒂：一小块非常敏感的勃起组织。与男性阴茎相对应的女性突起，位于阴道外，在阴唇结合的皮肤下。

阴阜：阴毛下的柔软的肉质组织，用来保护体内的生殖器官。

阴茎：在性交过程中插入阴道的外部男性生殖器官。

　　阴囊：含有睾丸的袋状皮肤。

　　用户失败率：在现实生活条件下衡量避孕方法有效性的指标。

　　愈创甘油醚：一种祛痰剂，常用于增加宫颈液的流动性。

　　原发性卵巢功能不全（POI）：一种内分泌疾病，女性不能产生足够的雌激素，因此停止正常排卵，在正常绝经前几年甚至几十年发生。

　　月经：子宫内膜脱落时子宫的周期性出血。真正的月经通常在排卵后12～16天，月经第一天是真正红色出血的第一天。

　　月经初潮：月经开始的年龄。

　　月经过多：在正常月经期间出血量异常大或时间长，"喷涌"或"打开水龙头"性的出血被认为是不正常的。血凝块可能被认为是正常的。

　　月经减少：月经流量异常少或点滴出血。

　　月经稀发：间隔超过35天的月经期。

　　月经中期点滴出血：两次月经之间的轻度出血。通常发生在排卵期，被认为是次要生育体征。

　　月经中期疼痛：见排卵痛。

　　月经周期：在性激素的影响下，卵巢、宫颈和子宫内膜的周期性变化。月经周期的长度是从月经第一天到下一个月经前一天计算。

　　月经周期的阶段：月经周期中有三个特定阶段。（1）排卵前不育期，在月经来潮时开始，在生育期开始时结束。（2）可育期，包括排卵前和排卵后性交可能导致怀孕的几天。（3）排卵后不育期，从可育期结束时开始，在下一次月经开始时结束。

　　孕二醇：孕酮的代谢物（分解产物），随尿排出。

　　孕酮：主要由排卵后卵巢的黄体产生的一种激素。它让子宫内膜做好可能怀孕的准备。它也负责基础体温的升高，以及排卵后不育期宫颈液的变化。

　　孕酮期：参见排卵后期。

　　增殖期：参见排卵前期。

　　粘连：纤维组织与器官或身体其他部位不正常的连接。它通常是炎症或外科伤口非正常愈合的结果。

中医学：综合运用草药、针灸、食疗、按摩和运动疗法的一整套医学体系。这一体系背后的主要原则是确定"阴"和"阳"失衡的根本原因，这会导致体内"气"能量的不协调。中医着眼于整个患者，而不仅仅是单个疾病。

周期：参见月经。

周期珠：用颜色编码的一串珠子，是为发展中国家的女性设计的，用来帮助跟踪她们在经期的可育期。只有在女性经期为26～32天的情况下才能使用。事实上，它并不比节律法更可靠，因为它无法让女性确定不同周期的排卵日。

着床：受精卵嵌入子宫内膜的过程。

着床点滴出血：近期有受精卵植入子宫内膜时，有时会发生的轻微出血。

子宫：梨形肌肉器官，供受精卵在妊娠期间着床和发育。在婴儿分娩时，子宫的肌肉收缩将婴儿推出产道。如果没有发生着床，子宫内膜在月经时脱落。

子宫出血：两次月经之间的出血。

子宫肌瘤：子宫壁内或子宫壁上纤维性和肌肉性的组织生长。

子宫帽：一种软橡胶装置，插入阴道，覆盖宫颈，防止受孕。必须与杀精剂一起使用。

子宫内膜：子宫的内膜，在月经期间脱落。如果怀孕了，受精卵会植入在这里。

子宫内膜活检：切除一小部分子宫内膜在显微镜下检查，用于确定女性子宫内膜是否正常发育。

子宫内膜息肉：正常子宫内膜组织的过度生长，可生长入宫颈管。就像宫颈息肉一样，可能没有症状，但如果压迫到宫颈，可引起点滴出血或绞痛。

子宫内膜炎：子宫内膜的炎症，通常引起盆腔疼痛，有黏稠、难闻的黄色分泌物。

子宫内膜异位囊肿：由于子宫内膜异位症而在卵巢上形成的囊肿。它们含有陈旧的血液，因此有点像巧克力糖浆。

子宫内膜异位症：子宫内膜组织在子宫以外的位置生长，如输卵管或卵巢。女性可能无症状，或者在月经期间下腹疼痛加重，性交时疼痛，月经周期异常长。激素疗法、手术和怀孕可能会改善这种状况。子宫内膜异位症可能导致不孕。

子宫内膜增生：子宫内膜腺体成分的过度生长。

子宫内人工授精：参见IUI。

子宫切除术：切除子宫的手术。

子宫输卵管造影：参见HSG。

子宫腺肌症：一种疾病，子宫内膜组织穿透子宫肌壁，引起严重的痛经和月经血量过多。

自然计划生育（NFP）：通过观察月经周期中自然发生的体征和症状计划或预防怀孕的方法。与生育觉知法不同的是，自然计划生育的使用者在可育期禁欲而不是考虑使用避孕屏障。

自然疗法：一种避免药物和手术的整体医疗体系，通过利用被认为是身体内在的自愈能力来解决健康问题。例如使用营养、补充剂、草药和顺势疗法，或利用物理力量，如空气、光、水、热和按摩。

自然流产：胚胎或胎儿从子宫自然脱落。

参考文献

辅助生殖技术

文献

Baczkowski, Thomas, et al. "Methods of Embryo Scoring in In Vitro Fertilization," *Reproductive Biology* 4 (March 2004): 5–22.

Baker, V. L., et al. "Multivariate Analysis of Factors Affecting Probability of Pregnancy and Live Birth with In Vitro Fertilization: An Analysis of the Society for Assisted Reproductive Technology Clinic Outcomes Reporting System," *Fertility and Sterility* 94 (2010), 1410–1411.

Dondorp, W., et al. "Oocyte Cryopreservation for Age-Related Fertility Loss," *Human Reproduction* 27 (2012), 1231–1237.

Gleicher, N., Vitaly A. Kushnir, and David H. Barad. "Preimplantation Genetic Screening (PGS) Still in Search of a Clinical Application: A Systematic Review," *Reproductive Biology and Endocrinology* 12 (2014) [online].

Kuohung, Wendy, M.D., et al. "Overview of Treatment of Female Infertility," *Official Report from UptoDate.com* (2012).

Nogueira, Daniela, Jean Clair Sadeu, and Jacques Mantagut. "In Vitro Oocyte Maturation: Current Status," *Seminars in Reproductive Medicine* 30 (2012), 199–213.

Ogilvie, Caroline Mackie, et al. "Preimplantation Genetic Diagnosis—An Overview," *Journal of Histochemistry and Cytochemistry* 53 (March 2005): 255–260.

Paulson, Richard. "In Vitro Fertilization," *Official Report from UptoDate.com* (2014).

———. "Pregnancy Outcome after Assisted Reproductive Technology," *Official Report from UptoDate.com* (2014).

The Practice Committees of the American Society for Reproductive Medicine and The Society for Reproductive Technology. "Mature Oocyte Cryopreservation: A Guideline," *Fertility and Sterility* 99 (2013), 37–43.

Riggan, Kirsten, M. A. "Ovarian Hyperstimulation Syndrome: An Update on Contemporary Reproductive Technology and Ethics," *Dignitas* 16 (2010) (web).

Schubert, Charlotte. "Egg Freezing Enters Clinical Mainstream," *Nature*, October 23, 2012.

Vloeberghs, Veerle, Greta Verheyen, and Herman Tournaye. "Intracytoplasmic Injection and

In Vitro Maturation: Fact or Fiction?" *Clinics* 68 (2013), 151–156.

书籍

Center for Disease Control and Prevention and the American Society for Reproductive Medicine. *2010 Assisted Reproductive Technology National Summary Report*. Atlanta: U.S. Department of Health and Human Services, 2012.

Sher, Geoffrey, M.D., et al. *In Vitro Fertilization: The A.R.T. of Making Babies*, 4th edition. New York: Skyhorse Publishing, 2013.

哺乳

文献

Family Health International. Consensus Statement. "Breastfeeding as a Family Planning Method," *The Lancet* (November 19, 1988): 1204–1205.

Gray, Ronald H., Oona M. Campbell, Ruben Apelo, Susan S. Eslami, Howard Zacur, Rebecca M. Ramos, Judith C. Gehret, and Miriam H. Labbok. "Risk of Ovulation During Lactation," *The Lancet* 335 (January 6, 1990): 25–29.

Howie, P. W., A. S. McNeilly, M. J. Houston, A. Cook, and H. Boyle. "Fertility After Childbirth: Post-Partum Ovulation and Menstruation in Bottle and Breast-Feeding Mothers," *Clinical Endocrinology* 17 (October 1982): 323–332.

Kennedy, Kathy I., et al. "Breastfeeding and the Symptothermal Method," *Studies in Family Planning* 26 (1995): 107–115.

Kennedy, Kathy J., and Cynthia M. Visness. "Contraceptive Efficacy of Lactational Amenorrhea," *The Lancet* 339 (January 25, 1992): 227–229.

Labbok, Miriam, Kristin Cooney, and Shirley Coly. *Guidelines: Breastfeeding, Family Planning, and the Lactational Amenorrhea Method-LAM*. Washington, DC: Institute for Reproductive Health, 1994.

Lewis, Patricia R., Ph.D., et al. "The Resumption of Ovulation and Menstruation in a Well-Nourished Population of Women Breastfeeding for an Extended Period of Time," *Fertility and Sterility* 55 (March 1991): 520–535.

Paranteau-Carreau, Suzanne, M.D., IFFLP, and Kristin A. Cooney, M.A., IRH. *Breastfeeding, Lactational Amenorrhea Method, and Natural Family Planning Interface: Teaching Guide*, 1–35. Washington, DC: Institute for Reproductive Health, 1994.

Perez, Alfredo, Miriam H. Labbok, and John T. Queenan. "Clinical Study of the Lactational Amenorrhea Method for Family Planning," *The Lancet* 339 (April 18, 1992): 968–970.

Tay, Clement C. K. "Mechanisms Controlling Lactational Infertility," *Journal of Human Lactation* 7 (March 1991): 15–18.

Valdes, Veronica, et al. "The Efficacy of the Lactational Amenorrhea Method (LAM) among Working Women," *Contraception* 62 (November 2000): 217–219.

Van der Wijden, Carla, et al. "Lactational Amenorrhea for Family Planning," *Cochrane*

Database of Systematic Reviews (2003): CD001329.

书籍

Riordan, Jan, Ed.D., R.N., and Kathleen G. Auerbach, Ph.D. *Breastfeeding and Human Lactation*, 3rd edition. Boston and London: Jones and Bartlett Publishers, 2005.

避孕有效性

文献

Attar, Erkut. "Natural Contraception using the Billings Ovulation Method," *European Journal of Contraception and Reproductive Health Care* (June 2002): 96–99.

Barbato, Michele, M.D., and Giancarlo Bertolotti, M.D. "Natural Methods for Fertility Control: A Prospective Study—First Part," *International Fertility Supplement* (1988): 48–51.

The European Natural Family Planning Study Groups. "European Multicenter Study of Natural Family Planning (1989–1995): Efficacy and Dropout," *Advances in Contraception* 15 (1999): 69–83.

Flynn, Anna M., and John Bonnar. "Natural Family Planning." In *Contraception: Science and Practice*, edited by Marcus Filshie and John Guillebaud, 203–205. London: Butterworth's Press, 1989.

Frank-Hermann, Petra, et al. "Determination of the Fertile Window: Reproductive Competence of Women—European Cycles Databases," *Gynecological Endocrinology* 20 (June 2005): 305–312.

———. "Effectiveness and Acceptability of the Symptothermal Method of Natural Family Planning in Germany," *American Journal of Obstetrics & Gynecology* 165 (December 1991): 2052–2054.

———. "The Effectiveness of a Fertility Awareness Based Method to Avoid Pregnancy in Relation to a Couple's Sexual Behavior During the Fertile Time: A Prospective Longitudinal Study," *Human Reproduction*, 22 (2007): 1310–1319.

———. "Natural Family Planning With and Without Barrier Method Use in the Fertile Phase: Efficacy in Relation to Sexual Behavior: A German Prospective Long-Term Study," *Advances in Contraception* 13 (June–September 1997): 179–189.

Freundl, G., and I. Batar. "State-of-the-Art of Non-Hormonal Methods of Contraception," *European Journal of Contraceptive and Reproductive Health Care* 15 (2010): 113–123.

Ghosh, A. K., S. Saha, and G. Chattergee. "Symptothermia Vis-à-Vis Fertility Control," *Journal of Obstetrics and Gynecology of India* 32 (1982): 443–447.

Grimes, David A., et al. "Fertility Awareness-based Methods for Contraception: Systematic Review of Randomized Controlled Trials," *Contraception* 72 (August 2005): 85–90.

———. "Fertility Awareness-based Methods for Contraception," Cochrane Database of Systematic Review (October 2004): CD004860.

Guida, M. "An Overview of the Effectiveness of Natural Family Planning," *Gynecological Endocrinology* (June 1997): 203–219.

Hume, K. "Fertility Awareness in the 1990s—The Billings Ovulation Method of Natural Family Planning, Its Scientific Basis, Practical Application and Effectiveness," *Advances in Contraception* 7 (June–September 1991): 301–311.

Jennings, Victoria, Ph.D. "Fertility Awareness-Based Methods of Pregnancy Prevention," *Official Report from UptoDate.com* (2014).

Lamprecht, V., and J. Trussel. "Natural Family Planning Effectiveness: Evaluating Published Reports," *Advances in Contraception* 13 (1997): 155–165.

Lethbridge, Dona J., R.N., Ph.D. "Coitus Interruptus: Considerations as a Method of Birth Control," *Journal of Obstetrics, Gynecologic and Neonatal Nursing* 20 (1991): 80–85.

Petotti, Diana B. "Statistical Aspects of the Evaluation of the Safety and Effectiveness of Fertility Control Methods." In *Fertility Control*, edited by Stephen L. Corson, Richard J. Dennan, and Louise B. Tyrer, pp. 13–25. Boston: Little, Brown, 1985.

Rice, Frank J., Ph.D., Claude A. Lanctôt, M.D., and Consuelo Farcia-DeVesa, Ph.D. "Effectiveness of the Sympto-Thermal Method of Natural Family Planning: An International Study," *International Journal of Fertility* 26 (1981): 222–230.

Royston, J. P. "Basal Body Temperature, Ovulation and the Risk of Conception, with Special Reference to the Lifetimes of Sperm and Egg," *Biometrics* 38 (June 1982): 397–406.

Ryder, R. E. J. " 'Natural Family Planning': Effective Birth Control Supported by the Catholic Church," *British Medical Journal* 307 (September 18, 1993): 723–726.

Sinai, I., and M. Averalo. "It's All in the Timing: Coital Frequency and Fertility-Awareness Based Methods of Family Planning," *Journal of Biosocial Science* 38 (2006) 763–777.

Trussell, James, and Laurence Grummer-Strawn. "Contraceptive Failure of the Ovulation Method of Periodic Abstinence," *Family Planning Perspectives* 22 (March/April 1990): 65–75.

Trussell, James, and Kathryn Kost. "Contraceptive Failure in the United States: A Critical Review of the Literature," *Studies in Family Planning* 18 (September–October 1987): 237–283.

Trussell, James, Ph.D., et al. "Contraceptive Failure in the United States: An Update," *Studies in Family Planning* 21 (January–February 1990): 51–54.

———. "A Guide to Interpreting Contraceptive Efficacy Studies," *Obstetrics & Gynecology* 76 (September 1990): 558–567.

Wade, Maclyn E., M.D., et al. "A Randomized Prospective Study of the Use-Effectiveness of Two Methods of Natural Family Planning," *American Journal of Obstetrics & Gynecology* 141 (October 1981): 368–376.

Woolley, Robert J., M.D. "Contraception—A Look Forward, Part I: New Spermicides and Natural Family Planning," *Journal of the American Board of Family Practice* (January 1991): 33–44.

World Health Organization, Task Force. "A Prospective Multicentre Trial of the Ovulation

Method of Natural Family Planning. II. The Effectiveness Phase," *Fertility and Sterility* 36 (November 1981): 591–598.

———. "A Prospective Multicentre Trial of the Ovulation Method of Natural Family Planning. III. Characteristics of the Menstrual Cycle and of the Fertile Phase," *Fertility and Sterility* 40 (December 1983): 773–778.

书籍

Hatcher, Robert A., M.D., M.P.H., et al. *Contraceptive Technology*, 19th rev. ed. New York: Irvington Publishers, Inc., 2007.

———. *Contraceptive Technology*, 20th rev. ed. New York: Irvington Publishers, Inc., 2011.

生育力和月经周期

文献

Badwe, R. A., et al. "Timing of Surgery During Menstrual Cycle and Survival of Premenopausal Women with Operable Breast Cancer," *The Lancet* 337 (May 25, 1991): 1261–1264.

Banks, A. Lawrence, M.D. "Does Adoption Affect Infertility?" *International Journal of Fertility* (1962): 23–28.

Barnes, Ann B., M.D. "Menstrual History and Fecundity of Women Exposed and Unexposed in Utero to Diethylstilbestrol," *Journal of Reproductive Medicine* 29 (September 1984): 651–655.

———. "Menstrual History of Young Women Exposed in Utero to Diethylstilbestrol," *Fertility and Sterility* 32 (August 1979): 148–153.

Barron, Mary Lee, and Richard J. Fehring. "Basal Body Temperature Assessment: Is It Useful to Couples Seeking Pregnancy?" *American Journal of Maternal Child Nursing* 30 (September–October 2005): 290–296.

Benaglia, L., et al. "Rate of Severe Ovarian Damage Following Surgery for Endometrioses," *Human Reproduction* 25 (2010): 678–682.

Bigelow, Jamie L., et al. "Mucus Observations in the Fertile Window: A Better Predictor of Conception than Timing of Intercourse," *Human Reproduction* 19 (April 2004): 889–892.

Brown, James B., D.Sc., Joanne Holmes, B.A., and Gillian Barker. "Use of the Home Ovarian Monitor in Pregnancy Avoidance," *American Journal of Obstetrics & Gynecology* 165 (December 1991): 2008–2011.

Burger, Henry G., M.D. "Neuroendocrine Control of Human Ovulation," *International Journal of Fertility* 26 (1981): 153–160.

Burger, H. G., et al. "Vitex Agnus-Castus Extracts for Female Reproductive Disorders: A Systematic Review of Clinical Trials," *Planta Medicine* 79 (2013): 562–575.

Campbell, Doris M. "Aetiology of Twinning." In *Twinning and Twins*, edited by I. MacGillivray, D. M. Campbell, and B. Thompson, pp. 27–36. London: John Wiley &

Sons, Ltd., 1988.

Canfield, R. E., et al. "Development of an Assay for a Biomarker of Pregnancy and Early Fetal Loss," *Environmental Health Perspectives* 74 (October 1987): 57–66.

Ceballo, R., et al. "Perceptions of Women's Infertility: What Do Physicians See?" *Fertility and Sterility* 93 (2010): 1066–1073.

Chard, T. "Pregnancy Tests: A Review," *Human Reproduction* 7 (May 1992): 701–710.

Chung, Karine, M.D., M.S.C.E., and Paulson, Richard, M.D. "Fertility Preserving Options for Women of Advancing Age," *Official Report from UptoDate.com* (2014).

Committee on Practice Bulletins—Gynecology. "Practice no. 136: Management of Abnormal Uterine Bleeding Associated with Ovulatory Dysfunction," *Obstetrics and Gynecology* 122 (2013): 176–185.

Croxatto, H. B., et al. "Studies in the Duration of Egg Transport by the Human Oviduct. II. Ovum Location at Various Intervals Following Luteinizing Hormone Peak," *American Journal of Obstetrics & Gynecology* 132 (November 15, 1978): 629–634.

Cunha, G. R., Ph.D., et al. "Teratogenic Effects of Clomiphene, Tamoxifen, and Diethylstilbestrol on the Developing Human Female Genetic Tract," *Human Pathology* 18 (November 1987): 1132–1143.

Custers, I. M., et al. "Long-term Outcome in Couples with Unexplained Subfertility and an Immediate Prognosis Initially Randomized Between Expected Management and Immediate Treatment," *Human Reproduction* 27 (2012): 444–450.

Darland, Nancy Wilson, R.N.C., M.S.N. "Infertility Associated with Luteal Phase Defect," *Journal of Obstetric, Gynecologic and Neonatal Nursing* (May/June 1985): 212–217.

Daviaud, Joëlle, et al. "Reliability and Feasibility of Pregnancy Home-Use Tests: Laboratory Validation and Diagnostic Evaluation by 638 Volunteers," *Clinical Chemistry* 39 (January 1993): 53–59.

De Mouzon, Jacques, M.D., et al. "Time Relationships Between Basal Body Temperature and Ovulation or Plasma Progestins," *Fertility and Sterility* 41 (February 1984): 254–259.

DeVane, Gary W., M.D. "Prolactin Measurement: What Is Normal?" *Contemporary Obstetrics and Gynecology* (September 1989): 99–117.

Dewailley, D., et al. "The Physiology and Clinical Utility of Anti-Mullerian Hormone in Women," *Human Reproduction Update* 20 (2014): 370–385.

Djerassi, Carl, Ph.D. "Fertility Awareness: Jet-Age Rhythm Method?" *Science* (June 1990): 1061–1062.

Domar, Alice D., Ph.D., et al. "Impact of Group Psychological Interventions on Pregnancy Rates in Infertile Women," *Fertility and Sterility* 73 (April 2000): 805–811.

———. "The Prevalence and Predictability of Depression in Infertile Women," *Fertility and Sterility* (December 1992): 1158–1163.

Dunson, D. B., et al. "Increased Infertility with Age," *Obstetrics & Gynecology* 103 (January 2004): 51–56.

Eggert-Kruse, W., I. Gerhard, W. Tilgen, and B. Runnebaum. "The Use of Hens' Egg White as a Substitute for Human Cervical Mucus in Assessing Human Infertility," *International Journal of Andrology* 13 (August 1990): 258–266.

Eisenberg, Esther, M.D. "Infertility." In *Textbook of Woman's Health*, edited by Lila A. Wallis, M.D., pp. 679–685. New York: Lippincott-Raven Publishers, 1998.

Fehring, Richard J., R.N., DNSc. "Methods Used to Self-Predict Ovulation: A Comparative Study," *Journal of Obstetric, Gynecologic, and Neonatal Nursing* 19 (May/June 1990): 233–237.

———. "The Future of Professional Education in Natural Family Planning," *Journal of Obstetrical and Gynecological Neonatal Nursing* 33 (Jan–Feb 2004): 34–43.

Field, Charles S., M.D. "Dysfunctional Uterine Bleeding," *Primary Care* 15 (September 1988): 561–573.

Filer, Robert B., M.D., and Chung H. Wu, M.D. "Coitus During Menses: Its Effect on Endometriosis and Pelvic Inflammatory Disease," *Journal of Reproductive Medicine* 34 (November 1989): 887–890.

Filicori, Marco, et al. "Evidence for a Specific Role of GnRH Pulse Frequency in the Control of the Human Menstrual Cycle," *American Journal of Physiology* 257 (December 1989): 930–936.

Flynn, Anna M., and John Bonnar. "Natural Family Planning." In *Contraception: Science and Practice*, edited by Marcus Filshie and John Guillebaud, pp. 203–205. London: Butterworth's Press, 1989.

Ford, Judith Helen, and Lesley MacCormac. "Pregnancy and Lifestyle Study. The Long-Term Use of the Contraceptive Pill and the Risk of Age-Related Miscarriage," *Human Reproduction* 10 (1995): 1397–1402.

Fordney-Settlage, Diane, M.D., M.S. "A Review of Cervical Mucus and Sperm Interactions in Humans," *International Journal of Fertility* 26 (1981): 161–169.

France, John T., Ph.D. "Overview of the Biological Aspects of the Fertile Period," *International Journal of Fertility* 26 (1981): 143–152.

Freidson, Eliot, Ph.D. "The Professional Mind." In *The Sociology of Medicine, a Structural Approach*, pp. 130–131. New York: Dodd, Mead and Company, 1968.

Freundl, G., et al. "Estimated Maximum Failure Rates of Cycle Monitors Using Daily Conception Probabilities in the Menstrual Cycle," *Human Reproduction* 18 (December 2003): 2628–2633.

Glatstein, Isaac Z., M.D., et al. "The Reproducibility of the Postcoital Test: A Prospective Study," *Obstetrics & Gynecology* 85 (1995): 396–400.

Gnant, Michael F. X., et al. "Breast Cancer and Timing of Surgery During Menstrual Cycle: A 5-Year Analysis of 385 Pre-Menopausal Women," *International Journal of Cancer* 52 (November 11, 1992): 707–712.

Goldenberg, Robert L., M.D., and Roberta White, R.N. "The Effect of Vaginal Lubricants on Sperm Motility in Vitro," *Fertility and Sterility* 26 (September, 1975): 872–873.

Goldhirsch, A. "Menstrual Cycle and Timing of Breast Surgery in Premenopausal Node-

Positive Breast Cancer: Results of the International Breast Cancer Study Group Trial VI," *Annals of Oncology* 8 (1997): 751–756.

Gondos, Bernard, M.D., and Daniel H. Riddick, M.D., Ph.D., eds. "Cervical Mucus and Sperm Motility." In *Pathology of Infertility: Clinical Correlations in the Male and Female*, pp. 337–351. New York: Thieme Medical Publishers, Inc., 1987.

Goodman, M.B., et al. "A Randomized Clinical Trial to Determine Optimal Infertility Treatment in Older Couples: The Forty and Over Treatment Trial (FORT-T)," *Fertility and Sterility* 101 (2014): 1574–1581.

Grodstein, Francine, et al. "Relation of Female Infertility to Consumption of Caffeinated Beverages," *American Journal of Epidemiology* 137 (June 15, 1993): 1353–1359.

Guerrero, R., O. Rojas, and A. Cifuentes. "Natural Family Planning Methods." In *Human Ovulation*, edited by E. S. E. Hafez, pp. 477–479. Amsterdam and New York: Elsevier North-Holland Biomedical Press, 1979.

Guyton, Arthur C., M.D. "Endocrinology and Reproduction." In *Textbook of Medical Physiology*, 8th ed., p. 912. Philadelphia: W. B. Saunders Company, 1991.

Hardy, M. L. "Herbs of Special Interest to Women," *Journal of the American Pharmaceutical Association* 40 (2000): 232–234.

Hamilton, Mark P. R., M.D., et al. "Luteal Cysts and Unexplained Infertility: Biochemical and Ultrasonic Evaluation," *Fertility and Sterility* 54 (July 1990): 32–37.

Hibbard, Lester T., M.D. "Corpus Luteum Surgery," *American Journal of Obstetrics & Gynecology* 135 (November 1, 1979): 666–667.

Hilgers, Thomas W., M.D., Guy E. Abraham, M.D., and Denis Cavanagh, M.D. "Natural Family Planning. I. The Peak Symptom and Estimated Time of Ovulation," *The American College of Obstetricians and Gynecologists* 52 (November 1978): 575–582.

Hilgers, Thomas W., M.D., Guy E. Abraham, M.D., and Ann M. Prebil. "The Length of the Luteal Phase," *International Review* (Spring–Summer 1989): 99–106.

Hilgers, Thomas W., M.D., and Alan J. Baile M.S.W., A.C.S.W. "Natural Family Planning. II. Basal Body Temperature and Estimated Time of Ovulation," *Obstetrics & Gynecology* 55 (March 1980): 333–339.

Hornstein, Mark D., M.D., et al. "Optimizing Natural Fertility in Couples Planning Pregnancy," *Official Report from UptoDate.com* (2014).

———. "Unexplained Infertility," *Official Report from UptoDate.com* (2014).

Howles, Colin M. "Follicle Growth and Luteinization." In *Encyclopedia of Human Biology*, vol. 3, pp. 627–635. London: Academic Press, 1991.

Hsu, A., et al. "Antral Follicle Count in Clinical Practice: Analyzing Clinical Relevance," *Fertility and Sterility* 95 (2011): 474–479.

Huggins, George R., M.D., and Vanessa E. Cullins, M.D. "Fertility After Contraception or Abortion," *Fertility and Sterility* 54 (October 1990): 559–570.

Hull, M. G. R., et al. "Expectations of Assisted Conception for Fertility," *British Medical Journal* 304 (June 6, 1992): 1465–1469.

Jones, Howard W., Jr., M.D., and James P. Toner, M.D., Ph.D. "The Infertile Couple," *New England Journal of Medicine* 7 (December 2, 1993): 1710–1715.

Kaunitz, Andrew M., M.D. "Approach to Abnormal Bleeding," *Official Report from UptoDate.com* (2014).

Knee, Gerald R., M.S., et al. "Detection of the Ovulatory Luteinizing Hormone (LH) Surge with a Semiquantitative Urinary LH Assay," *Fertility and Sterility* 44 (November 1985): 707–709.

Koukolis, G. N. "Hormone Replacement Therapy and Breast Cancer Risk," *Annals of the New York Academy of Sciences* 900 (2000): 422–428.

Kuohung, Wendy, M.D., et al. "Causes of Female Infertility," *Official Report from UptoDate.com* (2014).

———. "Overview of Infertility," *Official Report from UptoDate.com* (2014).

———. "Patient Information: Evaluation of the Infertile Couple (Beyond the Basics)," *Official Report from UptoDate.com* (2012).

Lahaie, M.A., et al. "Vaginisum: A Review of the Literature on the Classification/Diagnosis, Etiology and Treatment," *Woman's Health* 6 (2010): 705–719.

Lamb, Emmet J., M.D., and Sue Luergans, Ph.D. "Does Adoption Affect Subsequent Fertility?" *American Journal of Obstetrics & Gynecology* 134 (May 15, 1979): 138–144.

Lambert, Hovey, Ph.D., et al. "Sperm Capacitation in the Human Female Reproductive Tract," *Fertility and Sterility* 43 (February 1985): 325–327.

Landy, Helain J., M.D., et al. "The 'Vanishing-Twin': Ultrasonographic Assessment of Fetal Disappearance in the First Trimester," *American Journal of Obstetrics & Gynecology* (July 1986): 14–19.

LeMaire, Gail Schoen, R.N., M.S.N. "The Luteinized Unruptured Follicle Syndrome: Anovulation in Disguise," *Journal of Obstetric, Gynecologic and Neonatal Nursing* (March/April 1987): 116–120.

Lenton, Elizabeth A., Britt-Marie Landgren, and Lynne Sexton. "Normal Variation in the Length of the Luteal Phase of the Menstrual Cycle: Identification of the Short Luteal Phase," *British Journal of Obstetrics and Gynecology* 91 (July 1984): 685–689.

Luciano, Anthony A., M.D., et al. "Temporal Relationship and Reliability of the Clinical, Hormonal, and Ultrasonographic Indices of Ovulation in Infertile Women," *Obstetrics & Gynecology* 75 (March 1990): 412–416.

MacGillivray, Ian, Mike Samphier, and Julian Little. "Factors Affecting Twinning." In *Twinning and Twins*, edited by I. MacGillivray, D. M. Campbell, and B. Thompson, pp. 67–92. London: John Wiley & Sons, Ltd., 1988.

March, C. M. "Ovulation Induction," *Journal of Reproductive Medicine* 38 (May 1993): 335–346.

Marik, Jaroslav, M.D., and Jaroslav Hulka, M.D. "Luteinized Unruptured Follicle Syndrome: A Subtle Cause of Infertility," *Fertility and Sterility* (March 1978): 270–274.

Matteson, K. A., et al. "Abnormal Uterine Bleeding: A Review of Patient-Based Outcome

Measures," *Fertility and Sterility* 92 (2009): 205–216.

Masha, Mahadevan, M., et al. "Yeast Infection of Sperm, Oocytes, and Embryos After Intravaginal Culture for Embryo Transfer," *Fertility and Sterility* 65 (1996): 481–483.

McCarthy, John J., Jr., M.D., and Howard E. Rockette, Ph.D. "A Comparison of Methods to Interpret the Basal Body Temperature Graph," *Fertility and Sterility* 39 (May 1983): 640–646.

Messinis, I. E., et al. "Changes in Pituitary Response to GnRH During the Luteal-Follicular Transition of the Human Menstrual Cycle," *Clinical Endocrinology* 38 (February 1993): 159–163.

Miller, Karen K., et al. "Decreased Leptin Levels in Normal Weight Women with Hypothalmic Amenorrhea: The Effects of Body Composition and Nutritional Intake," *Journal of Clinical Endocrinology and Metabolism* 83 (1998): 2309–2312.

Nagy, Z. P., and C. C. Chang. "Current Advances in Artificial Gametes," *Reproductive Biomedicine* 11 (September 2005).

Nesse, Robert E., M.D. "Abnormal Vaginal Bleeding in Perimenopausal Women," *American Family Physician* (July 1989): 185–189.

Nicholson, Roberto, M.D. "Vitality of Spermatozoa in the Endocervical Canal," *Fertility and Sterility* 16 (November–December 1965): 758–764.

O'Herlihy, C., MRCOG, MRCPI, and H. P. Robinson, M.D., MRCOG. "Mittelschmerz Is a Preovulatory Symptom," *British Medical Journal* (April 1980): 986.

Olivennes, François. "Patient-friendly Ovarian Stimulation," *Reproductive Biomedicine* 7 (July–August 2003): 30–34.

Olsen, Jorn. "Cigarette Smoking, Tea and Coffee Drinking, and Subfecundity," *American Journal of Epidemiology* (April 1, 1991): 734–739.

Overstreet, James W., David F. Katz, and Ashley I. Yudin. "Cervical Mucus and Sperm Transport in Reproduction," *Seminars in Perinatology* 15 (April 1991): 149–155.

Padilla, Santiago L., M.D., and Kathryn S. Craft, RNC. "Anovulation: Etiology, Evaluation and Management," *Nurse Practitioner* (December 1985): 28–44.

Pillet, M. Christine, M.D., et al. "Improved Prediction of Postovulatory Day Using Temperature Recording, Endometrial Biopsy, and Serum Progesterone," *Fertility and Sterility* 53 (April 1990): 614–619.

Pritchard, Jack P., Paul C. MacDonald, and Norman F. Gant. "Multifetal Pregnancy." In *Williams' Obstetrics*, 17th ed., pp. 503–524. Norwalk, CT: Appleton-Century-Crofts, 1985.

Profet, Margie. "Menstruation as a Defense Against Pathogens Transported by Sperm," *Quarterly Review of Biology* 68 (September 1993): 335–381.

Rebar, Robert W. "Premature Ovarian Failure." In *Treatment of the Post-Menopausal Woman: Basic and Clinical Aspects*, edited by Rogerio A. Lobo, pp. 25–33. New York: Raven Press, Ltd., 1994.

Ross, G. T. "HCG in Early Human Pregnancy." In *Maternal Recognition of Pregnancy*, edited by Julie Whelan, pp. 198–199. New York: Ciba Foundation Press, 1979.

Rossing, Mary Anne, D.V.M., Ph.D., et al. "Ovarian Tumors in a Cohort of Infertile Women," *New England Journal of Medicine* (September 22, 1994), 771–776.

Rousseau, Serge, M.D., et al. "The Expectancy of Pregnancy for 'Normal' Infertile Couples," *Fertility and Sterility* 40 (December 1983): 768–772.

Salama, Samuel, et al. "Nature and Origin of 'Squirting' in Female Sexuality," *Journal of Sex Med* 2015, 12: 661–666.

Salle, B. "Another Two Cases of Ovarian Tumors in Women Who Had Undergone Multiple Ovulation Induction Cycles," *Human Reproduction* 12 (1997): 1732–1735.

Sanders, Katherine A., and Bruce, Neville W. "Psychosocial Stress and the Menstrual Cycle," *Journal of Biosocial Sciences* 31 (1999): 393–402.

Scholes, D., et al. "Vaginal Douching as a Risk Factor for Acute Pelvic Inflammatory Disease," *Obstetrics & Gynecology* 81 (April 1993): 601–606.

Seifer, D. B., et al. "Age-Specific Serum Anti-Mullerian Values for 17,120 Women Presenting to Fertility Centers within the United States," *Fertility and Sterility* 95 (2011): 747–750.

Seifer, D. B., V. L. Baker, and B. Leader. "Age-Specific Serum Anti-Mullerian Hormone Values from 17,120 Women Presenting to Fertility Centers within the United States," *Fertility and Sterility* 95 (2012): 747–750.

Sherbahn, Richard, M.D. "Anti-Follicle Counts, Resting Follicles and Ovarian Reserve Testing Egg Supply and Predicting Response to Ovarian Stimulation," in *advancedfertility.com* (2013).

———. "Anti-Mullerian Testing of Ovarian Reserve," in *advancedfertility.com* (2013).

———. "Day 3 FSH Fertility Testing of Ovarian Reserve—FSH Test," in *advancedfertility.com* (2013).

Simmer, Hans H. "Placental Hormones." In *Biology of Gestation*, edited by N. S. Assali, pp. 296–299. New York: Academic Press, 1968.

Smith, S. K., Elizabeth A. Lenton, and I. D. Cooke. "Plasma Gonadotrophin and Ovarian Steroid Concentrations in Women with Menstrual Cycles with a Short Luteal Phase," *Journal of Reproduction and Fertility* 75 (November 1985): 363–368.

Smith, Stephen K., et al. "The Short Luteal Phase and Infertility," *British Journal of Obstetrics and Gynecology* 91 (November 1984): 1120–1122.

Souka, Abdel Razek, et al. "Effect of Aspirin on the Luteal Phase of Human Menstrual Cycle," *Contraception* 29 (February 1984): 181–188.

Stanford, Joseph B. "Timing Intercourse to Achieve Pregnancy: Current Evidence," *Obstetrics & Gynecology* 100 (December 2002): 1333–1341.

Steiner, A. Z., et al. "Antimullerian Hormone as a Predicator of Natural Fecundability in Women age 3–42 Years." *Obstetrics and Gynecology* 117 (2011): 798–8045.

Stewart, Elizabeth Gunther, M.D. "Approach to the Woman with Sexual Pain," *Official Report from UptoDate.com* (2014).

Tanahatoe, Sandra. "Accuracy of Diagnostic Laparoscopy in the Infertility Work-up Before Intrauterine Insemination," *Fertility and Sterility* 79 (February 2003): 361–366.

Thrush, Parke, M.D., and Deborah Willard, M.D. "Pseudo-Ectopic Pregnancy: An Ovarian Cyst Mimicking Ectopic Pregnancy," *West Virginia Medical Journal* 85 (November 1989): 488–489.

Tulandi, Togas, M.D., and Robert A. McInnes, M.D. "Vaginal Lubricants: Effect of Glycerin and Egg White on Sperm Motility and Progression In Vitro," *Fertility and Sterility* 41 (January 1984): 151–153.

Tulandi, Togas, M.D., Leo Plouffe, Jr., M.D., and Robert A. McInnes, M.D. "Effect of Saliva on Sperm Motility and Activity," *Fertility and Sterility* 38 (December 1982): 721–723.

Vermesh, Michael, M.D., et al. "Monitoring Techniques to Predict and Detect Ovulation," *Fertility and Sterility* 47 (February 1987): 259–264.

Veronesi, Umberto, et al. "Effect of Menstrual Phase on Surgical Treatment of Breast Cancer," *The Lancet* 343 (June 18, 1994): 1545–1547.

Weir, William C., M.D., and David R. Weir, M.D. "Adoption and Subsequent Conceptions," *Fertility and Sterility* (March/April 1966): 283–288.

Wilcox, Allen, David Dunson, and Donna Baird. "The Timing of the 'Fertile Window' in the Menstrual Cycle: Day-Specific Estimates from a Prospective Study," *British Medical Journal* 321 (November 18, 2000): 1259–1262.

Wilcox, Allen, Clarine Weinberg, and Donna Baird. "Caffeinated Beverages and Decreased Fertility," *The Lancet* (December 24–31, 1988): 1453–1455.

Wood, James W. "Fecundity and Natural Fertility in Humans," *Oxford Review of Natural Fertility in Humans* (1989): 61–109.

Worley, Richard J., M.D. "Dysfunctional Uterine Bleeding," *Postgraduate Medicine* 9 (February 15, 1986): 101–106.

Yong, Eu Leong, MRCOG, et al. "Simple Office Methods to Predict Ovulation: The Clinical Usefulness of a New Urine Luteinizing Hormone Kit Compared to Basal Body Temperature, "Cervical Mucus and Ultrasound," *Australia-New Zealand Journal of Obstetrics & Gynecology* 29 (May 1989): 155–159.

Zacur, Howard A., M.D., Ph.D., and Machelle M. Seibel, M.D. "Steps in Diagnosing Prolactin-Related Disorders," *Contemporary Obstetrics and Gynecology* (September 1989): 84–96.

Ziegler, D., et al. "The Antral Follicle Count: Practical Recommendations for Better Standardization," *Fertility and Sterility* 94 (2010): 1044–1051.

Zuspan, Kathryn J., and F. P. Zuspan. "Basal Body Temperature." In *Human Ovulation*, edited by E. S. E. Hafez, pp. 291–298. Amsterdam and New York: Elsevier North-Holland Biomedical Press, 1979.

书籍

Biale, Rachel. *Women and Jewish Law: An Exploration of Women's Issues in Halakhic Sources*. New York: Schocken Books, 1984.

Billings, Evelyn, M.D., and Westmore, Ann, M.D. *The Billings Method: Using the Body's*

Natural Signal of Fertility to Achieve or Avoid a Pregnancy. Melbourne, Australia: Anne O'Donovan Publishing, 2011.

Boston Women's Health Book Collective. *Our Bodies, Ourselves*. New York: Touchstone, 2011.

Bruce, Debra Fulghum, Ph.D., et al. *Making a Baby: Everything You Need to Know to Get Pregnant*. New York: Ballantine Books, 2010.

Bryan, Elizabeth M., M.D., MRCP, DCH. *The Nature and Nurture of Twins*. London: Baillière Tindall, 1983.

Clubb, Elizabeth, M.D., and Jane Knight. *Fertility: Fertility Awareness and Natural Family Planning*. United Kingdom: David and Charles, 1996.

Couple to Couple League. *The Art of Natural Family Planning Student Guide*. Cincinnati, Ohio: Couple to Couple League International, Inc., 2012.

Danforth's Obstetrics and Gynecology, 8th ed. Philadelphia: J. B. Lippincott Company, 1999.

Edwards, Robert G. *Conception in the Human Female*. London: Academic Press/Harcourt Brace Jovanovich, 1980.

Ellison, Peter T. *On Fertile Ground: A Natural History of Human Reproduction*. Cambridge, MA: Harvard University Press, 2003.

Falcone, Tommaso, M.D., and Falcone, Tanya R. *The Cleveland Clinic Guide to Infertility*. New York: Kaplan Publishing, 2009.

Gondos, Bernard, M.D., and Daniel H. Riddick, M.D., Ph.D., eds. *Pathology of Infertility: Clinical Correlations in the Male and Female*. New York: Thieme Medical Publishers, Inc., 1987.

Hafez, E. S. E., ed. *Human Reproduction: Conception and Contraception*, 2nd ed. New York: Harper & Row, 1980.

Herbst, Arthur L., M.D., and Howard A. Bern, Ph.D., eds. *Developmental Effects of Diethylstilbestrol (DES) in Pregnancy*. New York: Thieme-Stratton, Inc., 1981.

Hilgers, Thomas W., M.D. *The Medical and Surgical Practice of NaPro Technology*. Omaha, NE: Pope Paul VI Institute Press, 2004.

———. *The NaPro Technology Revolution: Unleashing the Power in a Woman's Cycle*. New York: Beaufort Books, 2010.

Jones, Richard E. *Human Reproductive Biology*. New York: Academic Press, 1997.

Kaplan, Abraham. *The Conduct of Inquiry: Methodology for Behavioral Science*. San Francisco: Chandler Publishing Company, 1964.

Kippley, John, and Sheila Kippley. *Natural Family Planning: The Complete Approach*. Cincinnati, Ohio: Couple to Couple League International, Inc., 2012.

Lauersen, Niels H., M.D., and Colette Bouchez. *Getting Pregnant: What You Need to Know Right Now*. New York: Simon and Schuster, 2000.

Lewis, Radine. *The Infertility Cure: The Ancient Chinese Wellness Program for Getting Pregnant and Having Babies*. New York: Little, Brown and Co., 2005.

Macut, Djuro, et al. *Polycystic Ovary Syndrome: Novel Insights into Causes and Therapy*.

Basel, Switzerland: Karger Publishers, 2013.

Marrs, Richard, M.D. *Dr. Richard Marrs' Fertility Book*. New York: Dell Books, 1998.

Matus, Geraldine. *Justisee Method: Fertility Awareness and Body Literacy: A User's Guide*. Edmonton, Canada: Justisse-Healthworks for Women, 2009.

Mishell, Daniel R., Jr., M.D., and Val Davajan, M.D., eds. *Infertility, Contraception & Reproductive Endocrinology*, 2nd ed. Oradell, NJ: Medical Economics Books, 1986.

Older, Julia. *Endometriosis*. New York: Charles Scribner's Sons, 1984.

Sachs, Judith. *What Women Can Do About Chronic Endometriosis*. New York: Dell Medical Library, 1991.

Shannon, Marilyn M. *Fertility, Cycles and Nutrition*, 3rd edition. Cincinnati, Ohio: Couple to Couple League, 2009.

Taymor, Melvin L., M.D. *Infertility: A Clinician's Guide to Diagnosis and Treatment*. New York and London: Plenum Medical Book Company, 1990.

Wallis, Lila A., M.D., ed. *Textbook of Woman's Health*. New York: Lippincott-Raven Publishers, 1998.

男性生育力

文献

Ahlgren, M., Kerstin Boström, and R. Malmqvist. "Sperm Transport and Survival in Women with Special Reference to the Fallopian Tube," *The Biology of Spermatozoa*, INSERM Int. Symp., Nouzilly, France (1973): 63–73.

Amelar, Richard D., M.D., Lawrence Dubin, M.D., and Cy Schoenfeld, Ph.D. "Sperm Motility," *Fertility and Sterility* 34 (September 1980): 197–215.

Anderson, L., et al. "The Effects of Coital Lubricants on Sperm Motility in Vitro," *Human Reproduction* (December 13, 2000): 3351–3356.

Austin, G. R. "Sperm Fertility, Viability and Persistence in the Female Tract," *Journal of Reproduction and Fertility*, Suppl. 22 (1975): 75–89.

Dawson, Earl B., William A. Harris, and Leslie C. Powell. "Relationship Between Ascorbic Acid and Male Fertility," *World Review of Nutrition and Diet* 62 (1990): 2–26.

Giblin, Paul T., Ph.D., et al. "Effects of Stress and Characteristic Adaptability on Semen Quality in Healthy Men," *Fertility and Sterility* 49 (January 1988): 127–132.

Harris, William A., Thaddeus E. Harden, B.S., and Earl B. Dawson, Ph.D. "Apparent Effect of Ascorbic Acid Medication on Semen Metal Levels," *Fertility and Sterility* 32 (October 1979): 455–459.

Jaszczak, S., and E. S. E. Hafez. "Physiopathology of Sperm Transport in the Human Female," *The Biology of Spermatozoa*, INSERM Int. Symp., Nouzilly, France (1973): 250–256.

Killick, Stephen R., Christian Leary, James Trussell, and Katherine A Guthrie. "Sperm Content of Pre-ejaculatory Fluid," *Human Fertility* 14 (March 2011): 48–52.

Kutteh, William H., M.D., et al. "Vaginal Lubricants for the Infertile Couple: Effect on Sperm Activity," *International Journal of Fertility* 41 (1996): 400–404.

Lenzi, A. "Stress, Sexual Dysfunctions and Male Infertility," *Journal of Endocrinological Investigations* 26 Supp. (2003): 72–76.

Levin, Robert M., Ph.D., et al. "Correlation of Sperm Count with Frequency of Ejaculation," *Fertility and Sterility* 45 (March 1986): 732–734.

Makler, Amnon, M.D., et al. "Factors Affecting Sperm Motility. IX. Survival of Spermatozoa in Various Biological Media and Under Different Gaseous Compositions," *Fertility and Sterility* 41 (March 1984): 428–432.

Megory, E., H. Zuckerman, Z. Shoham (Schwartz), and B. Lunenfeld. "Infections and Male Fertility," *Obstetrical and Gynecological Survey* 42 (1987): 283–290.

Pfeifer, Samantha, et al., under the direction of the Practice Committee of the American Society for Reproductive Medicine. "The Clinical Utility of Sperm DNA Integrity Testing: A Guideline," *Fertility and Sterility* 99 (2013): 673–677.

Rubenstein, Jonathan, M.D., et al. "Male Infertility Workup," *Medscape Reference*, updated 2013 (web).

Schlegel, Peter N., M.D., Thomas S. K. Chang, Ph.D., and Gray F. Marshall, M.D. "Antibiotics: Potential Hazards to Male Fertility," *Fertility and Sterility* 55 (February 1991): 235–242.

Shamsi, Monis Bilal, Imam, Syed Nazar, and Rima Dada. "Sperm DNA Integrity Assays: Diagnostic and Prognostic Challenges and Implications in Management of Infertility," *Journal of Assisted Reproductive Genetics* 28 (2011): 1073–1085.

Tulandi, Togas, M.D., Leo Plouffe, Jr., M.D., and Robert A. MacInnes, M.D. "Effect of Saliva on Sperm Motility and Activity," *Fertility and Sterility* 38 (December 1982): 721–723.

Turek, P. J. "Male Fertility and Infertility," at *theturekclinic.com* (updated as of 2013).

———. "Male Fertility Preservation," at *theturekclinic.com* (updated as of 2013).

———. "Sperm Mapping," at *theturekclinic.com* (updated as of 2013).

———. "Sperm Retrieval," at *theturekclinic.com* (updated as of 2013).

———. "Sperm Retrieval Techniques," in *The Practice of Reproductive Endocrinology and Infertility: The Practical Clinic and Laboratory* (edited by Carrell and Peterson), 2010, pp. 453–465.

Wang, Christina, et al. "Treatment of Male Infertility," *Official Report from UptoDate.com* (2014).

Zinaman, Michael, et al. "The Physiology of Sperm Recovered from the Human Cervix: Acrosomal Status and Response to Inducers of the Acrosome Reaction," *Biology of Reproduction* 41 (November 1989): 790–797.

书籍

Glover, T. D., C. L. R. Barratt, J. P. P. Tyler, and J. F. Hennessey. *Human Male Fertility and Semen Analysis*. London: Academic Press/Harcourt Brace Jovanovich, 1990.

Tanagho, Emil, and Jack W. McAninch. *Smith's General Urology*, 13th ed. Norwalk, CT:

Appleton and Lange, 1992.

Thomas, Anthony, M.D., and Leslie R. Schover. *Overcoming Male Infertility: Understanding Its Causes and Treatments*. New York: John Wiley and Sons, 2000.

绝经/激素治疗

文献

Amy, J. J. "Hormones and Menopause: Pro," *Acta Clinica Belgica* 60 (September 2005): 261–268.

Barrett-Connor, Elizabeth, et al. "The Rise and Fall of Menopausal Hormone Therapy," *Annual Review of Public Health* 26 (2005): 115–140.

Birkhaeuser, Martin H. "The Women's Health Initiative Conundrum," *Archives of Women's Mental Health* 8 (May 2005): 7–14.

Burger, H. G., et al. "Cycle and Hormone Changes During Perimenopause: The Key of Ovarian Function," *Menopause* 15 (2008): 603–612.

Casper, Robert F. "Clinical Manifestations and Diagnosis of Menopause," *Official Report from UptoDate.com* (2014).

Cummings, D. C. "Menarche, Menses, and Menopause: A Brief Review," *Cleveland Clinical Journal of Medicine* 57 (March–April 1990): 169–175.

Flynn, Anna M., M.D., et al. "Sympto-Thermal and Hormonal Markers of Potential Fertility in Climacteric Women," *Obstetrics & Gynecology* 165 (December 1991): 1987–1989.

Fox, Susan C., M.D., and Lila A. Wallis, M.D. "Transition at Menopause." In *Textbook of Woman's Health*, edited by Lila A. Wallis, M.D., pp. 117–123. New York: Lippincott-Raven Publishers, 1998.

Goldstein, Francine, et al. "Hormone Therapy and Coronary Heart Disease: The Role of Time since Menopause and Age at Hormone Initiation," *Journal of Women's Health* 15 (January–February 2006): 34–44.

Greiser, Claudia M., et al. "Menopausal Hormone Therapy and Risk of Breast Cancer: A Meta-analysis of Epidemiological Studies and Randomized Controlled Trials," *Human Reproduction* Update 11 (November–December 2005): 561–573.

Klaiber, Edward L., et al. "A Critique of the Woman's Health Initiative Hormone Therapy Study," *Fertility and Sterility* 84 (December 2005): 1589–1601.

National Institutes of Health. *Hormones and Menopause: Tips from the National Institute on Aging*, 2012.

Nelson, Lawrence M. "Patient Information: Early Menopause (Primary Ovarian Insufficiency) (Beyond the Basics)," *Official Report from UptoDate.com* (2014).

———. "Patient Information: Early Menopause: Premature Ovarian Failure Overview (Beyond the Basics)," *Official Report from UptoDate.com* (2012).

Norman, R. J., and A. H. MacLennan. "Current Status of Hormone Therapy and Breast

Cancer," *Human Reproduction* Update 11 (November–December 2005): 541–543.

North American Menopause Society. "The 2012 Hormone Therapy Position Statement of the North American Menopause Society," *Menopause* 19 (2012): 257–271.

Prentice, Ross L., et al. "Combined Analysis of Women's Health Initiative Observational and Clinical Trial Data on Postmenopausal Hormone Treatment and Cardiovascular Disease," *American Journal of Epidemiology* 163 (April 2006): 589–599.

Richardson, Marcie K. "What's the Deal with Menopause Management," *Postgraduate Medicine* 118 (August 2005): 21–26.

Rosenberg, Leon E. "Endocrinology and Metabolism." In Harrison's *Principles of Internal Medicine*, edited by Jean D. Wilson, et al., pp. 1780–1781. New York: McGraw Hill, 1991.

Shideler, S. E., et al. "Ovarian-Pituitary Hormone Interactions During the Peri-Menopause," *Maturitas* 11 (December 1989): 331–339.

Shifren, J. L., and I. Schiff. "Role of Hormone Therapy in the Management of Menopause," *Obstetrics and Gynecology* 115 (2010): 839–855.

Stevenson, John C. "Hormone Replacement Therapy: Review, Update, and Remaining Questions After the Women's Health Initiative Study," *Current Osteoporosis Report* 2 (March 2004): 12–16.

Tormey, Shona M., et al. "Current Status of Combined Hormone Replacement Therapy in Clinical Practice," *Clinical Breast Cancer* 6 (February 2006 Supp.): 51–57.

Wallis, Lila A., M.D., and Dorothy M. Barbo, M.D. "Hormone Replacement Therapy." In *Textbook of Woman's Health*, edited by Lila A. Wallis, M.D., pp. 731–746. New York: Lippincott-Raven Publishers, 1998.

书籍

Love, Susan, M.D. *Dr. Susan Love's Hormone Book: Making Informed Choices About Menopause*. New York: Three Rivers Press, 1998.

Northrup, Christiane, M.D. *The Wisdom of Menopause: Creating Physical and Emotional Health During the Change* (Revised edition): New York: Bantam, 2012.

Utian, Wulf H. *Menopause in Modern Perspective: A Guide to Clinical Practice*. New York: Appleton-Century Crofts, 1980.

经前期综合征

文献

Backstrom, T., et al. "The Role of Hormones and Hormonal Treatments in Premenstrual Syndrome," *DNS Drugs* 17 (2003): 325–342.

Casper, Robert F., and Yonkers, Kimberly A. "Treatment of Premenstrual Syndrome and Premenstrual Dysphoric Disorder," *Official Report from UptoDate.com* (2014).

Chakmakjian, Z. H., M.D., C. E. Higgins, B.S., and G. E. Abraham, M.D. "The Effect of a Nutritional Supplement, Optivite for Women, on Premenstrual Tension Syndromes,"

Journal of Applied Nutrition 37 (1985): 12–17.

Chou, Patsy B., and Carol A. Morse. "Understanding Premenstrual Syndrome from a Chinese Medicine Perspective," *Journal of Alternative and Complementary Medicine* (April 2005): 355–361.

Douglas, Sue. "Premenstrual Syndrome: Evidence-based Treatment in Family Practice," *Canadian Family Physician* 48 (November 2002): 1789–1797.

Endicott, Jean. "The Menstrual Cycle and Mood Disorders," *Journal of Affective Disorders* 29 (October–November 1993): 193–200.

Faccinetti, Fabio, M.D., et al. "Premenstrual Fall of Plasma-Endorphin in Patients with Premenstrual Syndrome," *Fertility and Sterility* 47 (April 1987): 570–573.

Johnson, Susan, M.D. "Premenstrual Syndrome." In *Textbook of Woman's Health*, edited by Lila A. Wallis, M.D., pp. 691–697. New York: Lippincott-Raven Publishers, 1998.

Jones, A. "Homeopathic Treatment for Premenstrual Symptoms," *Journal of Family Planning and Reproductive Health Care* 29 (January 2003): 25–28.

Robinson, S., et al. "Mood and the Menstrual Cycle: A Review of Prospective Data Studies." *Gender Studies* 9 (2012): 361–384.

Romans, S., et al. "Mood and the Menstrual Cycle: A Review of Prospective Data Studies," *Gender Studies* 9 (2012): 361–384.

Wyatt, Katrina M. "Prescribing Patterns in Women's Health," *BMC Women's Health* (June 2002): 4–8.

书籍

Lark, Susan M., M.D. *Premenstrual Syndrome Self-Help Book*. Berkeley, CA: Celestial Arts, 1989.

Pick, Marcelle, M.S.N., OB/GYN NP. *Is It Me or My Hormones?: The Good, the Bad, and the Ugly about PMS, Perimenopause, and All the Crazy Things That Occur with Hormone Imbalance*. New York: Hay House, 2013.

Severino, Sally K., M.D., and Margaret L. Moline, Ph.D. *Premenstrual Syndrome: A Clinician's Guide*. New York: The Guilford Press, 1989.

主要的生育力相关基础病

文献

American College of Obstetricians and Gynecologists. "ACOG Practice Bulletin: Management of Adnexal Masses," *Obstetrics and Gynecology* 110 (2007): 201–214.

Bansal, A. S., B. Bajardeen, and M. Y. Thum. "The Basis and Value of Currently Used Immunomodulatory Therapies in Recurrent Miscarriage," *Journal of Reproductive Immunology* 93 (2011): 41–51.

Barbieri, Robert L., et al. "Patient Information: Polycystic Ovary Syndrome (PCOS) (Beyond the Basics)," *Official Report from UptoDate.com* (2014).

Bartuska, Doris G., M.D. "Thyroid and Parathyroid Disease." In *Textbook of Woman's Health*, edited by Lila A. Wallis, M.D., pp. 525–532. New York: Lippincott-Raven Publishers, 1998.

Check, Jerome H., M.D., et al. "Comparison of Various Therapies for the Leutinized Unruptured Follicle Syndrome," *International Journal of Fertility* 37 (January/February 1992): 33–40.

Daly, Douglas C., M.D., et al. "Ultrasonographic Assessment of Luteinized Unruptured Follicle Syndrome in Unexplained Infertility," *Fertility and Sterility* 43 (January 1985): 62–65.

Fish, Lisa H., M.D., and Cary N. Mariash, M.D. "Hyperprolactinemia, Infertility, and Hypothyroidism," *Archives of Internal Medicine* 148 (March 1988): 709–711.

Haas, D. M., and P. S. Ramsey. "Progesterone for Preventing Miscarriage," *The Cochrane Library* 2 (2008).

Hussain, Munawar, Sanawai El-Hakim, and David J. Cahill. "Progesterone Supplementation in Women with Otherwise Unexplained Recurrent Miscarriages," *Journal of Human Reproduction* 5 (2012): 248–251.

Kaunitz, Andrew M., M.D. "Approach to Abnormal Bleeding," *Official Report from UptoDate.com* (2014).

Kerin, John F., M.D., et al. "Incidence of the Luteinized Unruptured Follicle Phenomenon in Cycling Women," *Fertility and Sterility* 40 (November 1983): 620–626.

Koninckx, P. R., and I. A. Brosens. "The Luteinized Unruptured Follicle Syndrome." In *The Inadequate Luteal Phase: Pathophysiology, Diagnostics, and Therapy*, edited by H. D. Taubert and H. Kuhl, pp. 145–151. Lancaster, PA: MTP Press Ltd., 1983.

Kuohung, Wendy, M.D., et al. "Overview of Treatment of Female Infertility," *Official Report from UptoDate.com* (2012).

———. "Patient Information: Evaluation of the Infertile Couple (Beyond the Basics)," *Official Report from UptoDate.com* (2012).

Muto, Michael G., M.D. "Management of an Adnexal Mass," *Official Report from UptoDate.com* (2014).

———. "Patient Information: Ovarian Cysts (Beyond the Basics)," *Official Report from UptoDate.com* (2013).

Schenken, Robert S. "Overview of the Treatment of Endometriosis," *Official Report from UptoDate.com* (2013).

Tarlatzis, B. C., et al. "Consensus on Infertility Treatment Related to Polycystic Ovary Treatment," *Fertility and Sterility* 89 (2008): 505–522.

Thomas, R., M.D., and R. L. Reid, M.D. "Thyroid Disease and Reproductive Dysfunction: A Review," *Obstetrics & Gynecology* 70 (November 1987): 789–792.

Toth, Bettina, et al. "Recurrent Miscarriage: Current Concepts in Diagnosis and Treatment," *Journal of Reproductive Immunology* 85 (2010): 25–32.

Tulandi, Togas, M.D., MHCM, and Haya M. Al-Fozan, M.D. "Management of Couples with Recurrent Pregnancy Loss," *Official Report from UptoDate.com* (2013).

年度体检表

保健医：

_____

胆固醇 _____ 比例 _____ HDL _____ LDL _____   日期 _____

甘油三酯 _____   月经第几天 _____

血液（全血细胞计数）_____   白细胞 _____   身高 _____ 体重 ____

血细胞比容 _____   维生素D _____   脉搏 _____

尿液检查 _____   宫颈刮片 _____   血压 _____

衣原体检查（可选）_____   HPV检查（可选）_____   疫苗 _____

其他检查 _____   _____

体检项目	数据	备注
乳房检查		
乳房X线检查		
宫颈		
子宫		
卵巢		
心脏		
肺		

处方 _____

建议 _____

联系 _____

备注 _____

454

月 _____ 年 _____ 年龄 _____ 可育周期 _____

最近12个周期：最短 _____ 最长 _____ 本次黄体期长 _____ 本周期长 _____

周期第几天	1	2	3	4	5	6	7	8	9	10	11	12	13	14	15	16	17	18	19	20	21	22	23	24	25	26	27	28	29	30	31	32	33	34	35	36	37	38	39	40
日期																																								
周几																																								
体温测量时间																																								
体温记录和黄体期																																								
高峰日																																								

基础体温

	怀孕																																							
人工授精或体外受精																																								
圈出同房日																																								
蛋清状																																								
乳脂状																																								
月经、点滴出血、干燥或黏稠																																								
可育期或高峰日																																								

阴道感觉

宫颈

排卵痛

宫颈液描述

	1	2	3	4	5	6	7	8	9	10	11	12	13	14	15	16	17	18	19	20	21	22	23	24	25	26	27	28	29	30	31	32	33	34	35	36	37	38	39	40

排卵预测工具 生育力监测

诊断性检查和操作

药物服用或注射

针灸或其他治疗

草药、维生素和补剂

运动

备注

BSE

月 _____ 年 _____ 年龄 _____ 可育周期 _____

最近12个周期：最短 _____ 最长 _____ 本次黄体期长 _____ 本周期长 _____

周期第几天	1	2	3	4	5	6	7	8	9	10	11	12	13	14	15	16	17	18	19	20	21	22	23	24	25	26	27	28	29	30	31	32	33	34	35	36	37	38	39	40
日期																																								
周几																																								
体温测量时间																																								
体温记录和黄体期																																								
高峰日																																								

基础体温

使用的避孕方法																																								
圈出同房日	1	2	3	4	5	6	7	8	9	10	11	12	13	14	15	16	17	18	19	20	21	22	23	24	25	26	27	28	29	30	31	32	33	34	35	36	37	38	39	40
蛋清状																																								
乳脂状																																								
月经，点滴出血，干燥或黏稠																																								
可育期或高峰日																																								
阴道感觉																																								
宫颈																																								
排卵痛																																								

宫颈液描述

	1	2	3	4	5	6	7	8	9	10	11	12	13	14	15	16	17	18	19	20	21	22	23	24	25	26	27	28	29	30	31	32	33	34	35	36	37	38	39	40
草药、维生素和补剂																																								
运动																																								

备注

避孕

主图表选择

本篇概述的前两页是两张经典主图表，分别用于怀孕和避孕。在大多数情况下，其中一张能完全满足你的需求。不过，我还是会鼓励你访问tcoyf.com，浏览我设计的所有八张图表，看看是否有更适合你的特殊情况。它们的具体用途在每张图表的右下角用细小的粗体字打印，并包括以下内容。

避孕（体温低于97℉，36.1℃），怀孕（体温低于97℉，36.1℃）

避孕实例	怀孕实例
避孕（内部/外部）	怀孕，含检查和治疗
避孕（℉）	怀孕（℉）

如果你想观察你的体征，以简单地跟踪你的总体健康状况，你可以使用经典的避孕图表，因为这是最基础的。无论如何，如果你选择使用本页前面的两个主图表中的任何一个，请将它们放大约125%。然后在你复制新放大的图表之前，列出你的各种体征，在最下面的窄行中进行颜色编码，如乳房胀痛、头痛或腹部绞痛。

如果可能的话，我建议你直接从下面的网址打印出你喜欢使用的图表，那样会更干净，也是你想要的确切尺寸，最重要的是，能够根据自己的需要进行修改，如增加或省略各种行，或改变术语。以下是你在形容三类宫颈液时可能更喜欢使用的术语类型举例，都列在我在书中使用的标准术语下面：

蛋清状
乳脂状
月经、点滴出血、干燥或黏稠

蛋清状	蛋清状	蛋清状
湿性	略湿	可育质
月经、点滴出血、干燥或**不湿**	月经、点滴出血、干燥或**黏样**	月经、点滴出血、干燥或**较不可育**

如果你选择手写图表，而不是使用网站上的应用程序，我建议把它们整理在一个三环文件夹里，最近的放在最上面，在每个周期结束后用塑料膜覆盖。

此外，你可能要在笔记本的内页封面上保留3张纸：一张是你的主生育图表、主年检表和你计划在主图表底部的窄栏中记录体征的颜色编码。把你的所有图表按时间顺序排列，这能非常好地根据时间来浏览你的生殖健康；如果出现问题或变化时，也能为你的医生提供宝贵的资料。

最后，每年体检的时候，要把年度体检总表抄到你预约病历的背面。该表格在第271页，当然还有tcoyf.com。祝你图表绘制愉快！